全国高等学校中药资源与开发、中草药栽培与鉴定、中药制药等专业
国家卫生健康委员会"十三五"规划教材

药事管理与法规

主　编　谢　明　田　侃
副主编　何　宁　王英姿　王世宇　聂久胜　闫娟娟

编　委（以姓氏笔画为序）

王　力（江西中医药大学）　　张文平（云南中医药大学）

王一硕（河南中医药大学）　　张军武（陕西中医药大学）

王世宇（成都中医药大学）　　林津晶（福建中医药大学）

王红芳（河北中医学院）　　　郑　林（贵州中医药大学）

王英姿（北京中医药大学）　　袁　妮（大连医科大学）

田　侃（南京中医药大学）　　聂久胜（安徽中医药大学）

白庚亮（南京中医药大学）　　黄兴振（广西医科大学）

刘晓溪（沈阳药科大学）　　　谢　明（辽宁中医药大学）

闫娟娟（山西中医药大学）　　雷志钧（湖南中医药大学）

孙　婷（辽宁中医药大学）　　臧玲玲（黑龙江中医药大学）

牟春兰（山东中医药大学）　　翟永松（首都医科大学）

何　宁（天津中医药大学）

人民卫生出版社
·北　京·

图书在版编目（CIP）数据

药事管理与法规/谢明，田侃主编. —北京：人
民卫生出版社，2021.8（2024.1重印）
ISBN 978-7-117-31371-1

Ⅰ．①药…　Ⅱ．①谢…②田…　Ⅲ．①药政管理－中
国－高等学校－教材②药事法规－中国－高等学校－教材
Ⅳ．①R95

中国版本图书馆 CIP 数据核字（2021）第 046158 号

人卫智网	www.ipmph.com	医学教育、学术、考试、健康，购书智慧智能综合服务平台
人卫官网	www.pmph.com	人卫官方资讯发布平台

药事管理与法规
Yaoshi Guanli yu Fagui

主　　编：谢　明　田　侃
出版发行：人民卫生出版社（中继线 010-59780011）
地　　址：北京市朝阳区潘家园南里 19 号
邮　　编：100021
E - mail：pmph @ pmph.com
购书热线：010-59787592　010-59787584　010-65264830
印　　刷：辽宁虎驰科技传媒有限公司
经　　销：新华书店
开　　本：850×1168　1/16　印张：19
字　　数：461 千字
版　　次：2021 年 8 月第 1 版
印　　次：2024 年 1 月第 2 次印刷
标准书号：ISBN 978-7-117-31371-1
定　　价：69.00 元

打击盗版举报电话：010-59787491　E-mail：WQ @ pmph.com
质量问题联系电话：010-59787234　E-mail：zhiliang @ pmph.com

全国高等学校中药资源与开发、中草药栽培与鉴定、中药制药等专业国家卫生健康委员会"十三五"规划教材

出版说明

高等教育发展水平是一个国家发展水平和发展潜力的重要标志。办好高等教育,事关国家发展,事关民族未来。党的十九大报告明确提出,要"加快一流大学和一流学科建设,实现高等教育内涵式发展",这是党和国家在中国特色社会主义进入新时代的关键时期对高等教育提出的新要求。近年来,《关于加快建设高水平本科教育全面提高人才培养能力的意见》《普通高等学校本科专业类教学质量国家标准》《关于高等学校加快"双一流"建设的指导意见》等一系列重要指导性文件相继出台,明确了我国高等教育应深入坚持"以本为本",推进"四个回归",建设中国特色、世界水平的一流本科教育的发展方向。中医药高等教育在党和政府的高度重视和正确指导下,已经完成了从传统教育方式向现代教育方式的转变,中药学类专业从当初的一个专业分化为中药学专业、中药资源与开发专业、中草药栽培与鉴定专业、中药制药专业等多个专业,这些专业共同成为我国高等教育体系的重要组成部分。

随着经济全球化发展,国际医药市场竞争日趋激烈,中医药产业发展迅速,社会对中药学类专业人才的需求与日俱增。《中华人民共和国中医药法》的颁布,"健康中国2030"战略中"坚持中西医并重,传承发展中医药事业"的布局,以及《中医药发展战略规划纲要(2016—2030年)》《中医药健康服务发展规划(2015—2020年)》《中药材保护和发展规划(2015—2020年)》等系列文件的出台,都系统地筹划并推进了中医药的发展。

为全面贯彻国家教育方针,跟上行业发展的步伐,实施人才强国战略,引导学生求真学问、练真本领,培养高质量、高素质、创新型人才,将现代高等教育发展理念融入教材建设全过程,人民卫生出版社组建了全国高等学校中药资源与开发、中草药栽培与鉴定、中药制药专业规划教材建设指导委员会。在指导委员会的直接指导下,经过广泛调研论证,我们全面启动了全国高等学校中药资源与开发、中草药栽培与鉴定、中药制药等专业国家卫生健康委员会"十三五"规划教材的编写出版工作。本套规划教材是"十三五"时期人民卫生出版社的重点教材建设项目,教材编写将秉承"夯实基础理论、强化专业知识、深化中医药思维、锻炼实践能力、坚定文化自信、树立创新意识"的教学理念,结合国内中药学类专业教育教学的发展趋势,紧跟行业发展的方向与需求,并充分融合新媒体技术,重点突出如下特点:

1. 适应发展需求,体现专业特色　本套教材定位于中药资源与开发专业、中草药栽培与鉴定

专业、中药制药专业,教材的顶层设计在坚持中医药理论、保持和发挥中医药特色优势的前提下,重视现代科学技术、方法论的融入,以促进中医药理论和实践的整体发展,满足培养特色中医药人才的需求。同时,我们充分考虑中医药人才的成长规律,在教材定位、体系建设、内容设计上,注重理论学习、生产实践及学术研究之间的平衡。

2. 深化中医药思维,坚定文化自信 中医药学根植于中国博大精深的传统文化,其学科具有文化和科学双重属性,这就决定了中药学类专业知识的学习,要在对中医药学深厚的人文内涵的发掘中去理解、去还原,而非简单套用照搬今天其他学科的概念内涵。本套教材在编写的相关内容中注重中医药思维的培养,尽量使学生具备用传统中医药理论和方法进行学习和研究的能力。

3. 理论联系实际,提升实践技能 本套教材遵循"三基、五性、三特定"教材建设的总体要求,做到理论知识深入浅出,难度适宜,确保学生掌握基本理论、基本知识和基本技能,满足教学的要求,同时注重理论与实践的结合,使学生在获取知识的过程中能与未来的职业实践相结合,帮助学生培养创新能力,引导学生独立思考,理清理论知识与实际工作之间的关系,并帮助学生逐渐建立分析问题、解决问题的能力,提高实践技能。

4. 优化编写形式,拓宽学生视野 本套教材在内容设计上,突出中药学类相关专业的特色,在保证学生对学习脉络系统把握的同时,针对学有余力的学生设置"学术前沿""产业聚焦"等体现专业特色的栏目,重点提示学生的科研思路,引导学生思考学科关键问题,拓宽学生的知识面,了解所学知识与行业、产业之间的关系。书后列出供查阅的相关参考书籍,兼顾学生课外拓展需求。

5. 推进纸数融合,提升学习兴趣 为了适应新教学模式的需要,本套教材同步建设了以纸质教材内容为核心的多样化的数字教学资源,从广度、深度上拓展了纸质教材的内容。通过在纸质教材中增加二维码的方式"无缝隙"地链接视频、动画、图片、PPT、音频、文档等富媒体资源,丰富纸质教材的表现形式,补充拓展性的知识内容,为多元化的人才培养提供更多的信息知识支撑,提升学生的学习兴趣。

本套教材在编写过程中,众多学术水平一流和教学经验丰富的专家教授以高度负责、严谨认真的态度为教材的编写付出了诸多心血,各参编院校对编写工作的顺利开展给予了大力支持,在此对相关单位和各位专家表示诚挚的感谢! 教材出版后,各位教师、学生在使用过程中,如发现问题请反馈给我们(renweiyaoxue@163.com),以便及时更正和修订完善。

人民卫生出版社

2019 年 2 月

教材书目

序号	教材名称	主编	单位
1	无机化学	闫　静 张师愚	黑龙江中医药大学 天津中医药大学
2	物理化学	孙　波 魏泽英	长春中医药大学 云南中医药大学
3	有机化学	刘　华 杨武德	江西中医药大学 贵州中医药大学
4	生物化学与分子生物学	李　荷	广东药科大学
5	分析化学	池玉梅 范卓文	南京中医药大学 黑龙江中医药大学
6	中药拉丁语	刘　勇	北京中医药大学
7	中医学基础	战丽彬	南京中医药大学
8	中药学	崔　瑛 张一昕	河南中医药大学 河北中医学院
9	中药资源学概论	黄璐琦 段金廒	中国中医科学院中药资源中心 南京中医药大学
10	药用植物学	董诚明 马　琳	河南中医药大学 天津中医药大学
11	药用菌物学	王淑敏 郭顺星	长春中医药大学 中国医学科学院药用植物研究所
12	药用动物学	张　辉 李　峰	长春中医药大学 辽宁中医药大学
13	中药生物技术	贾景明 余伯阳	沈阳药科大学 中国药科大学
14	中药药理学	陆　茵 戴　敏	南京中医药大学 安徽中医药大学
15	中药分析学	李　萍 张振秋	中国药科大学 辽宁中医药大学
16	中药化学	孔令义 冯卫生	中国药科大学 河南中医药大学
17	波谱解析	邱　峰 冯　锋	天津中医药大学 中国药科大学

序号	教材名称	主编	单位
18	制药设备与工艺设计	周长征 王宝华	山东中医药大学 北京中医药大学
19	中药制药工艺学	杜守颖 唐志书	北京中医药大学 陕西中医药大学
20	中药新产品开发概论	甄汉深 孟宪生	广西中医药大学 辽宁中医药大学
21	现代中药创制关键技术与方法	李范珠	浙江中医药大学
22	中药资源化学	唐于平 宿树兰	陕西中医药大学 南京中医药大学
23	中药制剂分析	刘　斌 刘丽芳	北京中医药大学 中国药科大学
24	土壤与肥料学	王光志	成都中医药大学
25	中药资源生态学	郭兰萍 谷　巍	中国中医科学院中药资源中心 南京中医药大学
26	中药材加工与养护	陈随清 李向日	河南中医药大学 北京中医药大学
27	药用植物保护学	孙海峰	黑龙江中医药大学
28	药用植物栽培学	巢建国 张永清	南京中医药大学 山东中医药大学
29	药用植物遗传育种学	俞年军 魏建和	安徽中医药大学 中国医学科学院药用植物研究所
30	中药鉴定学	吴啟南 张丽娟	南京中医药大学 天津中医药大学
31	中药药剂学	傅超美 刘　文	成都中医药大学 贵州中医药大学
32	中药材商品学	周小江 郑玉光	湖南中医药大学 河北中医学院
33	中药炮制学	李　飞 陆兔林	北京中医药大学 南京中医药大学
34	中药资源开发与利用	段金廒 曾建国	南京中医药大学 湖南农业大学
35	药事管理与法规	谢　明 田　侃	辽宁中医药大学 南京中医药大学
36	中药资源经济学	申俊龙 马云桐	南京中医药大学 成都中医药大学
37	药用植物保育学	缪剑华 黄璐琦	广西壮族自治区药用植物园 中国中医科学院中药资源中心
38	分子生药学	袁　媛 刘春生	中国中医科学院中药资源中心 北京中医药大学

全国高等学校中药资源与开发、中草药栽培与鉴定、中药制药专业
规划教材建设指导委员会

成员名单

主 任 委 员　黄璐琦　中国中医科学院中药资源中心

　　　　　　　段金廒　南京中医药大学

副主任委员（以姓氏笔画为序）

　　　　　　　王喜军　黑龙江中医药大学

　　　　　　　牛　阳　宁夏医科大学

　　　　　　　孔令义　中国药科大学

　　　　　　　石　岩　辽宁中医药大学

　　　　　　　史正刚　甘肃中医药大学

　　　　　　　冯卫生　河南中医药大学

　　　　　　　毕开顺　沈阳药科大学

　　　　　　　乔延江　北京中医药大学

　　　　　　　刘　文　贵州中医药大学

　　　　　　　刘红宁　江西中医药大学

　　　　　　　杨　明　江西中医药大学

　　　　　　　吴啟南　南京中医药大学

　　　　　　　邱　勇　云南中医药大学

　　　　　　　何清湖　湖南中医药大学

　　　　　　　谷晓红　北京中医药大学

　　　　　　　张陆勇　广东药科大学

　　　　　　　张俊清　海南医学院

　　　　　　　陈　勃　江西中医药大学

　　　　　　　林文雄　福建农林大学

　　　　　　　罗伟生　广西中医药大学

　　　　　　　庞宇舟　广西中医药大学

　　　　　　　宫　平　沈阳药科大学

　　　　　　　高树中　山东中医药大学

　　　　　　　郭兰萍　中国中医科学院中药资源中心

唐志书　陕西中医药大学
黄必胜　湖北中医药大学
梁沛华　广州中医药大学
彭　成　成都中医药大学
彭代银　安徽中医药大学
简　晖　江西中医药大学

委　　员（以姓氏笔画为序）

马　琳	马云桐	王文全	王光志	王宝华	王振月	王淑敏
申俊龙	田　侃	冯　锋	刘　华	刘　勇	刘　斌	刘合刚
刘丽芳	刘春生	闫　静	池玉梅	孙　波	孙海峰	严玉平
杜守颖	李　飞	李　荷	李　峰	李　萍	李向日	李范珠
杨武德	吴　卫	邱　峰	余伯阳	谷　巍	张　辉	张一昕
张永清	张师愚	张丽娟	张振秋	陆　茵	陆兔林	陈随清
范卓文	林　励	罗光明	周小江	周日宝	周长征	郑玉光
孟宪生	战丽彬	钟国跃	俞年军	秦民坚	袁　媛	贾景明
郭顺星	唐于平	崔　瑛	宿树兰	巢建国	董诚明	傅超美
曾建国	谢　明	甄汉深	裴妙荣	缪剑华	魏泽英	魏建和

秘　书　长　吴啟南　郭兰萍

秘　　　书　宿树兰　李有白

前　言

　　本书是为适应新形势下教育教学、学科建设和人才培养的需要，及时反映药事管理方面的新知识、新法规、新进展，适应国家执业药师资格考试的新变化，满足社会从业人员需求而编写的。主要适用于全国高等学校中药资源与开发专业、中草药栽培与鉴定专业、中药制药等专业本科教学使用，也可作为国家执业药师资格考试及相关专业研究生学习药事管理学的参考书籍，并为药学工作者的药学实践提供参考。

　　本书突出体现中药药事管理特色，以保证药品和药学服务质量等为重点内容；强调法律法规的时效性，如2020年新发布的《药品生产监督管理办法》《药品注册管理办法》《药物临床试验质量管理规范》（简称为GCP）、2019年新发布的《药品管理法》、2017年新修订的《药物非临床研究质量管理规范》（简称为GLP）、2016年新颁法律《中华人民共和国中医药法》（以下简称为《中医药法》）等；结合全国执业药师考试大纲的要求，对执业药师资格考试"药事管理与法规""中药学综合知识与技能"的知识点、难点尽可能进行覆盖，提高教材在服务社会方面的实用性；创新教材编写体例，章首列出"学习目的"及"学习要点"，章末列出"学习小结"，全书还设有"案例分析""知识链接""知识拓展"等特色板块以供学习。

　　全书共12章，具体分工为第一章，谢明、袁妮；第二章，臧玲玲、孙婷；第三章，林津晶；第四章，何宁、牟春兰；第五章，王世宇、张文平；第六章，翟永松、王一硕；第七章，聂久胜、郑林；第八章，王力、黄兴振；第九章，雷志钧、王英姿、王红芳；第十章，闫娟娟；第十一章，张军武、刘晓溪；第十二章，田侃、白庚亮。

　　《药事管理与法规》在编写过程中，得到了辽宁中医药大学、南京中医药大学、天津中医药大学、北京中医药大学、成都中医药大学、安徽中医药大学、山西中医药大学、江西中医药大学、河南中医药大学、河北中医学院、首都医科大学、沈阳药科大学、云南中医药大学、山东中医药大学、陕西中医药大学、福建中医药大学、贵州中医药大学、大连医科大学、广西中医药大学、湖南中医药大学、黑龙江中医药大学及人民卫生出版社等单位的大力支持，在此深表谢意。

　　限于编者水平，不妥之处及错漏在所难免，欢迎药学同仁和广大读者在使用过程中提出宝贵意见，以便修订与完善。

谢　明　田　侃

2020年12月

目　录

第一章课件

第一章　绪论

学习目的

通过本章学习，熟悉药事管理学的相关概念、研究内容、研究方法及药事管理学科的形成与发展；同时围绕中药现代化熟悉中药的相关定义及中药现代化的内涵、目标、任务和措施，为本教材以后各章的学习奠定基础。

学习要点

药事管理学的定义、性质；药事管理学的研究方法；药事管理的概念、特点；中药现代化的内涵。

第一节 药事管理学概述

一、药学事业与药事管理

（一）药学事业的概念

药学事业（pharmaceutical affair）是指与药品的研究、生产、流通、检验、使用、教育、价格、广告、信息、监督管理等活动有关的事项。药学事业简称药事。

（二）药事管理

1. 药事管理的概念 药事管理（pharmacy administration）是指对药学事业的综合管理。它是人类管理活动的一部分，是运用管理科学的基本原理和研究方法对药学事业各部分的活动进行研究，总结其管理活动规律，并用以指导药学事业健康发展的社会活动。药事管理有宏观与微观之分，宏观的药事管理是指国家对药事的监督管理及药事相关的基本行政公共行为，微观的药事管理是指药事各部门内部的管理，包括人员管理、财务管理、物资设备管理、药品质量管理、技术管理、药学信息管理、药学服务管理等具体单位的涉药工作。

2. 药事管理的特点 药事管理的特点表现在专业性、政策性、实践性三个方面。

（1）专业性：从事药事管理的人员应掌握药学和社会科学的基础理论、专业知识和基本方法，运用管理学、法学、社会学、经济学的原理和方法研究药学事业各部门的活动，总结其管理规律，指导其健康发展。

（2）政策性：药事管理是主管部门按照法律、行政法规和行政规章，行使国家权力对药学事业的管理，主管部门代表国家、政府对药品进行管理，需与不同的部门、人员沟通交流，处事要有政策、法律依据，公正、公平，科学严谨。

（3）实践性：药事管理离不开实践活动。药事管理的法规、规章的制定来自于药事管理实践，经过总结，升华而成，反过来用于指导实践工作，并接受实践的检验。对于不适应的部分，适时予以修订、完善，使药事管理工作不断改进、提高和发展。

二、药事管理学的概念、性质及任务

（一）药事管理学的概念

药事管理学（the discipline of pharmacy administration）是一门正在发展的学科，美国学者 Manasse 与 Rucker 认为："药事管理学是药学科学的一个分支学科，它的研究和教育集中于应用社会、行为、管理和法律科学，去研究药学实践中完成专业服务的环境性质与影响。"

明尼苏达大学药学院认为："与现在的以强调药物的合成、分离、吸收、分布、代谢、机制、活性物质等方面的药学学科比较，社会与管理药学研究的是药学的另一个系统，它研究药师、患者、其他医药卫生人员的相互关系、表现、行为、报酬、服务、教育；它研究这一系统与环境的关系。"

概括起来是：药事管理学是应用社会科学的原理和方法研究药事管理活动的规律和方法的科学，是药学与社会科学相互交叉、渗透而形成的以药学、法学、管理学、社会学、经济学为主要基础的药学类边缘学科。

（二）药事管理学的性质

1. 药事管理学是一门交叉学科。药事管理学是药学与社会科学交叉渗透而形成的边缘学科，涵盖了药学、管理学、社会学、法学、经济学、心理学等学科的理论和知识。

2. 药事管理学是药学的一个分支学科。药事管理学是药学科学与药学实践的重要组成部分，运用社会科学的原理和方法研究现代药学事业各部门活动及其管理，探讨药学事业科学管理的规律，促进药学事业的发展，因而是药学科学的一个分支学科。

3. 药事管理学具有社会科学的性质。药事管理学主要探讨与药事有关的人们的行为和社会现象的系统知识，研究对象是药事活动中管理组织、管理对象的活动、行为规范以及他们之间的相互关系。因此，药事管理学具有社会科学的性质。

（三）药事管理学的任务及研究内容

1. 药事管理学的任务　药事管理学科的任务是促进药学事业的发展，保证人民用药安全、有效、经济、合理。药事管理学科研究的最终目的，是通过对药学领域各种社会、经济现象的探讨，剖析其影响因素，揭示其内在规律和发展趋势，从而为发展药学事业提供理论依据和对策建议。

2. 药事管理学的研究内容　药事管理学是研究药学事业的活动和管理问题，该学科和其他药学学科一起，为社会提供安全、有效、均一、经济的药品，提供药物的信息和药学服务，从而保障人体用药安全、维持人民身体健康和用药的合法权益。随着药学科学和药学实践的发展，药事管理学研究内容也在不断完善。根据教学、科研和实践情况，药事管理学的研究内容主要有以下9个方面。

（1）药事管理体制：研究药事工作的组织方式、管理制度和管理方法，国家权力机关关于药事组织机构设置、职能配置及运行机制等方面的制度。运用社会科学的理论，进行分析、比较、设计和建立完善的药事组织机构及制度，优化职能配备，减少行业、部门之间重叠的职责设置，提高管理水平。

（2）药品监督管理：研究药品的特殊性及其管理的方法，制定药品质量标准，制定影响药品质量标准的工作标准、制度，制定国家药物政策，包括基本药物目录、实施药品分类管理制度、药品不良反应监测报告制度、药品质量公报制度等，对上市药品进行再评价，提出整顿与淘汰的药品品种，并对药品质量监督、检验进行研究。

（3）药品法制管理：用法律的方法管理药品和药事活动，是大多数国家和政府的基本做法和有效措施。药品和药学实践管理的立法与执法，是药事管理的一项重要内容，要根据社会和药学事业的发展，完善药事管理法规体系，对不适应社会需求的或过时的法律、法规、规章要适时修订。药事法律法规是从事药学实践工作的基础，药学人员应能够在实践工作中辨别合法与不合法，做到依法办事，同时具备运用药事管理与法规的基本知识和有关规定分析和解决药品生产、经营、使用以及管理等环节实际问题的能力。

（4）药品注册管理：主要对药品注册管理制度进行探讨，包括新药注册管理和仿制药、进口药品、非处方药注册管理和药品标准的管理。对新药的分类、药物临床前研究质量管理、临床研究质量管理及其申报、审批进行规范化、科学化的管理，制定实施管理规范，如《药物非临床研究质量管理规范》（简称 GLP）、《药物临床试验质量管理规范》（简称 GCP），建立公平、合理、高效的评审机制，提高我国上市药品在国际市场的竞争力。

（5）药品生产、经营管理：运用管理科学的原理和方法，研究国家对药品生产、经营企业的管理和药品企业自身的科学管理，研究制定科学的管理规范，如《药品生产质量管理规范》（简称 GMP）、《药品经营质量管理规范》（简称 GSP），指导企业生产、经营活动。药品生产企业自身应依据 GMP 组织生产，药品经营企业应依据 GSP 组织经营，国家对生产、经营企业符合规范的情况组织认证。

（6）药品使用管理：药品使用管理的核心问题是向患者提供优质服务，保证合理用药，提高医疗质量。研究的内容涉及药房的工作任务、组织机构，药师的职责及其能力，药师与医护人员、患者的关系及信息的沟通与交流，药品的分级管理、经济管理、信息管理以及临床药学、药学服务的管理。随着临床药学、药学服务工作的普及与深入开展，如何运用社会和行为科学的原理和方法，研究在使用药品的过程中，药师、医护人员和患者的心理与行为，研究沟通技术，推动药师和医师、护士的交流，药师和患者的互动，提高用药的依从性是今后药品使用管理的一项重点内容。

（7）药品信息管理：药品信息管理包括对药品信息活动的管理和国家对药品信息的监督管理。从药事管理的角度来讲，主要讨论国家对药品信息的监督管理，以保证药品信息的真实性、准确性、全面性，以完成保障人们用药安全有效、维护人们健康的基本任务。国家对药品信息的监督管理包括药品说明书和标签的管理、药品广告管理、互联网药品信息服务管理、药品管理的计算机信息化。

（8）药品知识产权保护：包括知识产权的性质、特征、专利制度、药品专利的类型、授予专利权的条件，运用专利法律对药品知识产权进行保护，涉及药品的注册商标保护、专利保护、中药品种保护等内容。

（9）药学服务人员管理：药学服务人员的管理在药事管理中尤为重要。保证药品的质量，首先要有一支依法经过资格认定的药学技术人员队伍，他们要有良好的职业道德和精湛的业务技术水平，优良的药学服务能力。因此，研究药师管理的制度、办法，通过立法的手段实施药师管理是非常必要的。

三、药事管理学的地位与作用

（一）药事管理学的地位

药事管理学是 20 世纪 30 年代在我国发展起来的一门新兴边缘学科，是研究现代药学管理活动基本规律和一般方法的科学，是药学与社会科学等部分学科相互渗透而形成的交叉应用学科，是现代药学科学与实践的重要组成部分，是药学的重要分支学科，在促进药学学科发展和实现药学社会功能、保障人民合理安全用药、维护人民身体健康和用药的合法权益、促进药品规范化管理、促进药学教育和人才培养等方面具有重要的地位与作用。并且，随着该学科自身的不断完善和发展，其在药学学科发展中的重要地位日益提升和突显出来。

（二）药事管理学的作用

1. 促进药品的规范化管理　药品的规范化管理是当今世界药学三大中心任务之一，药品作为特殊商品，其质量直接关系到社会公众的身体健康与生命安全，药事管理学通过宏观与微观的科学药事管理，在药品的研制、生产、流通和使用的全过程建立严格的质量监督体制、强制性的标准、严格的规章制度等，并运用先进的管理方法、管理技术和管理手段，促进药品实现规范化管理，这是保障公众用药安全、有效、均一、经济、合理的必要和有效手段。

2. 促进我国药学事业国际化发展　加强药事管理，建立适合中国国情的药事行政管理体制，实现中国药事行政管理的科学化、法制化和现代化，是促进药学学科向规范化、法制化、科学化、国际化发展，增强我国医药经济全球竞争力，促进药学科学技术和药学事业实现快速发展和与国际接轨的重要途径。

3. 促进药学教育发展　随着中国进入世界贸易组织（The World Trade Organization，WTO）及人民生活质量的不断提高，人民群众对医药产品及医疗服务的品质、疗效及安全性要求也在明显提高，全球及中国医药卫生领域正在不断发生巨大的变化，这些发展与变化必将需要一大批既掌握医药基本知识，又懂得经济管理理论和国内外药事管理法律法规的专业人才，这必然对当前药学教育的方向与目标提出了更高的要求。药事管理学学科发展，有利于培养药学教育中的相关专门人才，从而更好地为药学学科发展、国家医药经济建设及人民大众安全合理用药提供更好的服务和人才保障。

第二节　药事管理学科发展历程

一、国外药事管理发展历程

19 世纪的美国，由于贸易发展迅速，开设了很多药房、药店。药师既要配方发药又要经营生意。学习如何开展药房的经营业务以维持药房的生存，被列入当时的学徒式药学教育活动，这是药事管理学科的萌芽。1821 年成立的费城药学院，开始了药学教育，并将"药房业务管理"列为药学教育基本课程；1910 年，美国药学教师联合会首次在药学教育中提出了"商业药学"课程，1916 年，开设了"商业与法律药学"课程，在 1928 年，又将其更名为"药学经济"，1950 年再次更名为"药事管理"，最终将其名定为"药事管理学科"，对应的英文为"the discipline of pharmacy administration"。随后几十年中，药事管理学科有了较大的发展。药学各院校相继成立了药事管理教研室，开设了多门课程。据 1993 年美国药学院协会统计，在美国药学院校中 35% 开设了经济学、管理学、行为药学、药物流行病学、药学经济与政策、药品市场、药学实践伦理学、药学法律和规范等课程。20 世纪 50 年代以后，药事管理学科在美国高等药学教育中逐渐受到重视，药事管理学科这门专业不仅招收学士,而且还招收硕士、博士。目前攻读药事管理的硕士、博士研究生占全美药学研究生的8%左右。在高校,该学科的教师人数与药剂学、药物化学、药理学等学科基本相同。

苏联将"药事管理学科"称为"药事组织"。1924年,苏联在药学教育大会上明确提出"药事组织学"是高、中等药学教育的必修专业课,各药学院校均设置药事组织学教研室。国家设有中央药事科学研究所和地方药事科学研究室(站)。20世纪50年代后在全苏药师进修学校,设有"药事组织"专业,开设多门专业课程,其课程侧重于药事行政组织机构、规章制度及行政管理方面。

一些欧洲国家及日本称药事管理学为社会药学(social pharmacy)。在药学教育中也开设多门课程,如日本设有医院药局学、药事关系法规、药业经济、品质管理等课程。

二、我国药事管理发展历程

我国药事管理学科创建于20世纪30年代,当时只有部分教会学校开设了"药物管理学及药学伦理""药房管理"等课程。1954年我国仿照苏联,在高教部颁布的药学专业教学计划中将"药学组织"列为高等药学院(系)药学专业的必修课程和生产实习内容。各高等药学院校1956年普遍开设了"药事组织"课程。1966年由于"文化大革命"的影响,被迫停开此类课程。1987年,我国创办《中国药事》杂志。1995年,国家执业药师、执业中药师资格考试将"药事管理与法规"列为四个考试科目之一,并组织专家编写了《药事管理》《中药药事管理》《药事法规汇编》等应试指导性教材。1996年,中国药学会组建成立药事管理专业委员会(全国二级)学术机构,每年举办全国性药事管理学术交流。各单位和个人申报、主持了多项国家、省级药事管理学科科研课题,发表千余篇论文。这一系列教学、科研学术活动的开展,促使我国药事管理学科进入健康、快速发展的时期。

三、我国药事管理学学科发展历程

我国的药事管理学科发展起步较晚,大体经历两个阶段。第一阶段(1930年—1979年)为学科引进和探索阶段,主要引进英美和苏联等发达国家的相关课程,传授和宣传药事管理学的作用和意义。第二阶段(1980年以来)为成长阶段,从我国药事管理实际出发,借鉴国外经验,建立了符合我国药品监督管理和药业发展的药事管理学科体系。

(一)国家重视药事管理学科建设

1984年颁布《中华人民共和国药品管理法》,于1985年7月1日正式实施后,我国药事管理学科建设得到医药卫生、教育行政主管部门重视。原卫生部先后在当时的华西医科大学、浙江医科大学以及大连市建立了三个国家级药事管理干部培训中心,在全国建立了七个卫生干部培训中心,对在职医药卫生干部进行现代管理知识和药事管理专业技术培训。

（二）药事管理学课程正式列入我国高等药学教育课程体系

1985 年，华西医科大学药学院、北京医科大学药学院、中国药科大学等先后开设"药事管理学"课程。

1987 年，国家教委高等教育专业目录中将"药事管理学"列为药学、制药学、中药学、医药企业管理等专业必修课程。

1988 年，李超进主编的《药事管理学》由人民卫生出版社出版发行。

1993 年，吴蓬主编卫生部规划教材《药事管理学》出版发行，之后对该教材进行了三次修订。

1995 年，山东中医药大学、辽宁中医药大学等 10 所高等中医药大学合作编写出版了我国第一本供高等中药类专业使用的《药事管理学》教材。之后，各种《药事管理学》教材陆续出版发行。除此之外，有些院校还自编特色讲义和教材。教材的建设推动了我国药事管理学科的发展。

1996 年，中国药科大学首次开设药事管理学本科专业。2002 年，北京中医药大学开设"工商管理专业——药事管理（方向）"本科专业。

1994 年，我国高等医学院校招收药事管理方向硕士研究生。2000 年，沈阳药科大学开始按照药学一级学科招收药事管理方向博士研究生。随后，其他大学也陆续招收了药事管理博士研究生。人才培养促进了我国药事管理学科的发展。

药事管理学科在发展过程中，同时受到国家政治、经济等多种因素的影响，这种影响也使药事管理学科不断地发展变化。总的发展趋势是：从早期的商业药学（药品经营管理）向药品生产、经营企业的管理发展，继而发展到运用法律、行政手段进行药品质量的监督管理，由此向以保证药品安全有效、合理用药为目的的全面质量管理发展。至今，其正在向以人为核心，运用社会学、心理学知识，面向患者和用药者的社会与技术服务的方向发展。

药事管理学科的发展，对药学学科和药学实践做出了重大贡献并开辟了药学新领域。特别是一个国家、一个地区药品管理的有效经验，通过药事管理学科的传播，能迅速地推广到其他国家。药事管理理论与药学实践相结合，提高了药学领域各分支系统自身的水平，活跃了学术气氛，促进了整个药学事业的发展进步。

第三节　药事管理学研究方法

一、研究方法

加强药事管理学的研究，是丰富、发展和完善本学科的重要途径和任务。药事管理学作为自然科学"药学"与社会科学"管理学"的交叉学科，融合了药学、管理学、经济学、法学、社会学、伦理学等学科的基本原理，具有较强的社会科学属性，其研究方法属于社会学研究方法的范畴，研究的是药事活动的各个方面，研究范围广泛，研究方法众多。按照不同的分类角度，各种研究方法可归入不同的类别，从研究逻辑思维方法的不同可分为实证研究和规范研究两大类；从研究的分析过程角度，分为归纳方法和演绎方法；从研究的结果是否以数字说明问题的角度，分为定性方法和定量方法；从研究方法应用的角度，分为分析资料方法和总结资料方法；根据研究的目标与问题的性质,可分为描述性研究、解释性研究和探索性研究。在实际研究中,各类研究方法不是截然分开的,经常交叉使用,但应明确主要是哪种类型的研究并反映其特点。现将几种常用的研究方法介绍如下:

1. 调查研究(investigate research) 是药事管理学研究中最常用、最重要的方法,同时也是一种最常用的收集资料的方法。作为研究方法,调查研究是以特定群体为对象,使用问卷、访问等测量工具,收集有关的资料信息,来了解该群体的普遍特征,是收集第一手数据用以描述一个难以直接观察的大总体的最佳方法。调查研究方法虽然准确性低,但较可靠,广泛用于描述性研究、解释性研究和探索性研究。

调查研究分为普查和样本调查两种类型。药事管理研究大多为样本调查。抽样方法是样本调查中的基本步骤,抽样设计对研究结果影响很大。样本大小、抽样方式和判断标准,是样本设计的关键环节。

在调查研究中,问卷是收集调查数据的重要方法,包括自填式问卷、访问调查问卷。设计问卷时,应充分考虑问卷格式、答案格式、后续性问题、问题矩阵、提问顺序、答问指南等方面。邮寄的自填式问卷的回收率对样本的代表性有直接影响,一般来说,50%的回收率是可以用来分析和报告的最低比例。

2. 描述性研究(descriptive research) 旨在描述或说明研究对象的特质,是对情况或事件进行描述、说明、解释现存条件的性质与特质,弄清情况,掌握事实,了解真相。如药品市场调查,目的是对购买或即将购买的某类、某品种药品的消费倾向进行描述。描述研究的应用范围很广,收集资料的方法也很多。根据描述对象不同,描述性研究可分为概况研究(如我国药品经营企业现状分析)、个案研究(如某制药厂现状分析)。目前,药事管理学研究大多为描述性研究。

3. 历史研究(historical research) 其主要目的是了解过去事件,明确当前事件的背景,探索其中因果关系,进而预测未来发展趋势。如探讨我国药品监督管理的起源与发展,探讨世界药事管理学科发展及启示。也可以结合当前药事管理的论题,作历史的追溯与分析。如以药品价格管理为题材,应用历史研究方法,探本溯源,了解其发展背景及发展轨迹,对预测未来可能的发展将有所帮助。

历史研究最主要的工作是历史资料的收集、鉴别、解释。史料的收集与鉴别往往比研究设计更为重要。历史研究的应用价值及结论在普遍性上受到限制,主要是由于其只能在已存的文献、史料中寻找证据。目前,历史研究方法在药事管理中应用不多。

4. 发展性研究(develop research) 是研究随着时间的演变,事物、群体变化的模式及顺序。如探讨药学教育的发展,了解不同时期药学教育的培养目标、课程设置、教学计划及教学内容,进而归纳其发展模式。发展性研究集中研究在一定时间内的变化和发展,研究变化、成长的模式(方式),它们的方向、速度、顺序及影响的因素等问题。

发展性研究可分为三类:①纵向发展研究。在此研究中,由于取样问题随着时间演变而较复杂,从而增加了研究难度。由于选择性因素的影响,可能导致研究有倾向性而不客观。由于只用于连续性问题的研究,所以纵向研究需要投入较多人力、财力、物力。②横向发展研究。其研究对象较多,但不能用于研究人类发展。横向研究虽然消耗经费少、时间短,但由于取样的样本不同,进行比较就非常困难。③发展趋势研究。其易受无法预测的因素影响,一般来说,长期预测往往是猜想,短期预测则比较可靠、有效。

5. 实验研究(experimental research) 是指通过一个或多个实验组,用一个或多个控制处理措施后的结果,与一个或多个未进行处理的对照组进行比较,以研究可能的因果关系。适用于概念和命题相对有限的、定义明确的研究课题以及假设检验课题。如在药学教育方法中可采用此方法来研究。与实验研究相比,药事管理学实验研究与自然科学的实验研究虽然在设计方法上有很多相似之处,但在随机取样、确定自变量、测量结果、条件控制等方面均存在较大的差异,特别是人为因素影响,使得因果关系的准确度不高,因此其结果为可能的因果关系。另外,药事管理学研究是在社会事件的一般过程中进行的实验研究,而不是在实验室进行研究。

6. 原因比较研究(cause-compare research) 是通过观察现在的结果和追溯似乎可能的原因的材料,调查可能的原因和结果的关系。此方法与在控制条件下收集数据的实验方法对比,称为可能的因果关系的研究。原因比较研究的性质是"事后的",这是指在有关的所有事件已发生后收集材料,调查者随后取一个或多个结果(依赖变量)并通过对过去的追溯去核查材料,找出原因、关系和意义。如假劣药案件,可以通过药品监督管理机构已掌握的材料,研究假劣药案发生的各种原因,并分析比较各种因素之间的关系。

二、调查研究的一般程序

调查研究的一般程序是指对实际问题进行调查、研究和解答的全过程,分为准备阶段、实施阶段和总结阶段三个步骤。

1. 准备阶段 准备阶段包括确定研究课题、研究设计以及具体安排步骤。

(1)确定研究课题:进行一项调查研究首先必须确定研究课题,即必须说明研究的对象是什么,为什么进行这样的研究,应根据社会的需要来选题。药事管理学研究选题要通过到药厂、医药公司、医院药剂科、药品检验所、药品监督管理部门及广大人群中去调查、了解药学各个领域工作的现状,发现问题,针对工作中存在的尚未解决的实际问题确定研究内容。

研究课题提出来后,必须对它加以评价。评价主要是说明课题研究的意义、价值、可行性以及研究条件等问题。

评价一个课题是否值得研究,可根据三个原则来衡量。

1)需要性原则:该原则体现了科学研究的目的性。有两种需要,一是实际工作中发现的对加强药事管理,提高药品质量,提高服务质量,维护人民健康直接影响的问题,即社会实践的需要;另一种是出现一些事实与现有理论之间有矛盾的问题,即科学发展的需要。

2)创造性原则:该原则体现了科学研究的价值,题目应是新颖的、创新的,国内外尚无人研究的。

3)科学性原则:该原则体现了科学研究的根据,研究课题必须以客观事实和理论作依据。对研究课题的主、客观条件要进行可行性论证。主观条件是指研究人员的数量、专业知识、各种技能,有关人力、物力的配备,经费来源等。客观条件主要是指科学发展的水平,各方面资料的积累,研究方法是否可行等。

(2)研究设计:为实现研究的目的而进行的方法选择和工具准备。包括 3 个方面:①研究课题的具体化,确定研究的对象即分析单位和研究内容,为方案设计奠定基础;②选择研究方式,如调查研究、实验研究、实地研究、文献研究,根据研究条件、内容、目的以及课题需要加以取舍;③制定收集资料的具体形式,如调查问卷、访谈提纲、抽样方案的设计等。

（3）组织安排:即对一项研究的具体实施做出安排。首先需要选取或勘探好调查实施的地点,并就相关方面的联系、调查员的挑选与培训、实施过程的人员配置、物质供应、日程等做出具体安排。

2.实施阶段　根据研究方案进行抽样、收集资料、整理资料。

（1）抽样:是从总体中按一定方式选择或抽取样本的过程,它是人们从部分认识整体的关键环节,其基本作用是向人们提供一种实现由部分认识总体的途径和手段。在药品质量检验或监督检查时,常常用到抽样的方法。抽样方法分为概率抽样与非概率抽样两大类,前者是依据概率论的基本原理,按照随机原则进行的抽样,可以避免抽样过程中的人为影响,保证样本的代表性。非概率抽样则主要是依据研究者的主观意愿判断或是否方便等因素来抽取对象,因而往往有较大的误差,难以保证样本的代表性。

（2）收集资料:选定具体方法收集有关资料,如采用问卷法收集资料。

（3）整理资料:资料的整理是统计分析的前提,其任务是对收集来的资料进行系统的科学加工,包括校对和简录。校对是对调查来的原始资料进行审查,检查有无错误或遗漏,以便及时修正或补充;简录是对原始资料进行编码、登录和汇总,加以科学的分组,使材料系统化,为统计分析奠定基础。

3.总结阶段　总结阶段是在全面占有调查资料的基础上,对资料进行系统分析和理论分析,进而写出研究报告。

（1）统计分析:统计分析包括叙述统计(描述统计)和推论统计(统计推断)。统计分析主要依据样本资料计算样本的统计值,找出这些数据的分布特征,计算出一些有代表性的统计数字,包括频数、累积频数、集中趋势、离散程度、相关分析、回归分析等。推论统计是在统计分析的基础上,利用数据所传递的信息,通过局部对全体的情形加以推断,包括区间估计、假设检验等内容。

（2）理论分析:是在对资料整理汇总统计分析的基础上进行思维加工,从感性认识上升到理性认识。此过程是各种科学认识方法的综合。

（3）撰写研究报告:研究报告是反映社会研究成果的一种书面报告,它以文字、图表等形式将研究的过程、方法和结果表现出来。其作用与目的是告诉有关读者,作者是如何研究此问题的,取得了哪些结果,这些结果对于认识和解决此问题有哪些理论意义和实际意义等,以便与他人进行交流。

第四节　中药药事管理的发展与规划

一、中药药事管理概述

中药(Chinese materia medica)是指在中医理论指导下,用于预防、治疗、诊断人的疾病并具有康复与保健作用的物质,包括中药材、中药饮片和中成药。

中药过去称"官药"，清朝末年，西药输入我国后，为与西药区别，人们将我国传统药物称为中药或传统中药。中药泛指中华民族传统药，除传统中药外，尚包括民族药、民间药以及由境外引进的植物药、动物药及矿物药，这些药物依其自然属性均属天然，故统称天然药物。所谓民族药，系指我国某些地区少数民族经长期医疗实践的积累，并用少数民族文字记载的药物，在使用上有一定的地域性，如藏药、苗药和蒙药等。

中药治病的理论和经验，都是在中医辨证（民族医药）理论的指导下，根据药物的性能组合在方剂中使用。中药的性能主要包括性味、归经、升降、浮沉和有毒无毒等；功效主要指理气、安神、活血化瘀、通里攻下等。

（一）中药材管理

1. 中药材的概念　中药材（Chinese crude drug）是指药用植物、动物、矿物的药用部分采收后经产地初加工形成的中药原料。

目前应用广泛的中药材，大多为人工栽培品，少数来源于野生或家养动物，矿物类药材及人工制成品只占中药材来源的小部分。

道地药材是指在特定的自然条件下，某地产优质、高产的正品药材。一般都有固定的产地、明确的采集期和专业的加工方法，其本身具有最合适的有效成分含量、范围和最佳的各成分之间的比例关系，质量和疗效一般说来比较稳定。近年来我国的中药学工作者在政府的重视和支持下，大力建设和发展道地产区，研究道地药材的栽培技术和生态系统，为确保药材原有性能和功效、不断提高其产品质量，做了大量卓有成效的工作，在全国范围内已形成了公认的道地药材产区。

2. 中药材生产　国家对集中规模化栽培养殖、质量可控并符合国家药品监督管理局规定条件的中药材品种，实行了审批管理。同时，国家正在建立和完善中药材的现代质量标准。中药材生产质量管理规范化核心内容和最终目标就是优质高效地生产名优药材。

3. 中药材市场　根据《中华人民共和国药品管理法》（以下简称《药品管理法》）第六十条和1994年《国务院关于进一步加强药品管理工作的紧急通知》等规定，城乡集市贸易市场可以出售中药材，国务院另有规定的除外。中药材专业市场禁止销售国家规定限制销售的27种毒性中药材和42种野生药材，禁止出售中药饮片、中成药、化学原料药及其制剂、抗生素、生化药品、放射性药品、血清疫苗、血液制品和诊断药品等。地方各级人民政府无权审批开办中药材专业市场。《药品管理法》第四十八条、第五十八条和第六十三条分别规定："发运中药材应当有包装。在每件包装上，应当注明品名、产地、日期、供货单位，并附有质量合格的标志。""药品经营企业销售中药材，应当标明产地。""新发现和从国外引种的药材，经国务院药品监督管理部门批准后，方可销售。"

（二）中药饮片管理

1. 中药饮片的定义　中药饮片（Chinese prepared drug in pieces）是指药材经过炮制后可直接用于中医临床或制剂生产使用的处方药品。

中药的性味归经和功效实为中药饮片的属性，只有中药饮片才能真正发挥中药功效，所以中药饮片是中医中药最主要的特色之一。现有文献记载，中医方剂数量超过10万个，现已对其中约

3.5万个方剂进行了研究。

2．中药饮片工业　中药饮片工业从无到有，逐步发展壮大。新中国成立初期，中药铺一般是前店配方，后坊进行饮片加工炮制，生产全是手工操作。1954年，中央提出试办中药加工部门，到2018年底，全国已有中药饮片生产企业近2 000家。从20世纪80年代开始，政府对全国50家重点中药饮片生产企业组织技术改造，使之生产条件和技术装备得到明显改善，增加了品种，提高了质量，为中药饮片加工炮制逐步走向规模化、规范化奠定了基础，中药饮片作为中药商品之一进入流通领域，其成方率一直稳定在90%以上。

3．中药饮片的质量标准　中药饮片是中药产业三大支柱之一，从20世纪50年代至今，中药饮片经历了单味中药水剂、颗粒型饮片、单味中药浓缩颗粒、单味中药超微饮片等变革。1984年，我国政府颁布第一部《药品管理法》后，各省级卫生行政部门根据各地的社会、文化差异和用药习惯，制定了各自辖区的《中药饮片炮制规范》。然而，这些只是对饮片的炮制工艺、中医临床用药起到了一定的规范作用，尚不能全面控制饮片质量。《药品管理法》第四十四条规定："中药饮片应当按照国家药品标准炮制；国家药品标准没有规定的，应当按照省、自治区、直辖市人民政府药品监督管理部门制定的炮制规范炮制。省、自治区、直辖市人民政府药品监督管理部门制定的炮制规范应当报国务院药品监督管理部门备案。"根据中药标准化、现代化的需求，中药饮片质量标准除应符合中药材标准外，还应重视制定洁净度、色泽、气味、含水量、灰分含量、片型和破碎度、农药残留限量、重金属限量等指标，必须达到卫生学质量要求。

4．中药饮片的生产　根据《药品管理法》第二十四条"实施审批管理的中药材、中药饮片品种目录由国务院药品监督管理部门会同国务院中医药主管部门制定"的规定，为规范中药饮片的生产管理，原SFDA于2003年1月30日颁发了《中药饮片GMP补充规定》，通过认证试点，制定《中药饮片GMP认证检查项目》，共111项，其中关键项目18项，一般项目93项。

5．中药饮片的购销　《药品管理法》第三十九条规定"中药饮片生产企业履行药品上市许可持有人的相关义务，对中药饮片生产、销售实行全过程管理，建立中药饮片追溯体系，保证中药饮片安全、有效、可追溯。"对于药品经营企业和医疗机构，继续执行国家中医药管理局1996年发布的《药品零售企业中药饮片质量管理办法》和《医疗机构中药饮片质量管理办法》两个规章。上述规章对中药饮片从业人员管理、采购管理、检查、保管、调剂等多方面都作了严格的要求，包装不符合规定的中药饮片也不得销售。

具有经营毒性中药资格的企业和医疗机构采购毒性中药饮片，必须从持有毒性中药材的饮片定点生产证的中药饮片生产企业和具有经营毒性中药资格的批发企业购进，严禁从非法渠道购进。

（三）中成药管理

1．中成药（Chinese patent medicine）是根据疗效确切、应用广泛的处方、验方或秘方，经药品监督管理部门审批同意，有严格要求的质量标准和生产工艺，批量生产、供应的中药成方制剂。为区别于化学药故称"中成药"。

2．中成药的现代化进展　经过半个多世纪特别是改革开放30余年的发展，中成药已经从传统的丸、散、膏、丹剂型扩大到片剂、针剂、浓缩丸、气雾剂等40多种剂型8 000多个品种。近20

年来,国家相继批准了1 000余种各类中药新药。其中,大部分是以传统中药汤剂学为基础,吸收当代的化学、生物学等现代科学,采用现代分离、分析技术,结合中医药理论发展起来的。这为建成一个具有相当规模的现代化中药产业奠定了良好的基础。

据不完全统计,我国中成药生产企业超过5 000家。20世纪90年代以来,全国兴起了一大批以骨干品种为龙头的大型中药生产企业,中成药生产企业的发展正在走向规模化、品牌化的道路。中成药的产品质量和生产水平不断得到新的提高,阔步向世界一流药品生产企业方向发展。

3.中成药的研制　《药品管理法》第十六条规定:"国家鼓励运用现代科学技术和传统中药研究方法开展中药科学技术研究和药物开发,建立和完善符合中药特点的技术评价体系,促进中药传承创新。"第十七条:"从事药品研制活动,应当遵守药物非临床研究质量管理规范、药物临床试验质量管理规范,保证药品研制全过程持续符合法定要求。药物非临床研究质量管理规范、药物临床试验质量管理规范由国务院药品监督管理部门会同国务院有关部门制定。"

4.中成药的生产　鉴于中成药生产所用药材的来源和有效成分复杂,有效成分含量差别较大,或有疗效的物质不明确或多种成分综合作用,靠事后检验难以保证其质量。为此,国家一是正在加快制定、完善并实施符合中药特点的过硬的中药质量标准控制体系和能被国际市场接受的质量管理规范,对中成药进行科学、严格的质量控制,促进中药市场国际化;二是明确要求进一步加强对药品生产全过程的质量控制和监督管理。《药品管理法》第四十四条规定:"药品应当按照国家药品标准和经药品监督管理部门核准的生产工艺进行生产。生产、检验记录应当完整准确,不得编造。"《药品管理法》第四十三条规定:"从事药品生产活动,应当遵守药品生产质量管理规范,建立健全药品生产质量管理体系,保证药品生产全过程持续符合法定要求。药品生产企业的法定代表人、主要负责人对本企业的药品生产活动全面负责。"

(四)中药的进出口管理

1.中药的进口管理　中药的进口,主要是中药材,必须严格执行NMPA颁布的《进口药材管理办法》,确保进口药材质量。

(1)首次进口药材申请与审批:首次进口药材,申请人应当通过国家药品监督管理局的信息系统(以下简称信息系统)填写进口药材申请表,并向所在地省级药品监督管理部门报送相关资料。

省级药品监督管理部门收到首次进口药材申报资料后,应当对申报资料的规范性、完整性进行形式审查。申报资料存在可以当场更正的错误的,应当允许申请人当场更正;申报资料不齐全或者不符合法定形式的,应当当场或者5日内一次告知申请人需要补正的全部内容,逾期不告知的,自收到申报资料之日起即为受理。

省级药品监督管理部门受理或者不予受理首次进口药材申请,应当出具受理或者不予受理通知书;不予受理的,应当书面说明理由。

申请人收到首次进口药材受理通知书后,应当及时将检验样品报送所在地省级药品检验机构,同时提交相关的资料。

省级药品检验机构收到检验样品和相关资料后,应当在30日内完成样品检验,向申请人出具进口药材检验报告书,并报送省级药品监督管理部门。因品种特性或者检验项目等原因确需延长检验时间的,应当将延期的时限、理由书面报告省级药品监督管理部门并告知申请人。

变更"进口药材批件"批准事项的，申请人应当通过信息系统填写进口药材补充申请表，向原发出批件的省级药品监督管理部门提出补充申请。补充申请的申请人应当是原"进口药材批件"的持有者，并报送相关资料。

申请人变更名称的，除规定资料外，还应当报送申请人药品生产许可证或者药品经营许可证以及变更记录页复印件，或者药品批准证明文件以及持有人名称变更"药品补充申请批件"复印件。

申请人变更到货口岸的，除规定资料外，还应当报送购货合同及其公证文书复印件。

（2）备案：首次进口药材申请人应当在取得"进口药材批件"后1年内，从"进口药材批件"注明的到货口岸组织药材进口。进口单位应当向口岸药品监督管理部门备案，通过信息系统填报进口药材报验单，并报送相关资料。

口岸药品监督管理部门应当对备案资料的完整性、规范性进行形式审查，符合要求的，发给进口药品通关单，收回首次"进口药材批件"，同时向口岸药品检验机构发出进口药材口岸检验通知书，并附备案资料一份。进口单位持进口药品通关单向海关办理报关验放手续。

（3）口岸检查：口岸药品检验机构收到进口药材口岸检验通知书后，应当在2日内与进口单位商定现场抽样时间，按时到规定的存货地点进行现场抽样。现场抽样时，进口单位应当出示产地证明原件。

口岸药品检验机构应当对产地证明原件和药材实际到货情况与口岸药品监督管理部门提供的备案资料的一致性进行核查。符合要求的，予以抽样，填写进口药材抽样记录单，在进口单位持有的进口药品通关单原件上注明"已抽样"字样，并加盖抽样单位公章；不符合要求的，不予抽样，并在2日内报告所在地口岸药品监督管理部门。

口岸药品检验机构一般应当在抽样后20日内完成检验工作，出具进口药材检验报告书。因客观原因无法按时完成检验的，应当将延期的时限、理由书面告知进口单位并报告口岸药品监督管理部门。口岸药品检验机构应当将进口药材检验报告书报送口岸药品监督管理部门，并告知进口单位。经口岸检验合格的进口药材方可销售使用。

进口单位对检验结果有异议的，可以依照药品管理法的规定申请复验。药品检验机构应当在复验申请受理后20日内作出复验结论，并报告口岸药品监督管理部门，通知进口单位。

2. 中药的出口管理　我国的药品出口管理，根据《药品管理法》有关规定，经过不断的调整和改革，基本上形成了一整套比较适合国情的、与WTO初步接轨的管理规章制度、政策和措施。

（1）推行药用植物及制剂进出口绿色标志：中药材农药残留和重金属污染是中药出口的瓶颈。国家通过发布《药用植物及制剂进出口绿色行业标准》（以下简称《标准》，从2001年7月1日起实施），使用"药用植物及制剂进出口绿色标志"，保护国内市场，促进植物类中药的出口。

该《标准》对进出口药用植物和制剂的范围、术语、引用标准、检测方法、检测规则、包装、标志、运输和贮存等都作了详细的规定。同时，对中药的重金属和砷盐及农药残留的限量指标也作了具体规定（见表1-1和表1-2）。

表1-1　重金属和砷盐的限量指标（mg/kg）

项目	重金属总量	铅（Pb）	镉（Cd）	汞（Hg）	铜（Cu）	砷（As）
限量指标	≤20.0	≤5.0	≤0.3	≤0.2	≤20.0	≤2.0

表 1-2　农药残留限量指标（mg/kg）

项目	六六六（BHC）	DDT	五氯硝基苯（PCNB）	艾氏剂（Aldrin）
限量指标	≤0.1	≤0.1	≤0.1	≤0.02

进出口产品需按《标准》经指定检验机构检验合格后，方可申请使用"药用植物及制剂进出口绿色标志"产品标签。使用中国"药用植物及制剂进出口绿色标志"应遵照中国医药保健品出口商会有关规定。

（2）经济、药用野生动植物及其产品的出口管理：根据《中华人民共和国野生动物保护法》和《濒危野生动植物种国际贸易公约》的有关规定，凡经营出口经济、药用野生动植物及其产品的，如鹿茸、熊胆、天麻、石斛、云木香、兰花、珊瑚及含豹骨、麝香、犀牛角的药品等，需向中华人民共和国濒危物种进出口管理办公室（下称濒管办）申报，凭濒管办批准件或允许出口证明书，再予办理检疫、检验、放行。

（3）建立扩大中医药出口部际联合工作机制，有效地扩大中医药出口，更好地应对技术壁垒对中药出口的影响。

二、中药现代化

近年来，国家对中药现代化发展的重视程度越来越高，并相继出台了一系列支持中药现代化发展的政策文件，其中影响较为深远的两个文件为 2002 年多部位联合出台的《中药现代化发展纲要（2002—2010 年）》及 2016 年由国务院签发的《中医药发展战略规划纲要（2016—2030 年）》。从时效性上来看，《中医药发展战略规划纲要（2016—2030 年）》（以下简称《2030 纲要》）更加明确了未来一段时间我国中医药发展方向和工作重点，是新时期推进我国中医药事业发展的纲领性文件。

《2030 纲要》提出，要促进中药工业转型升级。推进中药工业数字化、网络化、智能化建设，加强技术集成和工艺创新，提升中药装备制造水平，加速中药生产工艺、流程的标准化、现代化，提升中药工业知识产权运用能力，逐步形成大型中药企业集团和产业集群。以中药现代化科技产业基地为依托，实施中医药大健康产业科技创业者行动，促进中药一二三产业融合发展。开展中成药上市后再评价，加大中成药二次开发力度，开展大规模、规范化临床试验，培育一批具有国际竞争力的名方大药。开发一批中药制造机械与设备，提高中药制造业技术水平与规模效益。推进实施中药标准化行动计划，构建中药产业全链条的优质产品标准体系。实施中药绿色制造工程，形成门类丰富的新兴绿色产业体系，逐步减少重金属及其化合物等物质的使用量，严格执行《中药类制药工业水污染物排放标准》（GB21906—2008），建立中药绿色制造体系。

中药现代化，就是把传统中药的特色与现代科技相结合，按照国际认可的标准规范，对中药进行研究、开发、生产、管理，为社会服务的过程。因此，中药现代化的程度就是中药的国际化水平的体现，中药的国际化，应使以现代医药为主体的国家认同并接受中医药。

1. 现代化的中药产业　中药现代化，归根到底是中药产业的现代化。现代化中药产业包括四大产业：第一产业是以产业化经营和规范化生产（GAP）为特色的中药农业；第二产业是以统一炮制规范、统一质量标准为特色的中药饮片工业,和以现代化制药技术设备与规范化生产(GMP)为特色的中成药工业;第三产业是以药品经营质量管理规范(GSP)为特色的中药商业;第四产业是以中药技术创新和现代信息技术为主要内容的中药知识产业。

2.中药现代化发展的战略目标　坚持"继承创新、跨越发展"的方针,依靠科技进步和技术创新,实现传统中药产业向现代中药产业的跨越。

(1)构筑国家现代中药创新体系。

(2)制定和完善现代中药标准和规范。

(3)健全中药现代产业技术体系。

(4)开发出一批疗效确切的中药新产品。

(5)形成具有市场竞争优势的现代中药产业。

3.中药现代化的重点任务

(1)创新平台建设:构建体现中药特点的研发技术平台,加强中药国家重点实验室、中药国家工程和技术研究中心建设,建立种植、研究开发、生产有机配合、协调发展的中药产业基地;加强信息共享平台建设。

(2)标准化建设:加强中药技术标准化研究,以提高中药产品和产业技术水平为目标,按照中药多组分、非线性、多元化、多环节发挥效应的特点,研究建立中药材种质、品种、质量、种植、采集、加工、饮片炮制、提取等技术标准与技术规范,中药疗效与安全性评价标准、中成药生产工艺与装备标准、质量控制标准、中药标准品(对照品)库等。

(3)基础理论研究

1)加强多学科交叉配合,深入进行中药物质基础、作用机制、方剂配伍规律等研究,积极开展中药基因组学、蛋白组学等研究。

2)重视中医药基础理论的研究与创新,特别是与中药现代化发展密切相关的理论研究,如证候理论、组方理论、药性理论,探索其科学内涵,为中药现代化提供发展源泉。

(4)中药产品创新

1)选择经过长期中医临床应用,证明疗效确切、用药安全,具有特色的经方、验方,系统研究和开发("二次开发")中药现代制剂产品。

2)开展以中药为基源的药品、食品、保健品、化妆品和农用、兽用等高附加值的新产品研发。

3)根据国际市场需求,按照国家药品注册要求,进行针对性新药研究开发,促进中药进入发达国家药品主流市场。

(5)中药产业和优势产业培育

1)加快构建中药农业技术体系,加强中药工业关键技术的创新研究,不断提高中药产业和产品创新能力。

2)加强中药提取、分离、纯化等关键生产技术的研究和先进适用技术的推广应用。

3)加强中药知识产权保护、开发专利产品、注册专用商标、实施品牌战略;逐步改变以原药材和粗加工产品出口为主的局面,扩大中成药出口比例,促进产业结构升级,拓展中药国际市场。

4)以市场机制推进企业兼并重组,逐步形成一批产品新颖、技术先进、装备精良、管理有素、具有开拓精神的中药核心企业和数个中药跨国企业,使企业成为中药现代化的实施主体。

（6）中药资源保护和可持续利用

1）开展中药资源普查，建立野生资源濒危预警机制；保护中药种质和遗传资源，加强优选优育和中药种源研究，防止品种退化，解决品种源头混乱的问题。

2）建立中药数据库和种质资源库，收集中药品种、产地、药效等相关的数据，保存中药材种质资源。

3）加强中药材野生变家种家养和栽培技术研究，实现中药材规范化种植和产业化生产；加强植保技术研究，发展绿色药材。

4）加强中药材新品种培育，开展珍稀濒危中药资源的替代品研究，确保中药可持续发展。

4．中药现代化的主要措施

（1）制定中药现代化发展的整体规划，建立高效、协调、有利于推进中药现代化发展的管理机制。

（2）建立多渠道的中药现代化投入体系。

（3）加大对中药产业的政策支持。

（4）加强对中药资源及中药知识产权保护管理力度。

（5）加速中药现代化人才培养。

（6）进一步扩大中药的国际交流与合作。

（7）充分发挥中药行业协会的作用。

三、中药材保护与发展规划

中药材是中医药事业传承和发展的物质基础，是关系国计民生的战略性资源。2015 年中国工业和信息化部、国家中医药管理局等 12 部委联合制定了《中药材保护和发展规划（2015—2020年）》，这是我国第一个关于中药材保护和发展的国家级专项规划，在我国中药材资源保护和中药材产业发展、中医药事业健康可持续发展、深化医药卫生体制改革、保障人民用药安全等方面具有十分重要的意义和作用。

（一）发展形势

1．中药材保护和发展具有扎实的基础。党和国家一贯重视中药材的保护和发展，在各方面的共同努力下，中药材生产研究应用专业队伍初步建立，生产技术不断进步，标准体系逐步完善，市场监管不断加强，50 余种濒危野生中药材实现了种植养殖或替代，200 余种常用大宗中药材实现了规模化种植养殖，基本满足了中医药临床用药、中药产业和健康服务业快速发展的需要。

2．中药材保护和发展具备有利条件。随着全民健康意识不断增强，食品药品安全特别是质量问题受到全社会高度关注，中药材在中医药事业和健康服务业发展中的基础地位更加突出。大力推进生态文明建设及相关配套政策的实施，对中药材资源保护和绿色生产提出了新的更高要求。现代农业技术、生物技术、信息技术的快速发展和应用，为创新中药材生产和流通方式提供了有力的科技支撑。全面深化农村土地制度和集体所有制度改革，为中药材规模化生产、集约化经营创造了更大的发展空间。

3．中药材保护和发展仍然面临严峻挑战。一方面，由于土地资源减少、生态环境恶化，部分野生中药材资源流失、枯竭，中药材供应短缺问题日益突出。另一方面，中药材生产技术相对落后，重产量轻质量，滥用化肥、农药、生长调节剂现象较为普遍，导致中药材品质下降，影响中药质量和临床疗效，损害了中医药信誉。此外，中药材生产经营管理较为粗放，供需信息交流不畅，价格起伏过大，也阻碍了中药产业健康发展。

（二）指导思想、基本原则和发展目标

1．指导思想　以马克思列宁主义、毛泽东思想、邓小平理论、"三个代表"重要思想、科学发展观、习近平新时代中国特色社会主义思想为指导，坚持以发展促保护、以保护谋发展、依靠科技支撑，科学发展中药材种植养殖，保护野生中药材资源，推动生产流通现代化和信息化，努力实现中药材优质安全、供应充足、价格平稳，促进中药产业持续健康发展，满足人民群众日益增长的健康需求。

2．基本原则

（1）坚持市场主导与政府引导相结合。

（2）坚持资源保护与产业发展相结合。

（3）坚持提高产量与提升质量相结合。

3．发展目标　中药材资源保护与监测体系基本完善，濒危中药材供需矛盾有效缓解，常用中药材生产稳步发展；中药材科技水平大幅提升，质量持续提高；中药材现代生产流通体系初步建成，产品供应充足，市场价格稳定，中药材保护和发展水平显著提高。

（三）主要任务

为实现发展目标，《中药材保护和发展规划（2015—2020年）》明确了七项主要任务：

1．实施野生中药材资源保护工程。

2．实施优质中药材生产工程。

3．实施中药材技术创新行动。

4．实施中药材生产组织创新工程。

5．构建中药材质量保障体系。

6．构建中药材生产服务体系。

7．构建中药材现代流通体系。

1. 学习内容

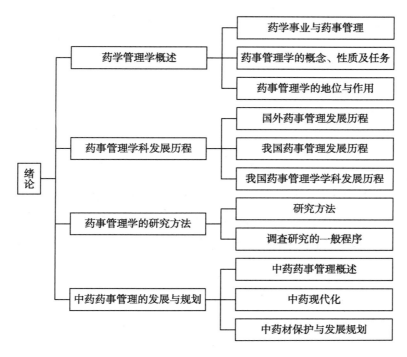

2. 学习方法

本章要结合药事管理学的发展,重点理解药事、药事管理及药事管理学的概念、性质及三者相互间联系等内容。尤其对于药事管理学的研究方法及一般程序应结合实际加以掌握。对于中药相关专业的学生还应对中药相关概念有更深入的理解。结合中药产业的现状及未来,对中药现代化理论体系及内涵在中药管理活动中的应用,加以理解与掌握,为后续的学习及以后的实际工作打基础。

复习思考题

1. 简述药事、药事管理、药事管理学之间的关系。

2. 简述药事管理学科的研究内容。

3. 简述药事管理研究的方法。

4. 简述药事管理调查研究的一般程序。

5. 简述中药现代化的概念及发展的战略目标。

第一章同步练习

（谢　明　袁　妮）

第二章　药品监督管理与药品管理制度

学习目的

通过学习,使学生对药品定义、分类及药品标准有基本的认识;掌握国家药品监督管理体制;掌握国家基本药物制度和药品分类管理制度的基本内容;对药包材、药品标识物以及药品广告的相关管理规定有相对的熟悉,为接下来的继续深入学习和今后的实际药学工作奠定基础。

学习要点

药品的界定与质量特性、国家药品标准;药品监督管理体制构成、国家和地方药品监督管理部门及主要职责、技术支撑机构及其主要职责、药品质量监督检验的类型;基本药物制度的概念、基本药物管理主要内容;药品分类管理相关定义、药品分类管理的具体措施;药包材的关联审评审批;药品说明书相关管理规定;药品广告的相关管理规定。

第一节　药品的概念及其质量特性

一、药品的概念

药品(drug)是指用于预防、治疗、诊断人的疾病,有目的地调节人的生理机能并规定有适应证或者功能主治、用法和用量的物质,包括中药材、中药饮片、中成药、化学原料药及其制剂、抗生素、生化药品、放射性药品、血清、疫苗、血液制品和诊断药品等。定义规定了药品特定的内涵。

（1）药品特指人用药品,不包括兽药与农药等。

（2）药品的使用目的、方法有严格规定。使用目的是用于预防、治疗、诊断人的疾病,有目的地调节人的生理功能;使用方法要求必须遵循规定的适应证或者功能主治、用法和用量。

（3）药品不单指成品或者制剂,也包括原料药和中药材。

（4）包括诊断药品。诊断药品包括体内使用的诊断药品和按药品管理的用于血源筛查的体外诊断试剂和采用放射性核素标记的体外诊断试剂。其他更多的体外诊断试剂在我国是按医疗器械进行管理的。

二、药品的质量特性及特殊性

1. 药品的质量特性

（1）有效性:是指在规定的适应证、用法和用量条件下,能满足预防、治疗、诊断人的疾病,有目的地调节人的生理功能的要求。有效性是药品的固有特性。我国对药品的有效性按在人体达到所规定的效应程度分为"痊愈""显效""有效"。国际上有的采用"完全缓解""部分缓解""稳定"来区别。

（2）安全性:是指按规定的适应证和用法、用量使用药品后,产生毒副作用的程度。只有在有效性大于毒副反应,或可解除、缓解毒副作用的情况下才能使用某种药品。如果某种物质对一些疾病治疗有效,但是对人体致畸、致癌,甚至致死,那么该物质就不能成为药品。

（3）稳定性:是指在规定的条件下保持其有效性和安全性的能力。所谓规定的条件是指在规定的有效期内,生产、贮存、运输和使用条件。

（4）均一性:是指药物制剂的每一单位产品都符合有效性、安全性的规定要求。药物制剂的单位产品有多种形式,如一片药、一支注射剂、一袋冲剂、一瓶糖浆剂等。

2. 药品的特殊性

（1）专属性:表现在对症治疗,患什么病用什么药。

（2）两重性:是指药品一方面具有防病治病的作用,另一方面也具有不良反应。

（3）质量的重要性:《药品管理法》规定"药品必须符合国家药品标准。"法定的国家药品标准是保证药品质量和划分药品合格与不合格的唯一依据,此外还反映在国家推行《中药材生产质量管理规范(试行)》(GAP)、《药物非临床研究质量管理规范》(GLP)、《药物临床试验质量管理规范》

（GCP）、《药品生产质量管理规范》（GMP）及《药品经营质量管理规范》（GSP）等质量管理制度，以规范药品的研制、生产、流通、使用行为，实行严格的质量管理，确保药品质量。

（4）时限性：人们只有防病治病时才需要用药，但药品生产、经营部门平时就应有适当数量的药品储备。只能药等病，不能病等药。有些药品虽然用量少、有效期短，也必须保证生产、供应和适当储备，以备临床急需。

第二节　药品标准

一、药品标准概述

1. 药品标准的定义　药品标准（drug standard），也称药品质量标准，是指对药品的质量指标、生产工艺和检验方法等所作的技术要求和规范。药品标准是鉴别药品真伪、控制药品质量的依据。

药品标准分为法定标准和非法定标准。法定标准是包括《中华人民共和国药典》（the Pharmacopoeia of the People's Republic of China, ChP）在内的国家药品标准；非法定标准有行业标准、企业标准等。法定标准属于强制性标准，是药品质量的最低标准，上市销售的任何药品都必须达到这个标准；企业标准只能作为企业的内控标准，各项指标均不得低于国家药品标准。

考虑到各地中药习惯用法不同和医疗机构制剂的特殊性，国家规定省级中药饮片炮制规范和医疗机构制剂标准作为省级地方标准，具有法定药品标准的法律效力。

此外，《药品管理法》规定，中药饮片必须按照国家药品标准炮制；国家药品标准没有规定的，必须按照省级药品监督管理部门制定的炮制规范炮制。

2. 国家药品标准的定义　国家药品标准是国家对药品质量要求和检验方法所做的技术规定，是药品生产、供应、使用、检验和管理共同遵循的法定依据。国家药品标准由政府或政府授权的权威机构组织编撰，政府统一颁布。

国家药品标准包括国家药品监督管理部门颁布的《中华人民共和国药典》和药品标准，以及经国家药品监督管理部门批准的药品注册标准。

二、国家药品标准

1. 《中华人民共和国药典》　简称《中国药典》，由国家药典委员会编撰，经国家药品监督管理部门批准并颁布。《中国药典》是国家药品标准的核心，是具有法律地位的药品标准，拥有最高的权威性。

《中国药典》于1953年出版第一版以后，相继于1963年、1977年分别出版。从1985年起，每五年修订颁布新版药典。

2020年版《中国药典》，由国家药品监督管理局、国家卫生健康委于2020年7月2日正式颁布，于2020年12月30日起执行。2020年版《中国药典》共分为四部出版，一部为中药，二部为化学药品,三部为生物制品,四部为通则与药用辅料。该版《中国药典》收载药品品种共计5 576个,满足国家基本药物目录、国家基本医疗保险用药目录的需要。

新版药典的颁布标志着我国用药水平、制药水平以及监管水平的全面提升,将促进药品质量的整体提高,对于保障公众用药安全有效意义重大。

2. 国家药品监督管理部门颁布的其他药品标准　简称"部(局)颁药品标准",收载了国内已有生产,疗效较好,需要统一标准但尚未载入《中国药典》的品种,以及与药品质量指标、生产工艺和检验标准相关的技术指导原则和规范。现有《国家食品药品监督管理局国家药品标准》新药转正1～88册、《国家中成药标准汇编》(中成药地方标准升国家标准部分)等。它们和《中国药典》同属国家药品标准,具有法律约束力。

3. 注册标准　药品注册标准是国家药品监督管理部门批准给申请人特定药品的标准,生产该药品的生产企业必须执行该注册标准。药品注册标准不得低于《中国药典》的规定。

三、地方药品标准

目前,我国的地方药品标准是指由各省、自治区、直辖市药品监督管理部门颁布并实施的中药饮片炮制规范和医疗机构制剂标准,在本行政辖区内具有指导意义和法律约束力。

1. 中药饮片炮制规范　《药品管理法》规定:中药饮片必须按照国家药品标准炮制。目前,我国国家药品监督管理部门只对部分中药材和中药饮片品种制定了国家药品标准。对于国家药品标准中没有规定的品种,必须按照省、自治区、直辖市药品监督管理部门制定的中药饮片炮制规范炮制。各省级药品监督管理部门制定、修订的中药饮片炮制规范必须上报国家药品监督管理部门备案。

2. 医疗机构制剂标准　我国医疗机构制剂的质量标准尚未实行国家统一管理,目前医疗机构制剂的质量标准由各省级药品监督管理部门制定和审核批准。

四、药品标准管理

(一)药品标准的制定与颁布

《中国药典》的制定按立项、起草、复核、公示、批准、颁布等环节进行。载入《中国药典》的药品标准,是国家对同品种药品质量的最基本的要求,该药品的研制、生产、经营、使用、监督及检验等活动的标准均不得低于《中国药典》的要求。药品标准的载入应当按照《中国药典》的收载原则进行。

(二)药品标准的修订与废止

《中国药典》一般每5年修订一次。根据药品标准管理的需要,需增补本的,原则上每年一版。新版的《中国药典》颁布实施后,原版《中国药典》载入的及增补本的药品标准同时作废。

五、中药标准化

（一）中医药标准化实施概况

为加快中医药走向世界，促进中医药事业可持续发展，更好地为人民健康服务，我国在加强中医药行业规范管理和中医药标准化方面做了大量工作。在《中医药标准化发展规划（2006—2010 年）》中，也提出了全面实施中医药标准化战略，充分发挥标准化在中医药事业发展中的技术支撑和基础保障作用，提高中医药学术水平，增强技术创新能力。加强符合中药特点的科学、量化的中药质量控制技术研究，提高中成药、中药饮片、中药新药等的质量控制水平，该规划的目标在 2020 年版《中国药典》中得到充分的体现。

（二）2020 年版《中国药典》中药质量标准特点

2020 年版《中国药典》中药质量标准进一步提高，与上版相比主要表现出以下几方面特点：

1. 收载品种范围进一步扩大，满足临床用药和人民健康需求。新增中成药 116 种、中药材 1 种，收载药材和饮片、植物油脂和提取物、成方制剂和单味制剂品种合计达到 2 711 种，涵盖了临床常用中成药与重大疾病和疑难疾病防治中成药，并对 452 个品种进行了标准的修订和提高。对历版药典中未公开处方和制法的中成药品种，除涉及国家秘密技术项目品种外，对其处方和制法进行了公开和补充，进一步提升了标准的完整性。

2. 全面修订饮片质量标准，中药标准体系进一步完善。共修订 250 余个饮片质量标准，以保障饮片的质量和临床用药。全面制定了植物类中药材和饮片禁用农药的限量标准以及部分易霉变中药材的真菌毒素限量标准，引导中药材生产合理使用农药和科学加工、贮藏；对于重金属及有害元素，制定了残留限量指导值，使中药材及饮片的安全性进一步提升。

3. 全面提升安全性控制水平，保障人民用药安全。根据中药材和饮片生产中存在的农药不合理使用、重金属超标以及霉变变质等实际问题，完善了《中药有害残留物限量制定指导原则》，新增《药材及饮片（植物类）中 33 种禁用农药多残留测定法》，制定了 33 种禁用农药的控制要求，规定"除另有规定外，药材及饮片（植物类）禁用农药不得检出（不得过定量限）"，并收入《药材和饮片检定通则》（通则 0212）。制定了中药材及饮片（植物类）重金属及有害元素的限量标准，规定铅不得超过 5mg/kg、镉不得超过 1mg/kg、砷不得超过 2mg/kg、汞不得超过 0.2mg/kg、铜不得超过 20mg/kg，并收入《中药有害残留物限量制定指导原则》，作为指导性要求；同时，在黄芪等已收载重金属及有害元素检查的 8 个中药材基础上，新增白芷、当归、葛根、黄精、人参、三七、栀子、桃仁、酸枣仁、山茱萸 10 个使用量大、药食两用品种标准的重金属及有害元素控制。对容易发霉变质的蜂房、土鳖虫等 5 个中药材品种，增加黄曲霉毒素的限量要求，薏苡仁增加玉米（2 273，−3.00，−0.13%）赤霉烯酮的限量要求。针对马兜铃酸类成分具有潜在肾毒性的问题，新版药典除不再收载含马兜铃酸类成分的马兜铃和天仙藤外，还制定了"九味羌活丸"（处方含细辛）的马兜铃酸 I 的限量标准。

4. 正本清源、论源定标，中药材、饮片的专属性和有效性控制进一步加强。解决了长期存在的泽泻基源，淫羊藿、广陈皮、半夏等药材含量难以达标，部分中药炮制品质量标准与药性改变关联度低，非硫黄熏蒸半夏浸出物难以达标等行业普遍关注的问题。针对多基源药材存在的来源、名称(包括拉丁学名)、质量标准,饮片"生熟异治"的质控指标与标准等问题,组织专项系统研究,使药典标准更加体现中医药特色,同时也解决了一些多基源药材标准实施存在的难题。通过代表性样品测定,在新版药典中就相同的含量测定指标分别制定了不同的限度要求。对于淫羊藿、陈皮等多来源药材,根据各来源药材所含的成分及其含量,分别制定了含量测定成分及其限度,使标准更加科学、合理,实现"论源定标"的目标,解决了产业发展上长期存在的标准问题。对于人参与红参等不同加工品、地黄与熟地黄、女贞子与酒女贞子、苦杏仁与炒苦杏仁等"生熟异治"的饮片,通过对其加工或炮制过程中的成分转化等开展深入研究,分别制定了含量测定指标及其限度,更加体现了中药的传统特色。此外,还建立了银杏叶提取物的特征图谱,补充和修订了一批中药材和饮片、中成药的显微、薄层色谱、特征图谱等鉴别,以及含量测定方法、指标及其限度,使中药专属性和有效性控制明显提升。

上述关于中药安全性相关质量标准的完善和提升,将有效地遏制中药材种植中滥用农药、产地加工和贮藏中滥用硫黄熏蒸,以及中药材和饮片贮藏过程中的霉变和变质等问题。以此为导向,不仅能够有效地提高中药材和饮片临床使用的安全性,而且能够整体提升中药材和饮片的质量,促进我国中药产业健康发展。

另外,在中药标准化建设方面,国家还加强了中药材规范化种植和中药饮片炮制规范研究,大力推行和实施 GAP、GMP 及 GSP,对中药的研制、生产、流通、使用等过程加强规范化管理,不断提高中药行业的标准化水平。

第三节　药品监督管理

一、药品监督管理概述

药品监督管理是药事管理的主要内容,国家通过制定药品监督管理的法律法规,建立药品监督管理的机构和体制,对药品依法实施监督管理。

(一)药品监督管理的概念

药品监督管理(drug administration)是指各级药品监督管理机构依据法律法规,对药品的研制、生产、经营、使用等环节进行监督与检查,以保证药品质量,保障人体用药安全有效,维护公众身体健康和用药的合法权益。同时,保证药事管理法律法规的贯彻实施,规范药品的研制、生产、经营和使用的行为与秩序,保障企业、单位及个人从事药品领域活动的合法权益,促进健康发展。对违反药事管理法律法规的行为,依据法定的程序和方式追究其法律责任。

(二)药品监督管理的原则

1. 依法实施监督管理原则　依法实施监督管理是依法治国方针在药品监督管理中的体现,是国家药品监督管理的最基本原则。包含三个方面的含义,一是任何药品监督管理行为必须具有法律、法规依据;二是在药品管理法律、法规规定的权限内实施监督管理;三是适用药品管理法律、法规准确无误。

2．遵守法定程序原则　根据行政法治原则,药品监督管理行为合法有效的要件包括实体合法和程序合法两个方面。实体合法要件是指药品监督管理部门处理药事活动要符合药事管理法律、法规规定的原则和精神,事实清楚、适用法律正确;程序合法要件是指药品监督管理的时限、步骤以及方式方法符合药品监督管理法律、法规的规定和要求。如果药品监督管理的程序不合法,无论其行政处理的决定是否正确,都会因程序不合法而导致药品监督管理部门在行政诉讼中败诉。

3．以事实为依据,以法律为准绳原则　药品监督管理部门在监督管理过程中必须一切从实际出发,尊重客观事实,以客观存在的事实为依据,决不能凭主观想象。

（三）药品监督管理的分类

1．按照药品监督管理的过程,可以分为预防性药品监督管理和一般性药品监督管理。预防性药品监督管理是指药品监督管理部门为防止危害后果的发生,依据药品监督管理法律、法规的规定,对药品的研制、生产、经营和使用等事项进行事前审批、验收或审核等监督管理活动,主要包括开办药品生产企业、药品经营企业的审批,GLP、GMP 和 GSP 等的认证,委托生产审批,药品注册审批等。一般性药品监督管理是指药品监督管理部门定期或不定期地对辖区内发生的药品的研制、生产、流通、使用活动等进行监督检查,以保证药事管理法律、法规得到正确地贯彻、实施,维护公众用药安全、有效。这种监督属于事中监督,如监督抽验、发布药品质量公告、不良反应的监测、GMP 跟踪检查和飞行检查等。

2．按照药品监督管理的行为方式,可以分为依职权的药品监督管理和依申请的药品监督管理。依职权的药品监督管理是药品监督管理的主要行为方式,是指药品监督管理部门根据法律、法规的授权,对药品的研制、生产、流通、使用活动是否遵守药事管理法律、法规的规定进行监督管理,发现问题及时采取措施,发现违法行为及时纠正和处理,维护药品管理法律、法规的正确实施,保证公众用药安全、有效。依申请的药品监督管理是药品监督管理部门只在管理相对人提出申请的情况下,才能依法采取的药品监督管理行为,例如,药品生产许可证、药品经营许可证的审批,药品注册的审批,GMP 和 GSP 等的认证等。对于管理相对人的申请,药品监督管理部门必须在法律、法规规定的期限内实施相应的管理行为,并对相对人的申请作出正式答复。药品监督管理部门如未按法律、法规规定的期限答复的,即构成违法,要承担相应的法律责任。

二、药品监督管理体制

药品监督管理体制是指一定社会制度下药品监督管理系统的机构设置、职责划分及其相应关系的制度,即采取怎样的组织形式以及如何将这些组织形式结合成为一个合理的有机系统,并以怎样的手段、方法来实现监督管理的任务和目的。具体来说,药品监督管理体制是规定中央、地方、部门在各自方面的管理范围、职责权限、利益及其相互关系的准则。核心是药品监督管理机构的设置、职责分配以及各级构建的相互协调,其强弱直接影响到管理的效率和效能,在整个管理中起着决定性作用。目前,我国药品监督管理体制主要由药品监督管理机构和药品监督管理技术支撑机构组成。

（一）药品监督管理机构

药品监督管理机构是指依照法律法规的授权和相关规定，承担药品研制、生产、流通和使用环节监督管理职责的组织机构。2018 年 3 月，中共中央印发了《深化党和国家机构改革方案》，深化国务院机构改革部分提出不再保留国家工商行政管理总局、国家质量监督检验检疫总局、国家食品药品监督管理总局，组建国家市场监督管理总局。同时，单独组建国家药品监督管理局，由国家市场监督管理总局管理。

1. 国家药品监督管理局（National Medical Products Administration，NMPA） 根据《国家药品监督管理局职能配置、内设机构和人员编制规定》，设 9 个内设机构，包括综合和规划财务司、政策法规司、药品注册管理司（中药民族药监督管理司）、药品监督管理司、医疗器械注册管理司、医疗器械监督管理司、化妆品监督管理司、科技和国际合作司（港澳台办公室）和人事司。主要机构设置见图 2-1。

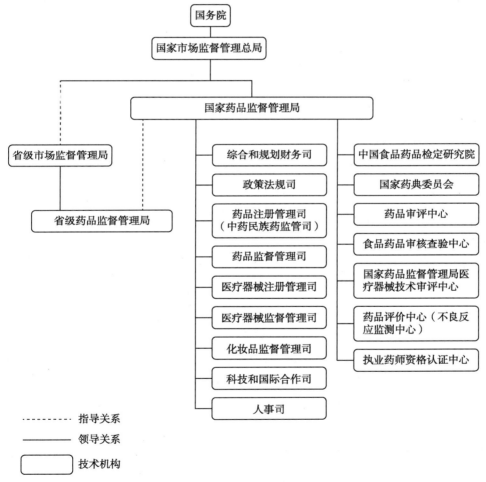

● 图 2-1　我国药品监督管理体系示意图

国家药品监督管理局主要职责是：

（1）负责药品（含中药、民族药，下同）、医疗器械和化妆品安全监督管理。拟订监督管理政策规划，组织起草法律法规草案，拟订部门规章，并监督实施。研究拟订鼓励药品、医疗器械和化妆品新技术新产品的管理与服务政策。

（2）负责药品、医疗器械和化妆品标准管理。组织制定、公布国家药典等药品、医疗器械标准，组织拟订化妆品标准，组织制定分类管理制度，并监督实施。参与制定国家基本药物目录，配合实施国家基本药物制度。

（3）负责药品、医疗器械和化妆品注册管理。制定注册管理制度，严格上市审评审批，完善审评审批服务便利化措施，并组织实施。

（4）负责药品、医疗器械和化妆品质量管理。制定研制质量管理规范并监督实施。制定生产质量管理规范并依职责监督实施。制定经营、使用质量管理规范并指导实施。

（5）负责药品、医疗器械和化妆品上市后风险管理。组织开展药品不良反应、医疗器械不良事件和化妆品不良反应的监测、评价和处置工作。依法承担药品、医疗器械和化妆品安全应急管理工作。

（6）负责执业药师资格准入管理。制定执业药师资格准入制度，指导监督执业药师注册工作。

（7）负责组织指导药品、医疗器械和化妆品监督检查。制定检查制度，依法查处药品、医疗器械和化妆品注册环节的违法行为，依职责组织指导查处生产环节的违法行为。

（8）负责药品、医疗器械和化妆品监督管理领域对外交流与合作，参与相关国际监管规则和标准的制定。

（9）负责指导省、自治区、直辖市药品监督管理部门工作。

（10）完成党中央、国务院交办的其他任务。

2. 地方药品监督管理局　根据党的十九届三中全会审议通过的《中共中央关于深化党和国家机构改革的决定》和《深化党和国家机构改革方案》，省市县各级涉及党中央集中统一领导和国家法制统一、政令统一、市场统一的机构职能要基本对应。赋予省级及以下机构更多自主权，突出不同层级职责特点，允许地方根据本地区经济社会发展实际，在规定限额内因地制宜设置机构和配置职能。

地方药品监督管理局整合组建市场监管综合执法队伍。整合工商、质检、食品、药品、物价、商标、专利等执法职责和队伍，组建市场监管综合执法队伍。由国家市场监督管理总局指导。药品经营销售等行为的执法，由市县市场监管综合执法队伍统一承担。各省（区、市）按照中央要求，结合各地实际，组建了省（区、市）药品监督管理局。

地方药品监督管理局与国家药品监督管理局具有职责分工。国家药品监督管理局负责制定药品、医疗器械和化妆品监管制度，负责药品、医疗器械和化妆品研制环节的许可、检查和处罚。省级药品监督管理部门负责药品、医疗器械、化妆品生产环节的许可、检查和处罚，以及药品批发许可、零售连锁总部许可、互联网销售第三方平台备案及检查和处罚。市县两级市场监督管理部门负责药品零售、医疗器械经营的许可、检查和处罚，以及化妆品经营和药品、医疗器械使用环节质量的检查和处罚。

3. 药品管理工作相关部门

（1）市场监督管理部门：国家、省（区、市）市场监督管理机构管理同级药品监督管理机构。市场监督管理部门负责相关市场主体登记注册和营业执照核发，查处准入、生产、经营、交易中的有关违法行为等。

（2）卫生健康部门：国家药品监督管理局会同国家卫生健康委员会组织国家药典委员会并制

定国家药典,建立重大药品不良反应和医疗器械不良事件相互通报机制和联合处置机制。

4. 中医药管理部门

(1) 负责拟定中医药和民族药事业发展规划、政策和相关标准。

(2) 负责指导中医药及民族药的发掘、整理、总结和提高。

(3) 负责中药资源普查,促进中药资源的保护、开发合理利用。

5. 发展和改革宏观调控部门

(1) 负责监测和管理药品宏观经济。

(2) 负责药品价格行为的监督管理工作。

6. 人力资源和社会保障部门

(1) 统筹建立覆盖城乡的社会保障体系。

(2) 负责统筹拟订医疗保险、生育保险政策、规划和标准;拟订医疗保险、生育保险基金管理办法。

(3) 组织拟订定点医疗机构、药店的医疗保险服务和生育保险服务管理、结算办法及支付范围等工作,包括制定并发布《国家基本医疗保险、工伤保险和生育保险药品目录》。

7. 工业和信息化管理部门

(1) 负责拟定和实施生物制药产业的规划、政策和标准。

(2) 承担医药行业管理工作。

(3) 负责中药材生产扶持项目管理和国家药品储备管理工作。

(4) 配合药监部门加强对互联网药品广告的整治。

8. 商务管理部门　商务部负责拟订药品流通发展规划和政策,国家药品监督管理局在药品监督管理工作中,配合执行药品流通发展规划和政策。商务部发放药品类易制毒化学品进口许可前,应当征得国家药品监督管理局同意。

9. 医疗保障管理部门　负责拟定医疗保险、生育保险、医疗救助等医疗保障制度的法律法规草案、政策、规划和标准,制定部门规章并组织实施。

10. 海关　海关负责药品进出口口岸的设置;药品进口与出口的监管、统计与分析。

11. 公安部门　公安部负责组织指导药品、医疗器械和化妆品犯罪案件侦查工作。国家药品监督管理局与公安部建立行政执法和刑事司法工作衔接机制。药品监督管理部门发现违法行为涉嫌犯罪的,按照有关规定及时移送公安机关,公安机关应当迅速进行审查,并依法作出立案或者不予立案的决定。公安机关依法提请药品监督管理部门作出检验、鉴定、认定等协助的,药品监督管理部门应当予以协助。

(二) 药品监督管理技术支撑机构

1. 中国食品药品检定研究院(医疗器械标准管理中心、中国药品检验总所)　原为中国药品生物制品检定所,于 2010 年 9 月更名为中国食品药品检定研究院,是国家检验食品、药品、医疗器械、化妆品及有关药用辅料、包装材料与容器(以下统称为食品药品)等检验检测工作的法定机构。主要负责药品、医疗器械、化妆品质量标准、技术规范、技术要求、检验检测方法的制修订以及技术复核工作。组织开展检验检测新技术新方法新标准研究。承担相关产品严重不良反应、严重不良事件原因的实验研究工作;负责医疗器械标准管理相关工作;承担生物制品批签发相关工作;承担化妆品安全技术评价工作;负责药品国家标准物质的规划、计划、研究、制备、标定、分发和管理工作;生产用菌毒种、细胞株的检定工作,承担医用标准菌毒种、细胞株的收集、鉴定、保存、分发和管理工作;承担食品药品检验检测机构实验室间比对以及能力验证、考核与评价等技术工作等。

2. 国家药典委员会　主要承担《中华人民共和国药典》(以下简称《中国药典》)及配套标准的编制、修订与编译工作;组织制定和修订国家药品标准,参与拟订有关药品标准管理制度和工作机制;负责《中国药典》收载品种的医学和药学遴选工作,负责药品通用名称命名;开展药品标准发展战略、管理政策和技术法规研究,承担药品标准信息化建设工作等。

3. 国家药品监督管理局药品审评中心　主要负责药物临床试验、药品上市许可申请的受理和技术审评;负责仿制药质量和疗效一致性评价的技术审评;承担再生医学与组织工程等新兴医疗产品涉及药品的技术审评;参与拟订药品注册管理相关法律法规和规范性文件,组织拟订药品审评规范和技术指导原则并组织实施;组织开展相关业务咨询服务及学术交流,组织开展药品审评相关的国际交流与合作等。

4. 国家药品监督管理局食品药品审核查验中心　主要承担制定修订药品、医疗器械、化妆品检查制度规范和技术文件;承担药物临床试验、非临床研究机构资格认定(认证)和研制现场检查,承担药品注册现场检查、医疗器械临床试验监督抽查、化妆品研制检查,承担药品、医疗器械、化妆品生产环节的有因检查,承担药品、医疗器械、化妆品境外检查;承担相关国家级检查员的考核、使用等管理工作,指导地方核查员队伍建设等。

5. 国家药品监督管理局药品评价中心(国家药品不良反应监测中心)　主要负责组织制定药品不良反应、医疗器械不良事件、化妆品不良反应监测与上市后安全性评价以及药物滥用监测的技术标准和规范;组织开展药品不良反应、医疗器械不良事件、药物滥用、化妆品不良反应监测工作;开展药品、医疗器械、化妆品的上市后安全性评价工作;参与拟订、调整国家基本药物目录、非处方药目录等。

6. 国家药品监督管理局医疗器械技术审评中心　主要负责申请注册的国产第三类医疗器械产品和进口医疗器械产品的受理和技术审评工作;负责进口第一类医疗器械产品备案工作;参与拟订医疗器械注册管理相关法律法规和规范性文件,组织拟订相关医疗器械技术审评规范和技术指导原则并组织实施;负责对地方医疗器械技术审评工作进行业务指导和技术支持等。

7. 国家药品监督管理局执业药师资格认证中心　主要承担执业药师资格准入制度及执业药师队伍发展战略研究,参与拟订完善执业药师资格准入标准并组织实施;承担执业药师资格考试相关工作,组织开展执业药师资格考试命题审题工作,编写考试大纲和应试指南,负责执业药师资格考试命题审题专家库、考试题库的建设和管理;组织制定执业药师认证注册工作标准和规范并监督实施,承担执业药师认证注册管理工作等。

三、药品行政监督管理

根据法律法规的规定,药品监督管理部门行使以下行政监督管理职权。

（一）监督检查

各级药品监督管理部门有权按照法律法规的规定，对药品的研制、生产、流通、使用等全过程进行监督检查，接受监督检查的单位不得拒绝和隐瞒，应当主动配合。接受监督检查时，应当向药品监督管理部门提供真实情况，如研制资料、原始记录、生产记录、购销记录、处方登记等。

除了一般性监督检查，根据《药品管理法》规定，药品监督管理部门还应当对药品上市许可持有人、药品生产企业、药品经营企业和药物非临床安全性评价研究机构、药物临床试验机构等遵守药品生产质量管理规范、药品经营质量管理规范、药物非临床研究质量管理规范、药物临床试验质量管理规范等情况进行检查，监督其持续符合法定要求。

（二）发布药品质量公告

药品质量公告是指由国务院和省级药品监督管理部门向公众发布的有关药品质量抽查检验结果的通告。药品质量公告是药品监督管理中的一项重要内容，也是药品监督管理部门的法定义务。从保障人民用药安全有效、对药品实行严格规范管理的角度出发，药品质量公告的重点是公告不符合国家药品质量标准的药品。国家药品质量公告应当根据药品质量状况及时或定期发布。对由于药品质量严重影响用药安全、有效的，应当及时发布；对药品的评价抽验，应给出药品质量分析报告，定期在药品质量公告上予以发布。省级药品质量公告的发布由各省级药品监督管理部门自行规定。省级药品监督管理部门发布的药品质量公告，应当及时通过国家药品监督管理部门网站向社会公布，并在发布后5个工作日内报国家药品监督管理部门备案。

（三）采取行政强制措施与实施行政处罚

行政强制措施是对紧急情况的控制，目的在于防止可能存在质量问题的药品在社会上扩散，防止能够证明可能存在违法行为的证据的转移和灭失，不带有惩罚性，不属于行政处罚。药品监督管理部门对有证据证明可能危害公众健康的药品及有关材料可以采取查封、扣押的行政强制措施，并在7日内做出行政处理决定；药品需要检验的，必须自检验报告书发出之日起15日内做出行政处理决定。

药品监督管理部门实施查封、扣押的行政强制措施以后，有两种可能的后果，一种是经过进一步的调查，证明先前怀疑的药品和有关材料不存在危险或违法行为，应当及时解除行政强制措施，恢复正常的药品生产、经营秩序和药品使用秩序；另一种是经过进一步的调查，证明确实存在危害人体健康的药品和违法行为，依法作出正式的行政处罚决定或行政处理决定。

（四）对药品不良反应危害采取必要的控制措施

药品监督管理部门应当组织药品不良反应的监测和上市后的药品再评价工作，对疗效不确切、不良反应大或者其他原因危害人体健康的药品，国家和省级药品监督管理部门可以采取停止生产、销售、使用的紧急控制措施，并应当于5日内组织鉴定，自鉴定结论做出之日起15日内依法做出行政处理决定。对已确认发生严重不良反应的药品应采取停止生产、销售和使用的紧急控制措施，防止该药品使用范围和损害继续扩大；同时，药品监督管理部门在采取紧急控制措施期间，可以组织有关专家进行鉴定，以便进一步做出行政处理决定。

行政处理决定包括以下两种情况：①经过权衡利弊，以最大可能保证用药者安全为前提，在可控制的条件下继续使用该药品。例如，采取修改说明书、调整用法用量、增加注意事项和给以特别警示等措施后，即可撤销对该药品的紧急控制措施。②经过鉴定后认为继续使用该药品不能保证用药者安全的，或者有其他更安全的同类药品可以取代的，由国家药品监督管理部门依法撤销该药品的注册批准文号或者进口药品注册证书；已经生产或进口的药品，由当地药品监督管理部门监督销毁或处理。

四、药品技术监督管理

药品技术监督管理的主要形式是药品质量监督检验，药品质量监督检验是国家药品检验机构按照国家药品标准，对需要进行质量监督的药品进行抽样、检查和验证并发出相关质量结果报告的药品技术监督过程，是药品监督管理的重要组成部分。药品质量监督必须采用检验手段，检验的目的是为了监督，因此，开展药品质量监督检验的技术必须是可靠的，数据必须是真实的。

（一）药品质量监督检验的性质

药品质量监督检验与药品生产检验、药品验收检验的性质不同。药品质量监督检验具有以下性质：①公正性，药品质量监督检验属于第三方检验，不涉及买卖双方的经济利益，不以营利为目的，因此具有公正性；②权威性，药品质量监督检验是代表国家对研制、生产、经营和使用的药品质量进行检验，具有比生产企业的生产检验或经营企业等的验收检验更高的权威性；③仲裁性，药品质量监督检验是根据国家相关的药事法律法规的规定进行的检验，检验结果具有法定意义，在法律上具有仲裁性。

（二）药品质量监督检验机构

根据《药品管理法》及其他有关规定，各级药品检验机构是执行国家对药品质量监督检验的法定性专业机构。国家依法设置的药品检验机构分为四级：①中国食品药品检定研究院；②省级药品检验所；③地市级药品检验所；④县级药品检验所。省和省以下各级药品检验机构受同级药品监督管理部门领导，业务技术接受上一级药品检验所指导。

（三）药品质量监督检验的类型

药品质量监督检验根据其目的和处理方法不同，可分为抽查检验、注册检验、指定检验、复验等类型。

1. 抽查检验　简称药品抽验，是国家依法对生产、经营和使用的药品质量进行有目的的调查和检查的过程，是药品监督管理部门通过技术方法对药品质量合格与否做出判断的一种重要手段。根据《药品质量抽查检验管理办法》（国药监药管〔2019〕34 号），药品质量抽查检验根据监管目的一般可分为监督抽检和评价抽检。监督抽检是指药品监督管理部门根据监管需要对质量可疑药品进行的抽查检验，评价抽检是指药品监督管理部门为评价某类或一定区域药品质量状况而开展的抽查检验。评价抽验的抽样工作可由药品检验机构承担；监督抽验的抽样工作由药品监督管理部门承担,然后送达所属区划的药品检验机构检验。

国务院药品监督管理部门负责组织实施国家药品质量抽查检验工作,在全国范围内对生产、经营、使用环节的药品质量开展抽查检验,并对地方药品质量抽查检验工作进行指导。省级药品监督管理部门负责对本行政区域内生产环节以及批发、零售连锁总部和互联网销售第三方平台的药品质量开展抽查检验,组织市县级人民政府负责药品监督管理的部门对行政区域内零售和使用环节的药品质量进行抽查检验,承担上级药品监督管理部门部署的药品质量抽查检验任务。抽验结果由国家和省级药品监督管理部门定期发布在药品质量公告上。抽查检验是一种强制性检验,不收取费用,所需费用由财政列支。

2.注册检验　包括样品检验和药品标准复核。样品检验是指药品检验所按照申请人申报或国家药品监督管理部门核定的药品标准,对样品进行的检验;药品标准复核是指药品检验所对申报的药品标准中检验方法的可行性、科学性,设定的项目和指标能否控制药品质量等进行的实验室检验和审核工作。药品注册检验由中国食品药品检定研究院或省级药品检验所承担。进口药品的注册检验由中国食品药品检定研究院组织实施。

3.指定检验　是指国家法律或药品监督管理部门规定的某些药品在销售前或者进口时,必须经过指定的药品检验机构检验,检验合格的,才准予销售的强制性药品检验。《药品管理法》规定下列药品在销售前或者进口时,必须经过指定药品检验机构检验,检验不合格的,不允许销售或者进口:①国家药品监督管理部门规定的生物制品;②首次在中国销售的药品;③国务院规定的其他药品。

4.复验　是指药品抽验当事人对药品检验机构的检验结果有异议而向药品检验机构提出要求复核的检验。根据规定,当事人对检验结果有异议的,可以自收到药品检验结果7日内,向原药品检验机构或者上一级药品监督管理部门设置或确定的药品检验机构申请复验,也可以直接向中国食品药品检定研究院申请复验。除此以外的其他药品检验机构不得受理复验申请。复验的样品必须是原药品检验机构的同一药品的留样,除此之外的同品种、同批次的产品不得作为复验的样品。

第四节　国家基本药物制度

一、国家基本药物制度的内涵

国家基本药物制度是国家药物政策的核心,是药品供应保障体系的基础。我国政府非常重视基本药物制度的建立。1979 年,我国开始参加 WHO 基本药物行动计划。1982 年,国家卫生行政部门会同国家医药管理局制定了我国第一个《国家基本药物目录》(西药部分)。1992 年,卫生部颁布了《制定国家基本药物工作方案》,成立国家基本药物领导小组,将实施国家基本药物与医疗制度改革相结合。1997 年,《中共中央、国务院关于卫生改革与发展的决定》进一步提出:"对纳入国家基本药物目录和质优价廉的药品,制定鼓励生产流通的政策。"2006 年,《中共中央关于构建社会主义和谐社会若干重大问题的决定》再次提出:"建立国家基本药物制度,整顿药品生产和流通秩序,保证群众基本用药。"2009 年 1 月,《中共中央国务院关于深化医药卫生体制改革意见》提出初步建立国家基本药物制度,并从目录制定、生产供应、价格、规范使用、报销等方面进行详细规定。2009 年 8 月,卫生部等 9 部委联合发布了"关于印发《关于建立国家基本药物制度的实施意见》的通知"(以下简称《实施意见》)和《国家基本药物目录管理办法(暂行)》进一步明确基本药物及其制度的概念、国家基本药物工作委员会职责和促进国家基本药物制度推行的相关措施。2015 年 4 月,在评估调研基本药物目录实施情况的基础上,9 部委修订并出台了《国家基本药物目录管理办法》。2018 年 9 月,国务院办公厅印发《关于完善国家基本药物制度的意见》(国办发〔2018〕88 号)(以下简称《完善意见》),从基本药物的遴选、生产、流通、使用、支付、监测等环节完善政策,进一步全面强化基本药物的功能定位。

(一)基本药物的概念

基本药物的概念在实践中不断得到发展和完善。自 20 世纪 70 年代以来,WHO 对基本药物的概念进行了多次修正。1977 年,WHO 提出基本药物是最重要的、基本的、不可缺少的、满足人们必需的药品。2002 年,基本药物的概念有了巨大发展,WHO 提出"基本药物是满足人们基本的健康需要,根据公共卫生的现状、有效性和安全性,以及成本 - 效果比较的证据作遴选的药品。"

我国基本药物的概念也伴随着国家基本药物制度的逐渐完善在发生变化。1992 年,国家基本药物领导小组提出国家基本药物是从我国目前临床应用的各类药物中经过科学评价而遴选出的在同类药品中具有代表性的药品,其特点是疗效肯定、不良反应小、质量稳定、价格合理、使用方便等。2009 年,《实施意见》明确规定基本药物是适应基本医疗卫生需求,剂型适宜,价格合理,能够保障供应,公众可公平获得的药品。

(二)国家基本药物制度的概念

国家基本药物制度(national system for basic pharmaceuticals,NSBP)是为维护人民群众健康、保障公众基本用药权益而确立的一项重大国家医药卫生政策,是国家药品政策的核心和药品供应保障体系的基础,涉及基本药物的遴选、生产、流通、使用、定价、报销、监测评价等多个环节。国家基本药物制度首先在政府举办的基层医疗卫生机构实施,主要内容包括国家基本药物目录的遴选调整、生产供应保障、集中招标采购和统一配送、零差率销售、全部配备使用、医保报销、财政补偿、质量安全监管以及绩效评估等相关政策与办法。

二、国家基本药物目录管理

国家基本药物目录是国家基本药物制度的核心和基础。1975 年,WHO 首次提出基本药物的理念,1977 年公布了第 1 版《基本药物目录》(national essential medicine list,NEML)。我国于 1982 年发布了第一个《国家基本药物目录》后,从 1996 年至 2004 年,每 2 年调整一次目录。自 2009 年我国启动新一轮医疗卫生体制改革至今,我国先后公布了 2009 年、2012 年和 2018 年三版《国家基本药物目录》。2018 年 10 月 25 日,国家卫生健康委员会、国家中医药管理局联合发布了《关于印发国家基本药物目录(2018 年版)的通知》(国卫药政发〔2018〕31 号),正式印发了《国家基本药品目录(2018年版)》,也是现行版国家基本药品目录,自2018年11月1日起施行。我国历版国家基本药物目录见表2-1。

表2-1　我国历版国家基本药物目录

发布(调整)时间	西药(包括化学药品和生物制品)	中成药	总计
1982 年	278 种	—	278 种
1996 年	699 种	1 699 种	2 398 种
1998 年	740 种	1 333 种	2 073 种
2000 年	770 种	1 249 种	2 019 种
2002 年	759 种	1 242 种	2 001 种
2004 年	773 种	1 260 种	2 033 种
2009 年	205 种	102 种	307 种
2012 年	317 种	203 种	520 种
2018 年	417 种	268 种	685 种

（备注:2009年版、2012年版和2018年版还包含中药饮片,中药饮片的基本药物管理暂按国务院有关部门关于中药饮片定价、采购、配送、使用和基本医疗保险给付等政策规定执行。）

1.国家基本药物目录的构成　国家基本药物目录中的药品包括化学药品、生物制品、中成药和中药饮片。化学药品和生物制品主要依据临床药理学分类,中成药主要依据功能分类。化学药品和生物制品的名称采用中文通用名称和英文国际非专利药名中表达的化学成分的部分,剂型单列;中成药采用药品通用名称。中药饮片未列出具体品种,但规定颁布了国家标准的中药饮片为国家基本药物,国家另有规定的除外。

2.国家基本药物目录的遴选原则　国家基本药物的遴选按照防治必需、安全有效、价格合理、使用方便、中西药并重、基本保障、临床首选和基层能够配备的原则,结合我国用药特点,参照国际经验,合理确定品种(剂型)和数量。国家基本药物目录的制定应当与基本公共卫生服务体系、基本医疗服务体系、基本医疗保障体系相衔接。国家卫生健康委员会会同有关部门起草国家基本药物目录遴选工作方案和具体的遴选原则,经国家基本药物工作委员会审核后组织实施。

3.不纳入国家基本药物目录的药品范围　国家基本药物目录中的药品应当是《中华人民共和国药典》收载的,国家药品监督管理部门或原卫生行政部门公布药品标准的品种。除急救、抢救用药外,独家生产品种纳入国家基本药物目录的应当经过单独论证。以下药品不得纳入目录遴选范围:①含有国家濒危野生动植物药材的;②主要用于滋补保健作用,易滥用的;③非临床治疗首选的;④因严重不良反应,国家药品监督管理部门明确规定暂停生产、销售或使用的;⑤违背国家法律、法规,或不符合伦理要求的;⑥国家基本药物工作委员会规定的其他情况。

4.国家基本药物工作委员会　国家基本药物工作委员会负责协调、解决、制定和实施国家基本药物制度过程中各个环节的相关政策问题,确定国家基本药物制度框架,确定国家基本药物目录遴选和调整的原则、范围、程序和工作方案,审核国家基本药物目录,各有关部门在职责范围内做好国家基本药物遴选调整工作。委员会由国家卫生健康委员会、国家发展和改革委员会、工业和信息化部、国家监察委员会、财政部、人力资源和社会保障部、商务部、国家药品监督管理局、国家中医药管理局组成。办公室设在国家卫生健康委员会,承担国家基本药物工作委员会的日常工作。按照国家基本药物工作委员会确定的原则,国家卫生健康委员会负责组织建立国家基本药物专家库,报国家基本药物工作委员会审核。专家库主要由医学、药学、药物经济学、医疗保险管理、卫生管理和价格管理等方面专家组成,负责国家基本药物的咨询和评审工作。

5. 制定国家基本药物目录的程序　制定国家基本药物目录的程序:①从国家基本药物专家库中,随机抽取专家成立目录咨询专家组和目录评审专家组,咨询专家不参加目录评审工作,评审专家不参加目录制订的咨询工作;②咨询专家组根据循证医学、药物经济学对纳入遴选范围的药品进行技术评价,提出遴选意见,形成备选目录;③评审专家组对备选目录进行审核投票,形成目录初稿;④将目录初稿征求有关部门意见,修改完善后形成送审稿;⑤送审稿经国家基本药物工作委员会审核后,授权国家卫生健康委员会发布。

6. 国家基本药物目录的调整　国家基本药物目录的遴选与调整应当科学、公正、公开、透明,建立健全循证医学、药物经济学评价标准和工作机制,科学合理地制定目录。广泛听取社会各界的意见与建议,接受社会监督。鼓励科研机构、医药企业、社会团体等开展国家基本药物循证医学、药物经济学评价工作。国家基本药物目录在保持数量相对稳定的基础上,动态调整目录,对基本药物目录定期评估,调整周期原则上不超过 3 年。对新审批上市、疗效有显著改善且价格合理的药品,经国家基本药物工作委员会审核同意,可适时组织调整。除少数民族地区可增补少量民族药外,原则上各地不增补药品。

调整的品种和数量应当根据以下因素确定:①我国基本医疗卫生需求和基本医疗保障水平变化;②我国疾病谱变化;③药品不良反应监测评价;④国家基本药物应用情况监测和评估;⑤已上市药品循证医学、药物经济学评价;⑥国家基本药物工作委员会规定的其他情况。其中,具有以下情形的品种应调出国家基本药物目录:①药品标准被取消的;②国家药品监督管理部门撤销其药品批准证明文件的;③发生严重不良反应的;④根据药物经济学评价,可被风险效益比或成本效益比更优的品种所替代的;⑤国家基本药物工作委员会认为应当调出的其他情形。

三、基本药物采购管理

药品集中采购是公立医院改革的重要环节,也是药品生产流通领域改革的重要内容。2006 年以后,我国推行以省(区、市)为单位的网上药品集中采购,在规范药品采购行为、保证药品质量和用药安全、降低药品虚高价格、遏制医药购销领域不正之风等方面发挥了积极作用,特别是实施基本药物制度,构建基层药品采购新机制,取得了新突破,人民群众得到了明显实惠,各地也积累了丰富经验。2015 年 2 月国务院办公厅印发了《关于完善公立医院药品集中采购工作的指导意见》(国办发〔2015〕7 号),明确了我国基本药物借鉴国际药品采购通行做法,充分吸收基本药物采购经验,坚持以省(区、市)为单位的网上药品集中采购方向,实行一个平台、上下联动、公开透明、分类采购,采取招生产企业、招采合一、量价挂钩、双信封制、全程监控等措施,加强药品采购全过程综合监管,切实保障药品质量和供应。同时鼓励地方结合实际探索创新,进一步提高医院在药品采购中的参与度。2016 年 12 月 26 日,国务院医改办、国家卫生计生委、国家食品药品监督管理总局等八部门印发《关于在公立医疗机构药品采购中推行"两票制"的实施意见(试行)》(国医改办发〔2016〕4 号),要求公立医疗机构在药品采购中逐步推行"两票制",鼓励其他医疗机构在药品采购中推行"两票制"。

1．招标采购　政府举办的医疗卫生机构使用的基本药物，由省级人民政府指定以政府为主导的药品集中采购相关机构按《中华人民共和国招标投标法》和《中华人民共和国政府采购法》的有关规定，实行省级集中网上公开招标采购。药品招标采购要坚持"质量优先、价格合理"的原则，坚持全国统一市场，不同地区、不同所有制企业平等参与、公平竞争。充分依托现有资源，逐步形成全国基本药物集中采购信息网络。参与投标的基本药物生产、经营企业资格条件由各地结合企业的产品质量、服务和保障能力制定。由招标选择的药品生产企业、具有现代物流能力的药品经营企业或具备条件的其他企业统一配送。药品配送费用经招标确定。其他医疗机构和零售药店基本药物采购方式由各地确定。

2．定点生产　完善国家药品储备制度，确保临床必需、不可替代、用量不确定、市场供应短缺的基本药物生产供应。对用量小、临床必需的基本药物可通过招标采取定点生产等方式确保供应，对定点生产品种各地不再单独进行基本药物招标。

3．购销合同　加强基本药物购销合同管理。生产企业、经营企业和医疗卫生机构按照《中华人民共和国合同法》等规定，根据集中采购结果签订合同，履行药品购销合同规定的责任和义务。合同中应明确品种、规格、数量、价格、回款时间、履约方式、违约责任等内容。各级卫生行政部门要会同有关部门督促检查。

四、基本药物的报销与补偿

凡是纳入基本医保药品目录范围的药物，因病情需要使用且符合医保相关报销规定的，均能得到规定比例的报销。2020 年 7 月 30 日，《基本医疗保险用药管理暂行办法》经国家医疗保障局局务会审议通过，自 2020 年 9 月 1 日起施行。《基本医疗保险用药管理暂行办法》规定，参保人使用《药品目录》内药品发生的费用，符合以疾病诊断或治疗为目的；诊断、治疗与病情相符，符合药品法定适应证及医保限定支付范围；由符合规定的定点医药机构提供，急救、抢救的除外；由统筹基金支付的药品费用，应当凭医生处方或住院医嘱；按规定程序经过药师或执业药师的审查，可由基本医疗保险基金支付。

参保人使用"甲类药品"按基本医疗保险规定的支付标准及分担办法支付；使用"乙类药品"按基本医疗保险规定的支付标准，先由参保人自付一定比例后，再按基本医疗保险规定的分担办法支付。"乙类药品"个人先行自付的比例由省级或统筹地区医疗保障行政部门确定。

基本药物全部纳入基本医疗保障药品报销目录的范围，而且报销比例明显高于非基本药物。《实施意见》要求实施基本药物制度的政府办城市社区卫生服务机构和基层医疗卫生机构，要全部配备使用基本药物并实现零差率销售。《完善意见》提出完善医保支付政策，对于基本药物目录内的治疗性药品，医保部门在调整医保目录时，按程序将符合条件的优先纳入目录范围或调整甲乙分类。对于国家免疫规划疫苗和抗艾滋病、结核病、寄生虫病等重大公共卫生的基本药物，加大政府投入，降低群众用药负担。基本药物零差率销售，降低了基本药物价格，但也使基层医疗卫生机构的收入减少。为维持正常的运行，国务院办公厅下达了《关于建立健全基层医疗卫生机构补偿机制的意见》（国办发〔2010〕62 号），《关于巩固完善基本药物制度和基层运行新机制的意见》

（国办发〔2013〕14 号），财政部、国家卫生计生委关于印发《基层医疗卫生机构实施国家基本药物制度补助资金管理办法》的通知（财社〔2014〕139 号），国务院办公厅印发《关于完善国家基本药物制度的意见》（国办发〔2018〕88 号）等文件规定，建立健全稳定长效的多渠道补偿机制，支持各地实施基本药物制度。

五、基本药物的使用管理

政府举办的基层医疗卫生机构全部配备和使用国家基本药物。在建立国家基本药物制度的初期，政府举办的基层医疗卫生机构确需配备、使用非目录药品，暂由省级人民政府统一确定，并报国家基本药物工作委员会备案。配备使用的非目录药品执行国家基本药物制度相关政策和规定。其他各类医疗机构也要将基本药物作为首选药物并达到一定使用比例，具体使用比例由卫生行政部门确定。

医疗机构要按照国家基本药物临床应用指南和基本药物处方集，加强合理用药管理，确保规范使用基本药物。政府举办的基层医疗卫生机构增加使用非目录药品品种数量，应坚持防治必需、结合当地财政承受能力和基本医疗保障水平从严掌握。具体品种由省级卫生行政部门会同发展和改革（价格）、工业和信息化、财政、人力资源社会保障、食品药品监管、中医药等部门组织专家论证，从《国家基本医疗保险、工伤保险和生育保险药品目录（甲类）》范围内选择，确因地方特殊疾病治疗必需的，也可从《国家基本医疗保险、工伤保险和生育保险药品目录（乙类）》中选择。增加的药品应是多家企业生产的品种。民族自治区内政府举办的基层医疗卫生机构配备使用国家基本药物目录以外的民族药，由自治区人民政府制定相应管理办法。

为进一步促进基本药物的全面配备和优先使用，2018 年 9 月国务院办公厅印发的《完善意见》明确坚持基本药物主导地位，以医疗机构合理配备和优先使用基本药物为主线，以建立激励约束机制为重点，从提高基本药物使用量、提高基本药物认知度、加大基本药物培训力度、加强临床使用监测、增强医疗机构内生动力、加强基本药物使用绩效评估等多个方面提出了促进基本药物优先使用的改革措施。

第五节　药品分类管理制度

一、药品分类管理基本概念

（一）药品分类管理的发展历程

20 世纪 50—60 年代，出于用药安全和对毒性、成瘾性药品销售及使用进行管理的需要，西方发达国家已开始将药品分为处方药和非处方药两类，即实行药品分类管理制度。20 世纪 80 年代，WHO 开始向其他国家推行这一管理模式。目前，已有 100 多个国家和地区对药品实行了分类管理。

我国的药品分类制度建立自 20 世纪 90 年代。1997 年 1 月《中共中央、国务院关于卫生改革与发展的决定》中提出:"国家建立并完善处方药与非处方药分类管理制度";1999 年开始推行药品分类管理试点工作,并先后颁布了《处方药与非处方药分类管理办法(试行)》(2000 年 1 月 1 日起施行)、《药品流通监督管理办法》(2007 年 5 月 1 日起施行)、《非处方药专有标识管理规定(暂行)》和《处方药与非处方药流通管理暂行规定》,对处方药和非处方药分类管理作出明确要求,进一步加强药品管理,规范药品流通;《药品管理法》也明文规定:"国家对药品实行处方药和非处方药分类管理制度。"实施药品分类管理制度,是我国医药卫生事业改革与发展的一项重要决策。

(二)药品分类管理相关定义

1. 药品分类管理　药品分类管理是国际通行的管理办法。它是根据药品的安全性,依其品种、规格、适应证、剂量及给药途径等的不同,将药品分为处方药和非处方药,并作出相应的生产、经营、使用、广告等方面的管理规定。

2. 处方药　处方药(prescription drug or ethical drug)是指凭执业医师或执业助理医师的处方方可购买、调配和使用的药品。一般被列入处方药管理的药品应该是有毒性和潜在的不良影响或使用时需要有特定条件的药品。

处方药一般有如下特点:①患者难以正确掌握其使用剂量和使用方法;②患者自身难以完成给药,无法达到治疗目的。新药和列入国家特殊管理的药品也基本都是处方药。

3. 非处方药　非处方药(nonprescription drug)在国外又称之为"可在柜台上买到的药物"(over the counter, OTC),是指由国家药品监督管理部门公布的,不需要凭执业医师或执业助理医师处方,消费者自行判断、购买和使用的药品。根据药品的安全性又将非处方药分为甲、乙两类。乙类药品比甲类药品安全性更高一些。甲类非处方药必须在具有药品经营许可证的药品零售企业出售;乙类非处方药经审批后,可以在其他商业企业(商场、超市宾馆等)经营。

非处方药主要有以下特点:①安全性高,正常使用时无严重不良反应或其他严重的有害的相互作用;②疗效确切,使用时患者可以觉察治疗效果;③在规定条件下质量稳定;④使用方便,使用时不需要医务人员的指导、监控和操作,可由患者自行选用。

处方药和非处方药不是药品本质的属性,只是管理上的界定。无论是处方药还是非处方药,都是药品监督管理部门批准的合法药品。非处方药也是药品,具有药品的各种属性,虽然安全性较高,但并非绝对的"保险药"。

二、药品分类管理的目的及意义

实行处方药与非处方药分类管理的目的在于一方面有效地加强对处方药的监督管理,防止消费者因自我行为不当导致滥用药物和危害健康;另一方面,通过规范对非处方药的管理,引导消费者科学、合理地进行自我保健。

其意义主要表现在:

(1)保证公众用药安全有效、方便及时:实行非处方药管理,有利于增强人们的自我药疗、自我保健意识;另一方面对不适于自我药疗的品种实行处方管理,有利于减少药品滥用,提高医疗质量。

（2）合理分配医疗资源，降低医疗费用：政府可依照药品分类情况，按照医疗费用"大病统筹，小病自负"的原则规定报销和不可报销的药品品种。"大病去医院，小病进药店"的观念日益深入人心，自我判断、购买和使用非处方药大大节约了诊疗费用和治疗时间。

（3）提高药品监管水平和效率：按处方药和非处方药实施药品质量监督，管理目标清晰，分类管理要求各异，可进行科学的高效管理，有利于与国际上通行的药品管理模式接轨。

三、药品分类管理的具体措施

国家针对药品分类管理的各项相关规定中包含了多方面具体措施。

（一）目录管理

1. 非处方药　国家药品监督管理部门组织遴选和公布非处方药目录，并对目录中的药品进行监测和评价，及时进行非处方药与处方药调整转换。

非处方药目录的遴选原则：

（1）应用安全：药品不会导致严重的不良反应；不产生药物依赖性；无潜在毒性不易引起蓄积中毒；不良反应发生率低甚至程度轻微，有的基本无不良反应。中成药还要求组方合理，无不良相互作用，处方中无"十八反""十九畏"，重金属限量不超过国内或国外公认标准。

（2）疗效确切：药品的适应证或功能主治明确，临床作用确切、效果好，不需经常调整剂量，连续使用不引起耐药性。

（3）质量稳定：药品质量可控，在规定条件下性质稳定。

（4）使用方便：用药时不需做特殊检查和试验，以口服、外用、吸入等剂型为主。

2. 处方药　我国目前没有制定处方药目录，但规定了零售药店不得经营的9大类药品种类和必须凭处方销售的10大类药品种类。具体为：

零售药店不得经营的9大类药品种类为：①麻醉药品；②第一类精神药品；③放射性药品；④终止妊娠药品；⑤蛋白同化制剂；⑥肽类激素（胰岛素除外）；⑦药品类易制毒化学品；⑧疫苗；⑨我国法律法规规定的其他药品零售企业不得经营的药品。

零售药店必须凭处方销售的10大类药品种类为：①注射剂；②医疗用毒性药品；③第二类精神药品；④九大不得经营的药品以外其他按兴奋剂管理的药品；⑤精神障碍治疗药（抗精神病、抗焦虑、抗躁狂、抗抑郁药）；⑥抗病毒药（逆转录酶抑制剂和蛋白酶抑制剂）；⑦肿瘤治疗药；⑧含麻醉药品的复方口服液和曲马多制剂；⑨未列入非处方药目录的抗菌药和激素；⑩其他必须凭处方销售的药品。

（二）专有标识管理

1. 非处方药　非处方药的包装和说明书上必须印有国家药监部门规定的非处方药专有标识。专有标识图案为红色椭圆形底的为甲类非处方药，绿色椭圆形底的为乙类非处方药和用作指南性标识，即经营非处方药药品的企业指南性标志。专有标识和标签、说明书必须一体化印刷，其大小可根据实际需要设定，但必须醒目、清晰，并按照规定的坐标比例（30∶14）使用。专有标识固定位置,在标签、说明书和每个销售单元印有中文药品通用名称的一面的右上角。具体标识图案见图2-2。

● 图2-2 非处方药标识图

2.处方药 简称Rx药,我国实行特殊管理的药品(麻醉药品、精神药品、医疗用毒性药品和放射性药品)一般属于处方药,其标签和说明书上必须印有规定的标识。

(三)生产、批发管理

处方药、非处方药生产企业、批发企业必须具有药品生产许可证、药品经营许可证,必须按照有关规定向具有合法资格的药品零售企业和医疗机构销售,并按规定保存销售记录备查。药品生产企业只能销售本企业生产的药品,不得销售本企业受委托生产的或者他人生产的药品。药品生产、批发企业不得以任何方式直接向病患者推荐、销售处方药。

(四)零售管理

1.零售药店

(1)销售处方药的零售药店必须配备执业药师审核处方,药品经营许可证、执业药师职业资格证书应悬挂在醒目、易见的地方。执业药师应佩戴标明其姓名、技术职称等内容的胸卡。执业药师或药师不在岗时,应当挂牌告知,并停止销售处方药和甲类非处方药。

(2)处方药、非处方药应当分柜摆放。不得采用有奖销售、附赠药品或礼品等方式销售处方药和甲类非处方药。

(3)处方药不得采用开架自选的销售方式,必须凭执业医师或执业助理医师的处方销售、购买和使用。执业药师或药师必须对医师处方进行审核、签字后,依据处方正确调配、销售药品,对处方不能擅自更改或代用。处方必须留存2年以上备查。

2.普通商业企业

(1)普通商业企业不得销售处方药和甲类非处方药。在药品零售网点不足的地区,符合条件的普通商业企业经地市级以上药品监督管理部门审查、批准、登记,颁发乙类非处方药准销标志,可以销售乙类非处方药。应当配备经药品监督管理机构组织考核合格的业务人员。

(2)普通商业企业必须从具有药品经营许可证、药品生产许可证的药品批发、生产企业采购乙类非处方药,并按规定保存采购记录备查。

(3)连锁超市销售的乙类非处方药必须由连锁总部统一采购、配送,分店不得单独采购。总部必须配备与经营药品和经营规模相适应的仓储条件,至少配备1名药师以上技术职称的药学技术人员,负责进货质量验收及日常质量管理工作。

3.其他 交通不便的边远地区,城乡集市贸易市场没有药品零售企业的,当地药品零售企业经所在地县(市)药品监督管理机构批准,并到工商行政管理部门办理登记注册后,可以在该城乡集市贸易市场内设点,并在批准经营的药品范围销售非处方药。

四、"双跨"药品的管理

1."双跨"药品的界定 有些药品根据其适应证、剂量和疗程的不同,既可以作为处方药,又可以作为非处方药,这种具有双重身份的药品就是"双跨"药品。这类药品的部分适应证适合患者自我判断和自我药疗。于是,在限适应证、限剂量、限规格、限疗程的规定下,将此部分作为非处方药品,而患者难以判断的部分则仍作为处方药。

2.管理要求

(1)包装、标签和说明书:"双跨"药品必须分别使用处方药和非处方药两种标签和说明书,包装颜色也应有明显区别。国家规定为非处方药部分的,必须按照国家公布的非处方药品使用说明书、标签、包装、专有标识进行审核登记、生产上市;而原处方药部分仍按原批准使用的说明书、标签、包装生产和使用,仍作为处方药品。

(2)商品名称:"双跨"药品不论是作为处方药还是非处方药,应当有相同的商品名,且其商品名不得扩大或暗示作为处方药或非处方药的疗效。

(3)销售与广告管理:"双跨"品种的销售和广告分别按照处方药与非处方药进行管理,在药品零售企业陈列药品时,对"双跨"品种应该按专有标识对药品进行分柜摆放。

五、处方药与非处方药转换评价

2004年,国家药品监督管理部门发布《关于开展处方药与非处方药转换评价工作的通知》,确定开展处方药与非处方药转换评价工作,对非处方药目录实行动态管理。2012年11月14日,国家食品药品监督管理局发布《处方药转换为非处方药评价指导原则(试行)》,是处方药转换为非处方药的技术评价总则,并同时发布了《含毒性药材中成药转换为非处方药评价处理原则》。

1.处方药转换评价为非处方药 不得申请将处方药转换评价为非处方药的情形有:①监测期内的药品;②用于急救和其他患者不适于自我治疗疾病的药品,如用于肿瘤、青光眼、消化道溃疡、精神病、糖尿病、肝病、肾病、前列腺疾病、免疫性疾病、心脑血管疾病、性传播疾病等的治疗药品;③消费者不便自我使用的药物剂型,如注射剂、埋植剂等剂型;④用药期间需要专业人员进行医学监护或指导的药品;⑤需要在特殊条件下保存的药品;⑥作用于全身的抗菌药、激素(避孕药除外);⑦含毒性中药材且不能证明其安全性的药品;⑧原料药、药用辅料、中药材及饮片;⑨国家规定的麻醉药品、精神药品、医疗用毒性药品和放射性药品及其他特殊管理的药品;⑩其他不符合非处方药要求的药品。

2.非处方药转换评价为处方药 国家药品监督管理部门负责组织对已批准为非处方药品种的监测和评价工作,对存在安全隐患或不适宜按非处方药管理的药品,及时转换为处方药,按处方药管理。

第六节　药包材、标识物与广告管理

一、药包材管理

药包材，是指药品生产企业生产的药品和医疗机构配制的制剂所使用的直接接触药品的包装材料和容器。《药品管理法》里明确了药包材的监督管理内容。2004 年 7 月，国家食品药品监督管理局颁布了《直接接触药品的包装材料和容器管理办法》，同时废止 2000 年颁布的《药品包装用材料、容器管理办法（暂行）》。2015 年版《中国药典》中，药包材首次被以通则的形式收录其中，包括《药包材通用要求指导原则》和《药用玻璃材料和容器指导原则》。

（一）药包材标准

药包材国家标准，是指国家为保证药包材质量、确保药包材质量可控性而制定的质量指标、检验方法等技术要求，由国家药品监督管理部门组织国家药典委员会制定和修订，并由国家药品监督管理部门颁布实施，是我国药包材研制、生产（进口）、经营、使用和监督管理等相关单位均应遵循的法定技术标准。2015 年，国家药品监督管理部门对原有药包材标准进行重新修订，并发布了包含 130 项药包材的新《国家药包材标准》。

（二）药包材与药品关联审评审批制度

2019 年新《药品管理法》规定：“国务院药品监督管理部门在审批药品时，对化学原料药一并审评审批，对相关辅料、直接触药品的包装材料和容器一并审评，对药品的质量标准、生产工艺、标签和说明书一并核准。”

我国于 2000 年开始实行药包材注册审批管理制度，药包材必须经药品监督管理部门审批获得药包材注册证。

为了进一步深化审评审批制度改革，提高药品注册质量和效率，结合 2015 年国务院印发《关于改革药品医疗器械审评审批制度的意见》，国家食品药品监督管理总局 2016 年 8 月发布《总局关于药包材药用辅料与药品关联审评审批有关事项的公告》，提出将药包材由原来的单独注册审批改为与药品注册申请关联申报和审评审批，各级药品监督管理部门不再单独受理药包材注册申请，不再单独核发相关注册批准证明文件，并于 2016 年 11 月发布《关于药包材药用辅料申报资料要求（试行）的通告》（其中包括《药包材申报资料要求（试行）》），于 2017 年 11 月发布《关于调整原料药、药用辅料和药包材审评审批事项的公告》。

一系列管理文件的制定和实施，为建立并推进“以药品制剂（以下简称制剂）质量为核心，以药品上市许可持有人为责任主体，以原料药、药用辅料及药包材（以下简称原辅包）为质量基础，制剂持有人与原辅包企业共同建立授权使用和监督”的关联审评审批制度的规范化实施，提供政策和制度保障。

(三)关联审评审批药包材范围

适用于药品注册申请人在中华人民共和国境内提出的各类药品注册申请所使用的药包材。具体药包材范围由国家药品监督管理部门制定并公布(见目录)。其中,高风险药包材一般包括,用于吸入制剂、注射剂、眼用制剂的药包材;新材料、新结构、新用途的药包材;国家药品监督管理部门根据监测数据特别要求监管的药包材。暂未列入关联审评审批范围的药包材应符合药用要求。

实行关联审评审批药包材目录:

输液瓶(袋、膜及配件)

安瓿

药用(注射剂、口服或者外用剂型)瓶(管、盖)

药用胶塞

药用预灌封注射器

药用滴眼(鼻、耳)剂瓶(管)

药用硬片(膜)

药用铝箔

药用软膏管(盒)

药用干燥剂

药用喷(气、粉)雾剂泵(阀门、罐、筒)

(四)药包材与制剂关联审评审批程序

1. 药包材登记 国家药品监督管理局对原辅包实施技术主卷档案管理制度,国家药品监督管理局药品审评中心(以下简称药审中心)建有"原辅包登记平台",分别建立"原料药数据库""药用辅料数据库""药包材数据库"。

药包材企业登陆药审中心登记平台,提交电子登记资料,并将登记资料以光盘形式提交至药审中心,获得该药包材登记号。药审中心对登记资料进行完整性审查,符合要求的,在"药包材数据库"公示药包材的登记号等相关信息。

2. 药包材与制剂注册申请的关联申报 国家药品监督管理部门要求,药包材按照"用到再报"的原则,与制剂进行关联申报,并作为整体一并进行技术审评。

制剂注册申请企业,向省级药品监督管理部门提交注册申请,在其药品注册申请表"药包材来源"项目中需注明全部关联的药包材的相关信息(包括药包材的登记号和药包材生产企业授权使用书),省级药品监督管理部门首先进行形式审查,审查通过给制剂企业发放受理号。

药包材生产企业根据所关联的药品注册申请的申请人、药品名称和受理号等信息填写"药包材申报表",并连同其他申报材料递交给药品监督管理部门。国产药包材递交到省级药品监督管理部门,进口药包材递交到国家药品监督管理局行政事项受理服务和投诉举报中心。

省级药品监督管理部门或国家药品监督管理局行政事项受理服务和投诉举报中心按照《药包材申报资料要求(试行)》,对药包材企业递交的申报资料和相关证明性文件进行形式审查,符合要求的予以受理并核发"受理通知书",按规定需要检验的,同时核发"检验通知书",符合规定要求通过的,发放受理号。同时,省级药品监督管理部门将该药包材受理号包含到制剂生产企业的注册申请资料中,形成药包材与制剂关联审评审批材料,一并将材料上报至国家药品监督管理部门药审中心。

其中依据药包材风险高低,关联申报形式审查具体要求和过程如下:

(1)高风险药包材

1)国产高风险药包材,药包材生产企业应提交"药包材及药用辅料研制情况申报表";省级药品监督管理部门受理后30日内完成现场核查,抽取连续生产的3批样品送省级检验机构检验,并将申报资料、"受理通知书"、"检验通知书"和"药包材及药用辅料现场核查报告表"等相关资料报送国家药品监督管理局药品审评中心。检验机构应在接到检验通知和样品后60日内完成检验,将检验报告书报送国家药品监督管理局药品审评中心。

2)进口高风险药包材,由国家药品监督管理局行政事项受理服务和投诉举报中心受理后,通知中国食品药品检定研究院组织对3批样品进行注册检验,检验机构接到检验通知和样品后60日内完成检验,将检验报告书报送国家药品监督管理局药品审评中心。国家药品监督管理局药品审评中心在技术审评期间,可基于风险评估要求开展现场核查。

(2)对非高风险的药包材,申报企业在申报资料中应提供连续生产的3批产品的检验报告书。国家药品监督管理局药品审评中心在技术审评期间可基于风险评估要求开展现场核查。

3.药包材与制剂注册关联审评审批　国家药品监督管理局药品审评中心同时启动对药品制剂和药包材的技术审评。

经审评,制剂注册申请获得批准后,国家药品监督管理局药品审评中心将该制剂所关联申报的药包材信息纳入登记平台数据库,给予核准编号,公开必要信息。并允许药包材在该制剂中使用,制剂的注册证明文件注明药包材企业及登记号信息。如制剂注册申请不予批准的,向该制剂所关联申报的药包材企业出具"审批意见通知件",并说明理由,停止对该制剂使用的药包材的审评。

4.药品上市许可持有人及药包材企业双方责任与义务

(1)药品上市许可持有人:药品上市许可持有人承担制剂质量的主体责任,对所选用的药包材质量负责,与药包材企业建立授权使用和监督的质量保障制度,建立"以制剂为核心,原辅包为基础"的质量管理体系。凡因违法违规使用药包材引发的药品质量问题,药品上市许可持有人承担全部责任。

(2)药包材企业:药包材企业对所生产的产品质量负责,与药品上市许可持有人建立供应链质量管理制度,持续稳定地供应符合制剂质量的原药包材产品。已获得登记号的药包材企业,严格按照国家有关要求进行管理,并每十二个月向国家药品监督管理部门提供一份年度报告。药包材已批准相关信息发生变更时,应及时在登记平台中变更相关信息,并在实施变更前主动告知使用其产品的制剂企业。药包材企业不再生产的,应当主动申请终止登记,在终止登记时应当提前告知药品上市许可持有人。

5.监督管理

(1)国家药品监督管理部门以药包材的登记信息及药包材年度报告信息作为日常监管的依据,建立药包材企业信用档案,根据需要组织药包材现场检查和检验。

（2）各省级药品监督管理部门负责对本行政区域内的药包材企业实施监督检查，包括开展日常检查或现场检查。

（3）药品上市许可持有人发现制剂存在与药包材相关的质量问题的，应当及时告知原药包材企业。原药包材企业发现产品存在质量问题的，应当及时告知药品上市许可持有人。

二、药品标识物管理

药品标识物（drug label and directions）包括药品的说明书和标签，是药品质量管理的重要组成部分，是传递药品信息，指导医师、药师与患者合理用药，维护药品正常生产、流通与使用的重要保证。为加强管理，国家药品监督管理局于 2006 年 3 月颁布《药品说明书和标签管理规定》，并废止 2000 年 10 月公颁布的《药品包装、标签和说明书管理规定（暂行）》。

药品说明书和标签应由国家药品监督管理部门予以核准。文字表述应当科学、规范、准确，应当使用国家语言文字工作委员会公布的规范化汉字，增加其他文字对照的，应当以汉字表述为准。

（一）药品说明书管理

1. 药品说明书的内容与格式　药品说明书（package insert，specification）是由药品生产企业印制并提供，包含药品安全性、有效性的重要科学数据、结论和信息，用以指导临床正确使用药品的技术性资料。国家药品监督管理部门制定并发布药品说明书的具体格式、内容和书写。药品说明书中对疾病名称、药学专业名词、药品名称、临床检验名称和结果的表述，应当采用国家统一颁布或规范的专用词汇，度量衡单位应当符合国家标准的规定。非处方药说明书应当使用容易理解的文字表述，以便患者自行判断、选择和使用。

药品说明书应当列出全部活性成分或者组方中的全部中药药味。注射剂和非处方药还应当列出所用的全部辅料名称。

药品生产企业生产供上市销售的最小包装必须附有说明书。

原国家食品药品监督管理局先后公布了《关于印发化学药品和生物制品说明书规范细则的通知》《关于印发中药、天然药物处方药说明书格式内容书写要求及撰写指导原则的通知》《放射性药品说明书规范细则》和《关于印发非处方药说明书规范细则的通知》，对各类药品说明书做出具体规定。下面以中成药非处方药说明书格式为例予以介绍（见图 2-3）。

【专有标识】　非处方药、外用药品专用标识在说明书首页右上角标注。

【说明书标题】　"×××说明书"中的"×××"是指该药品的通用名称。

【忠告语】　"请仔细阅读说明书并按说明使用或在药师指导下购买和使用"，必须标注，并采用加重字体印制在标题下方。

【警示语】　指需特别提醒用药人在用药安全方面需特别注意的事项。在说明书标题下以醒目的黑体字注明。无该方面内容的，不列该项。

【说明书主要内容】　包括药品名称、成分、性状、功能主治、规格、用法用量、不良反应、禁忌、注意事项、药物相互作用、贮藏、包装、有效期、执行标准、批准文号、说明书修订日期、生产企业。

非处方药、外用药品标识位置

×××说明书
请仔细阅读说明书并按说明使用或在药师指导下购买和使用
警示语

【药品名称】
【成分】
【性状】
【功能主治】
【规格】
【用法用量】
【不良反应】
【禁忌】
【注意事项】
【药物相互作用】
【贮藏】
【包装】
【有效期】
【执行标准】
【批准文号】
【说明书修订日期】
【生产企业】
如有问题可与生产企业联系

● 图2-3　中成药非处方药说明书

2.药品说明书的修订　药品说明书经审核批准后作为药品的法定文件,生产和经营企业不得擅自更改原已批准的内容。药品生产企业应当主动跟踪药品上市后的安全性、有效性情况,需要对药品说明书进行修改的,应当及时提出申请。国家药品监督管理部门也可以根据药品不良反应监测、药品再评价结果等信息,要求药品生产企业修改药品说明书。药品说明书获准修改后,药品生产企业应当将修改的内容立即通知相关药品经营企业、使用单位及其他部门,并按要求及时使用修改后的说明书和标签。

（二）药品标签管理

药品标签是指药品包装上印有或者贴有的内容,分为内标签和外标签。药品内标签指直接接触药品的包装的标签,外标签指内标签以外的其他包装的标签。药品标签的内容应当与药品说明书为依据,不得超出说明书的范围。

1.标签内容　药品的内标签,如因包装尺寸过小无法全部标明要求的内容,至少应当标注药品通用名称、规格、产品批号、有效期等内容。

药品的外标签内容不能全部注明的,应当标出主要内容并注明"详见说明书"字样。

药品标签印刷的适应证或功能主治的字体、字号和颜色应当一致。

药品各类标签内容见表2-2。

2.药品名称　药品说明书和标签中标注的药品名称必须符合国家药品监督管理部门公布的药品通用名称和商品名称的命名原则,并与药品批准证明文件的相应内容一致。

（1）药品通用名称:药品通用名称应当显著、突出,其字体、字号和颜色必须一致。

1）位置:对于横版标签,必须在上三分之一范围内显著位置标出;对于竖版标签,必须在右三分之一范围内显著标出;除因包装尺寸的限制而无法同行书写的,不得分行书写。

2）字体:不得选用草书、篆书等不易识别的字体,不得使用斜体、中空、阴影等形式对字体进行修饰。

表2-2 药品标签的主要内容

序号	项目	药品内标签	药品外标签	
			运输、储藏标签	原料药标签
1	药品名称	* √	* √	* √
2	规格	* √	* √	
3	成分			
4	性状			
5	适应证或功能与主治	√		
6	用法用量	√		
7	不良反应			
8	禁忌证			
9	注意事项			
10	包装数量		√	* √
11	贮藏		* √	* √
12	批准文号		* √	* √
13	生产日期	√	* √	* √
14	产品批号	* √	* √	* √
15	有效期	* √	* √	* √
16	生产企业	√	* √	* √
17	执行标准			* √
18	运输注意事项		√	* √

注: √为需标注;* √是包装尺寸过小无法全部标明时,至少应当标注的内容,并注明详见说明书。

3)颜色:字体颜色应当使用黑色或者白色,与相应的浅色或者深色背景形成强烈反差。

（2）药品商品名称

1）位置:药品商品名称不得与通用名称同行书写。

2）字体:商品名的字体不得比通用名称更突出和显著,其字体以单字面积计不得大于通用名称所用字体的二分之一。

3）颜色:商品名称的颜色不得比通用名称更突出和显著。

3. 专有标识 麻醉药品、精神药品、医疗用毒性药品、放射性药品、外用药和非处方药等国家规定有专用标识,在药品标签上必须在规定位置,具体标识如图2-4。

4. 有效期 药品有效期按年、月、日的顺序标注。其格式为"有效期至××××年××月"或"有效期至××××年××月××日",也可表述为"有效期至××××.××"或"有效期至××××/××/××"等。

外用药品　麻醉药品　放射性药品　毒性药品

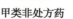甲类非处方药　乙类非处方药　精神药品

● 图2-4 药品标签专有标识

5. 同一原则 同一药品生产企业生产的同一药品,药品规格和包装规格均相同的,其标签的内容、格式及颜色必须一致,并不得使用不同的商标。

同一药品生产企业生产的同一药品,分别按处方药与非处方药管理的,两者的包装颜色应当明显区别。

三、药品广告管理

（一）药品广告概述

《药品广告审查办法》规定：凡利用各种媒介或者形式发布的广告含有药品名称、药品适应证（功能主治）或者与药品有关的其他内容的，为药品广告。

为了加强药品广告管理，1985年，国家工商行政管理总局和卫生部颁布了《药品广告管理办法》。1994年，第八届全国人民代表大会常务委员会通过了《中华人民共和国广告法》。1995年，国家工商行政管理总局、卫生部颁布了《药品广告审查标准》和《药品广告审查办法》。2001年，国家药品监督管理局发布了《关于加强药品广告审查监督管理工作的通知》。2007年国家工商行政管理总局和国家食品药品监督管理局经过重新修订，颁布了《药品广告审查办法》和《药品广告审查发布标准》。2018年，《中华人民共和国广告法》重新修订并实施。

（二）药品广告审查发布标准

1. 不得发布广告的药品　①麻醉药品、精神药品、医疗用毒性药品、放射性药品；②医疗机构配制的制剂；③军队特需药品；④国家药品监督管理部门依法明令停止或者禁止生产、销售和使用的药品；⑤批准试生产的药品。

2. 限制发布广告的品种

（1）处方药：处方药可以在国务院卫生行政部门和国家药品监督管理部门共同指定的医学、药学专业刊物上发布广告，不得在大众传播媒介发布广告或者以其他方式进行以公众为对象的广告宣传。

处方药名称与该药品的商标、生产企业字号相同的，不得使用该商标、企业字号在医学、药学专业刊物以外的媒介变相发布广告。不得以处方药名称或者以处方药名称注册的商标以及企业字号为各种活动冠名。不得以赠送医学、药学专业刊物等形式向公众发布处方药广告。

（2）非处方药：非处方药经批准可在大众媒介上进行广告宣传。非处方药广告不得利用公众对于医药学知识的缺乏，使用公众难以理解和容易引起混淆的医学、药学术语，造成公众对药品功效与安全性的误解。非处方药广告必须同时标明非处方药专用标识（OTC）。仅宣传非处方药药品名称（包括通用名、商品名）的无须经过审查批准，宣传除药品名称以外的内容的必须申请广告批准文号。

3. 药品广告的内容　药品广告内容涉及药品适应证或者功能主治、药理作用等内容的宣传，应当以国务院药品监督管理部门批准的说明书为准，不得进行扩大或者恶意隐瞒的宣传，不得含有说明书以外的理论、观点等内容。

药品广告中必须标明药品的通用名称、忠告语、药品广告批准文号、药品生产批准文号。

以非处方药商品名称为各种活动冠名的，可以只发布药品商品名称。

药品广告必须标明药品生产企业或者药品经营企业名称，不得单独出现"咨询热线""咨询电话"等内容。

4. 禁止性规定

（1）有关药品功能疗效的宣传，应当科学准确，不得出现下列情形：①含有不科学地表示功效的断言或者保证的；②说明治愈率或者有效率的；③与其他药品的功效和安全性进行比较的；④违反科学规律，明示或者暗示包治百病、适应所有症状的；⑤含有"安全无毒副作用""毒副作用小"等内容的；含有明示或者暗示中成药为"天然"药品，因而安全性有保证等内容的；⑥含有明示或者暗示该药品为正常生活和治疗病症所必需等内容的；⑦含有明示或暗示服用该药能应付现代紧张生活和升学、考试等需要，能够帮助提高成绩、使精力旺盛、增强竞争力、增高、益智等内容的；⑧其他不科学的用语或者表示，如"最新技术""最高科学""最先进制法"等。

（2）药品广告应当宣传和引导合理用药，不得直接或者间接怂恿任意、过量地购买和使用药品，不得含有以下内容：①含有不科学的表述或者使用不恰当的表现形式，引起公众对所处健康状况和所患疾病产生不必要的担忧和恐惧，或者使公众误解不使用该药品会患某种疾病或加重病情的；②含有免费治疗、免费赠送、有奖销售、以药品作为礼品或者奖品等促销药品内容的；③含有"家庭必备"或者类似内容的；④含有"无效退款""保险公司保险"等保证内容的；⑤含有评比、排序、推荐、指定、选用、获奖等综合性评价内容的。

5. 不得利用的形象或信息　①不得含有利用医药科研单位、学术机构、医疗机构或者专家、医师、患者的名义和形象作证明的内容；新《广告法》还规定药品广告禁用代言人，不得利用广告代言人作推荐、证明；②不得使用国家机关和国家机关工作人员的名义；③不得含有军队单位或军队人员的名义、形象，不得利用军队装备、设施从事药品广告宣传；④不得含有涉及公共信息、公共事件或其他与公共利益相关联的内容，如各类疾病信息、经济社会发展成果或医药科学以外的科技成果；⑤不得在未成年人出版物和广播电视频道、节目、栏目上发布，不得以儿童为诉求对象，不得以儿童名义介绍药品；⑥不得含有医疗机构的名称、地址、联系办法、诊疗项目、诊疗方法以及有关义诊、医疗（热线）咨询、开设特约门诊等医疗服务的内容。

6. 忠告语　处方药广告的忠告语是："本广告仅供医学药学专业人士阅读。"非处方药广告的忠告语是："请按药品说明书或在药师指导下购买和使用。"

（三）药品广告审批

省、自治区、直辖市药品监督管理部门负责药品广告的审查，药品广告申请企业经审查合格，取得药品广告批准文号后，方可发布药品广告。

药品广告批准文号的申请人必须是具有合法资格的药品生产企业或者药品经营企业。药品经营企业作为申请人的，必须征得药品生产企业的同意。申请人可以委托代办人代办药品广告批准文号的申办事宜。

申请企业向所在地的药品广告审查机关提出申请，填写"药品广告审查表"，并附与发布内容相一致的样稿（样片、样带）和药品广告申请的电子文件，同时提交真实、合法、有效的证明文件。申请进口药品广告批准文号，应当向进口药品代理机构所在地的药品广告审查机关提出。

经批准的药品广告，在发布广告时不得更改广告内容。药品广告内容需要改动的，应当重新申请药品广告批准文号。

药品广告批准文号为"×药广审（视/声/文）第0000000000号"。其中"×"为各省、自治区、直辖市的简称。"0"为由10位数字组成，前6位代表审查年、月，后4位代表广告批准序号。"视""声""文"代表用于广告媒介形式的分类代号。药品广告批准文号有效期1年。有效期满后继续发布的,应当在期满前 2 个月向原药品广告审查机关重新提出申请。

1. 学习内容

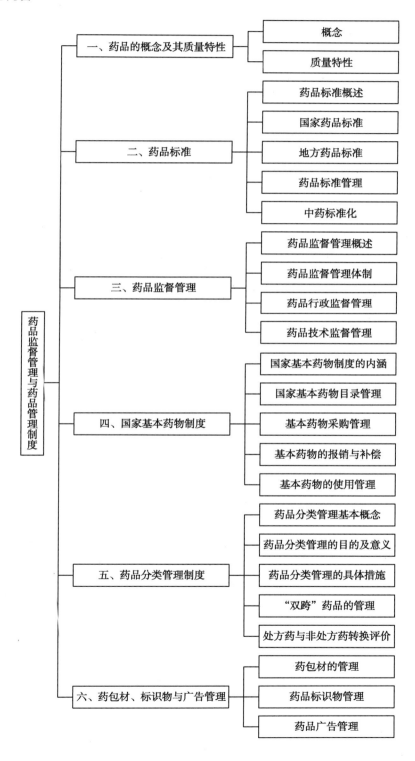

2. 学习方法

药品的定义、分类及特征是学习本课程的基础,应准确掌握。药品标准是判断药品质量合格与否的依据,也是学生未来从事药学工作的重要工具,应系统掌握药品标准尤其是国家药品标准的分类及内容。

对药品监督管理的学习应从不同层级、不同分类出发,采用比较记忆方法及浏览相关政府网站,了解药品监督管理的内容及监管体制,重点是药品质量监督检验及药品监督管理技术支撑机构的职责。

根据教学大纲要求,建议同学结合教材、课堂教学,利用药品监督管理机构的网站查找和下载相关的管理文件等方法,重点掌握国家基本药物制度、药品分类管理制度等内容。国家基本药物应注意遴选原则和制度的具体内容;在学习中用对比的方法对药品分类管理制度一节中的处方药与非处方药进行比较记忆。另外,还可通过到药店、药厂或管理部门实地参观、见习等观察和体验的学习方法,理解相关概念体系和理论体系,以及药品管理文件在药品实际管理活动中的应用,加深对所学内容的理解与掌握,对国家药物政策做整体系统的了解。

本章药包材管理内容,掌握药包材关联审评审批程序;药品标识物内容重点掌握药品说明书和标签书写要求。药品广告内容重点掌握药品广告的审查发布标准。学习可结合生活实践,观察直接接触药品的包装材料和容器、药品说明书、药品标签、药品电子监管码以及各种媒介出现的药品广告,包括案例分析法等,以便更加深入地理解相关的知识内容。

复习思考题

1. 我国的药品标准主要包括哪些?解释药品地方标准的法律效力。

2. 我国的国家基本药物制度包括的内容有哪些?

3. 药品质量监督检验的性质和类型是什么?药品监督管理技术支撑机构的分布及主要职责?

4. 处方药与非处方药分类管理的基本要求有哪些?

5. 简述不能发布广告的品种和限制发布广告的品种。

第二章同步练习

(臧玲玲　孙　婷)

第三章　药师与职业道德

学习目的

通过本章的学习, 熟悉药师及执业药师的相关要求、药师应具备的素质及药学领域的职业道德问题。

学习要点

药师的定义及类型、执业药师管理制度、执业药师职业道德准则。

第一节　药师

一、药师的定义、类别及其职责

药师是医药卫生保健体系中不可或缺的重要组成部分,是保障人们用药合理、安全、有效的关键人员。

(一) 药师的定义

"药师"最早是人们对专门从事调配、售卖药品人员的称谓。从公元 8 世纪到 21 世纪,药师的称谓一直沿用下来,随着药学的发展,"药师"已从最初的行业技艺人员,演变成为在药学各个领域从事与药品的生产、经营、使用、科研、检验和管理有关实践活动的职业技术人员。

药师(pharmacist)的定义有狭义与广义之分:广义的药师是指受过高等药学专业教育,经有关部门考核合格后取得资格,从事药学专业技术工作的个人;狭义的药师是指药学专业技术职称系列中的药师(中药师),属初级职称。

(二) 药师的类别

1. 根据专业可分为西药师、中药师、临床药师。
2. 根据技术职称可分为主任药师、副主任药师、主管药师、药师、药士。
3. 根据工作领域可分为药房药师、药品科研单位药师、药品生产企业药师、药品经营企业药师、药品检验所药师、药品监督管理部门药师等。
4. 根据是否依法注册可分为药师、执业药师。

(三) 药师的职责

药师的根本职责是保证所提供药品和药学服务的质量,同时,分布于不同领域的药师,通过发挥不同的岗位功能,履行作为药师的根本职责。

1. 药品研发领域药师的职责　科研领域药师主要是指医药科研机构、高等医药院校以及药品生产企业新药研发部门中从事新产品、新工艺研究开发工作的药师。科研部门药师是推动医药科技水平进步的主要力量,其主要职责包括:

(1) 分析新产品开发方向和前景。
(2) 设计、筛选和制备新产品。
(3) 通过临床前和临床研究,确定新产品质量,尤其是有效性和安全性。
(4) 研究确定新药质量标准。
(5) 根据新药管理要求,获得新产品的批准,确保新产品正式的生产质量。

2. 药品生产企业药师的职责　生产企业药师主要指药品生产企业中直接从事药品生产和质量管理的药师。生产企业药师的主要任务是与其他专业技术人员协作,保证和提高药品质量,其主要职责包括：

（1）依据市场需求，制订生产计划，保证药品供应。

（2）保证药品质量，首先按照《中华人民共和国药品管理法》《药品生产质量管理规范》及相关法律规定，制定药品生产操作规程和其他质量控制制度及文件，并严格实施，保证生产合格药品；其次，依据药品标准，检验原料、中间品、半成品、成品。

（3）追踪药品上市后的使用信息，及时、妥善处理药品不良反应事件。

3. 流通领域药师的职责　流通领域药师包括药品生产企业市场和销售部门的药师以及在药品经营企业从事药品批发或零售工作的药师。流通领域药师的主要职责包括：

（1）构建药品流通渠道，沟通药品供需环节。

（2）合理储运药品，保持药品在流通过程中的质量。

（3）保持药品流通渠道规范有序，杜绝假、劣药品进入市场。

（4）与医疗专业人员沟通、交流，传递药品信息。

4. 医疗机构药师的职责

（1）调配处方：根据医师处方调配发药是医疗机构药师最常见的日常工作之一。一般来说，调配发药包括：收方、审查处方、调配处方、复核、发药。

（2）药品管理：负责药品采购供应、使用与管理药品。

（3）提供专业意见：提供用药信息与药学咨询服务，向公众宣传合理用药知识。

（4）参与临床药学：①参与临床药物治疗，开展药学查房，为患者提供药学专业技术服务；协同医师做好药物使用遴选，对临床药物治疗提出意见或调整建议，与医师共同对药物治疗负责。②开展药物临床应用监测，开展药品质量监测，药品严重不良反应和药品损害的收集、整理、报告等工作，促进药物合理使用。③结合临床药物治疗实践，开展药物利用评价和药物临床应用研究。④参与新药临床试验和新药上市后安全性与有效性监测。

5. 社会药房药师的职责

（1）供应药品：根据消费者疾病及意愿供应非处方药，根据医师处方供应处方药。

（2）指导患者合理用药：药师除了为患者提供销售服务外，还应主动与患者交流，帮助患者分析病因病症，指导其合理选药、用药。

（3）向患者提供健康保健知识。

（4）药品管理：协助药店店长把好药品质量关，一切以药品质量为先，参与药品质量验收及分类管理等。

二、我国执业药师制度

1994 年 3 月，人事部、国家医药管理局颁布了《执业药师资格制度暂行规定》；1995 年 7 月，人事部、国家中医药管理局颁布了《执业中药师资格制度暂行规定》，从此我国开始实施执业药师资格制度。1999 年 4 月，人事部、国家药品监督管理局下发了《人事部、国家药品监督管理局关于修订印发〈执业药师资格制度暂行规定〉和〈执业药师资格考试实施办法〉的通知》，对原有考试管理办法进行了修订，明确执业药师、中药师统称为执业药师。2019 年 3 月，国家药品监督管理局、人力资源和社会保障部在原执业药师资格制度基础上,制定了《执业药师职业资格制度规定》和《执业药师职业资格考试实施办法》。国家药品监督管理局与人力资源和社会保障部共同负责全国执业药师资格制度的政策制定,并按照职责分工对该制度的实施进行指导、监督和检查。

(一)执业药师的定义

执业药师(licensed pharmacist)是指经全国统一考试合格,取得执业药师职业资格证书并经注册,在药品生产、经营、使用和其他需要提供药学服务的单位中执业的药学技术人员。

(二)执业药师考试

执业药师资格考试实行全国统一大纲、统一命题、统一组织的考试制度。国家药品监督管理局负责组织拟定考试科目和考试大纲、建立试题库、组织命审题工作,提出考试合格标准建议。人力资源和社会保障部负责组织审定考试科目、考试大纲,会同国家药品监督管理局对考试工作进行监督、指导并确定合格标准。

1.考试科目及时间　执业药师资格考试科目包括:药学(中药学)专业知识(一)、药学(中药学)专业知识(二)、药事管理与法规、药学(中药学)综合知识与技能。考试每年10月举行一次。

2.考试条件要求　凡中华人民共和国公民和获准在我国境内就业的外籍人员具备以下条件之一者,均可申请参加执业药师资格考试:

(1)取得药学、中药学类专业大专学历,在药学或中药学岗位工作满五年。

(2)取得药学、中药学类专业大学本科学历或学士学位,在药学或中药学岗位工作满三年。

(3)取得药学、中药学类专业第二学士学位、研究生班毕业或硕士学位,在药学或中药学岗位工作满1年。

(4)取得药学、中药学类专业博士学位。

(5)取得药学类、中药学类相关专业相应学历或学位的人员,在药学或中药学岗位工作的年限相应增加1年。

按照国家有关规定评聘为高级专业技术职务,并具备下列条件之一者,可免试药学(或中药学)专业知识(一)、药学(或中药学)专业知识(二)两个科目,只参加药事管理与法规、综合知识与技能两个科目的考试。

(1)中药学徒、药学或中药学专业中专毕业,连续从事药学或中药学专业工作满20年。

(2)取得药学、中药学专业或相关专业大专以上学历,连续从事药学或中药学专业工作满15年。

以四年为一个周期,参加全部科目考试的人员须在连续四个考试年度内通过全部科目的考试。参加免试部分科目的人员须在连续两个考试年度内通过应试科目。

3.资格证的颁发　执业药师资格考试合格者,由各省、自治区、直辖市人力资源和社会保障部门颁发执业药师职业资格证书。该证书由人力资源和社会保障部统一印制,国家药品监督管理局与人力资源和社会保障部用印,在全国范围内有效。

(三)执业药师的注册

执业药师实行注册制度。取得执业药师职业资格证书者,须按规定向所在省(区、市)药品监督管理部门申请注册。经注册后,方可按照注册的执业类别、执业范围从事相应的执业活动。未经注册者,不得以执业药师身份执业。

国家药品监督管理局为全国执业药师资格注册的管理机构,各省、自治区、直辖市药品监督管理部门为注册机构。人力资源和社会保障部及各省、自治区、直辖市人力资源和社会保障部门对执业药师注册工作有监督、检查的责任。

1.申请注册的条件　申请注册者,必须同时具备下列条件:

(1)取得执业药师职业资格证书。

(2)遵纪守法,遵守药师职业道德。

(3)身体健康,能坚持在执业药师岗位工作。

(4)经所在单位考核同意。

2.注册证的颁发　经批准注册者,由各省、自治区、直辖市药品监督管理部门在执业药师职业资格证书中的注册情况栏内加盖注册专用印章,同时发给国家药品监督管理局统一印制的中华人民共和国执业药师注册证,并报国家药品监督管理局备案。

3.变更注册　执业药师只能在一个省、自治区、直辖市注册,若需变更执业地区、执业范围应及时办理变更注册手续。

4.再注册　执业药师注册有效期为五年,需延续的,应当在有效期届满三十日前,向所在地注册管理机构提出再注册申请。再次注册者须有参加继续教育的证明。

5.法律责任　对以不正当手段取得执业药师职业资格证书的,按照国家专业技术人员资格考试违纪违规行为处理规定处理;构成犯罪的,依法追究刑事责任。以欺骗、贿赂等不正当手段取得执业药师注册证的,由发证部门撤销执业药师注册证,三年内不予执业药师注册;构成犯罪的,依法追究刑事责任。严禁执业药师注册证挂靠,持证人注册单位与实际工作单位不符的,由发证部门撤销执业药师注册证,并作为个人不良信息由负责药品监督管理的部门记入全国执业药师注册管理信息系统。执业药师注册机构的工作人员,在注册工作中玩忽职守、滥用职权、徇私舞弊,由其所在单位依据有关规定给予行政处分;构成犯罪的,依法追究刑事责任。

(四)执业药师的职责

1.执业药师必须遵守职业道德,忠于职守,以对药品质量负责、保证人民用药安全有效为基本准则。

2.执业药师必须严格执行《中华人民共和国药品管理法》及国家有关药品研究、生产、经营、使用的各项法规及政策。执业药师对违反《中华人民共和国药品管理法》及有关法规的行为或决定,有责任提出劝告、制止、拒绝执行并向上级报告。

3.执业药师在执业范围内负责对药品质量的监督和管理,参与制订、实施药品全面质量管理及对本单位违反规定的处理。

4.执业药师负责处方的审核及监督调配,提供用药咨询与信息,指导合理用药,开展治疗药物的监测及药品疗效的评价等临床药学工作。

（五）执业药师的继续教育

执业药师参加继续教育并达到规定要求是执业药师注册和保留其资格的必备条件。执业药师继续教育的目的是使其保持良好的职业道德与执业技能，认真履行职责，为公众提供药学服务。

根据国家药品监督管理部门的规定，自 2016 年 1 月起，由中国药师协会承担执业药师继续教育管理职责。为确保执业药师继续教育质量，中国药师协会根据国家有关规定制定了《执业药师继续教育管理试行办法》，于 2016 年 1 月起实行。中国药师协会主要负责组织面向全国执业药师的示范性网络培训，省级（执业）药师协会主要组织面向本辖区执业药师的培训。执业药师可选择参加中国药师协会或者省级（执业）药师协会组织的培训。

执业药师继续教育内容以药学服务为核心，以提升执业能力为目标。执业药师攻读药学专业的大专、本科、研究生、双学位课程者，在读期间可视同参加执业药师继续教育培训，由省级（执业）药师协会负责确认。

执业药师继续教育采取学分登记制。执业药师每年应当参加中国药师协会或省级（执业）药师协会组织的不少于 15 学分的继续教育学习；参加继续教育学习，经考核合格，按每 3 学时授予 1 学分；由中国药师协会备案的施教机构负责学分授予；参加中国药师协会或省级（执业）药师协会组织的继续教育学习获取的学分，在全国范围内有效。

第二节　药学职业道德

一、药学职业道德的特点与作用

（一）药学职业道德的定义

药学职业道德是从事药学科研、生产、经营、使用、教育和管理等的医药工作者的职业道德，是调整药学工作人员与患者等服务对象之间关系、药学工作人员与社会之间关系和药学工作人员同仁之间关系的行为准则、规范的总和。

（二）药学职业道德的特点

药学职业道德作为一种特殊的职业道德，除了具有一般职业道德的特点（爱岗敬业，诚实守信，办事公道，服务群众，奉献社会）之外，还具有自身的特点。高尚的药学职业道德要求药学工作人员具有扎实的药学知识与技能，在药学工作中全心全意为患者服务。同时，药学工作人员还应当具有对社会、对公众、对患者健康的高度责任感和献身精神；关心患者，热忱服务；一视同仁，平等对待；语言亲切，态度和蔼；尊重人格，保护隐私。

（三）药学职业道德的作用

1. 激励　药学职业道德可激励药学工作人员提升对药学职业的认识及职业情感的养成，锻炼职业意志，树立职业理想，形成良好的职业行为和习惯。

2. 促进　药学职业道德在协调医药行业内部关系，完成和树立医药行业新风貌方面有着直接的促进作用。

3.调节　医药领域涉及工业、农业、商业、行政等诸多方面的外部关系，以及医药行业内部的各种关系，难免会发生某种利害冲突和意见分歧。药学职业道德则可以在思想上、感情上、作风上和行为等方面起到能动的调节作用。

4.约束　药学职业道德原则和规范都严格地要求药学工作人员在履行自己的职业任务时，应顾大局、讲原则、守信用、公平竞争、诚实待人、廉洁奉公，对于各种歪风邪气有显著约束作用。

5.督促和启迪　医药行业需要道德觉悟和专业才能的辩证统一，方能做好本职工作。专业才能是搞好药品生产、经营和药学服务的基础，道德觉悟则是搞好药品生产和医药服务的动力。

二、药学职业道德的基本原则及规范

（一）药学职业道德的基本原则

药学职业道德的基本原则是调整药学工作人员与患者之间、药学工作人员与社会之间、药学工作人员相互之间的关系必须遵循的根本指导原则。药学职业道德的基本原则被概括为："提高药品质量，保证药品安全有效，实行社会主义人道主义，全心全意地为人民健康服务。"

1.提高药品质量，保证药品安全有效　药品的研发、生产、流通和使用等全过程，都要有明确而严格的质量监控制度。药学工作人员要不断提高药品质量，以满足人民群众防病治病的需要。

2.实行社会主义人道主义　人道主义是古今中外药学职业道德传统的精华所在，它的核心是尊重人的生命，一视同仁地治愈人的疾病，保障患者身体及心理健康，关心和同情患者的心理与道德观念，从各方面提供和保证优质的药学服务。

3.全心全意地为人民健康服务　药学职业道德原则要求药学人员应以患者为本，把救死扶伤、防病治病的需要作为一切工作的出发点，不怕劳苦，不计较个人得失，努力做好工作，主动热情地为患者提供有关药学方面的各种服务，对业务技术精益求精，刻苦钻研，不断充实自己，做一名真正"毫不利己、专门利人"全心全意为人民服务的药学人员。

在药学实践过程中，药学工作人员全心全意为人民服务必须处理好如下三个方面的关系：正确处理医药人员与服务对象的关系；正确处理个人利益与集体利益的关系；正确处理德与术的关系。

（二）药学职业道德规范

1.药学职业道德规范的含义　药学职业道德规范是指药学工作人员在药学工作中应遵守的道德规则和道德标准，是社会对药学工作人员行为基本要求的概括。它是药学职业道德基本原则的具体表现、展开和补充，用以指导药学工作人员的言行，协调药学领域中的各种人际关系。药学职业道德规范是判断药学人员行为是非、善恶的标准，是药学人员在药事实践中形成的一定道德关系的反映和概括，也是调整药学人员道德关系和道德规范行为的准则。

2.药学职业道德规范的具体内容　药学职业道德规范是调整和正确处理药学人员与服务对象之间、药学人员与社会之间以及药学人员之间的准则，是药学人员人际关系中的道德要求。

（1）药学工作人员对服务对象的职业道德规范：①仁爱救人，文明服务。药学工作人员对服务对象一定要有仁爱之心，同情、体贴患者疾苦，对患者及服务对象负责。药学工作直接或间接为人们健康服务,服务必须以患者为本,药学领域的一切工作都应始终把患者利益放在首位,时时处处为患者的健康着想,这种高尚的道德观集中体现在保证药品质量、及时满足需要和保证药品的安全性、有效性、经济性,真诚热情主动为患者服务。②严谨治学,理明术精。药学工作人员要以科学的"求真"态度对待药学实践活动,任何马虎或弄虚作假的行为不仅会有损科学的尊严,还有可能危害人们的生命健康,造成极为严重的后果。③济世为怀,清廉正派。药学工作者在工作中应抵制各种诱惑,一心一意只为患者的健康服务,不能利用自身在专业上的优势欺诈患者,谋取私利,这是良好药学职业道德的最低要求。

（2）药学工作人员对社会的职业道德规范:①坚持公益原则,维护人类健康。药学工作人员应坚持做到对服务对象负责与对社会负责的高度统一,坚持社会效益和经济效益并重,这是药学职业道德的基本要求。在药品生产、经营、使用活动中既要重视合理的经济效益,更要重视社会效益,两者相辅相成,互相促进。②宣传医药知识,承担保健职责。医药人员必须自觉向社会宣传医药知识,实现社会公众的合理用药。

（3）药学工作者同仁间的职业道德规范:①谦虚谨慎,团结协作。药学工作者要孜孜不倦地钻研业务知识,以谦虚谨慎的态度向同仁学习。同时,谦虚也是团结协作的基础,现代药学工作的开展离不开各学科之间的精诚合作,唯有互相支持、紧密合作才能促进药学事业长足发展。②勇于探索创新,献身医药事业。解除人类疾病之痛苦,不断满足广大人民群众日益增长的对健康的需求,不断在科学发展的道路上探索新理论、新技术、新产品是药学工作人员的使命和职责。

三、药学领域的职业道德要求

（一）药学科研的职业道德要求

1. 药学科研　药学科研直接涉及人的生命,在研究目的、方法和手段的选择,实验方法的采用,实验的结果及成果应用等方面,都与参与研究的各方面利益密切相关。因此,药学科研道德要求是药学研究实践中各种利益矛盾的原则、规范的总和。

2. 药学科研的道德要求

（1）忠诚事业,献身药学:这是药学科研道德最基本的要求,也是药学科研人员在长期的认识、探索过程中形成的一种良好动机。

（2）实事求是,一丝不苟:在药学研究中,忠于客观事实,坚持实事求是是每个科研工作者必备的思想品质之一。具体应做到,严格按照科研设计要求,踏踏实实地完成全部研究计划;全面地观察事实,如实地记录每一项科研数据和实验结果,敢于修正错误,坚持真理;对于实验中获得的各种数据、原始材料等,应作出符合实际的总结概括和科学的结论;报道科研成果应实事求是。

（3）尊重同仁,团结协作:在药学科研合作中,应尊重他人的研究成果,实事求是地对待合作者的贡献,正确处理与合作者的关系,正确评价他人的科学成果;应遵循平等、互利、自愿的原则,集体主义原则,贡献和分配相统一的原则;同时,尊重前人和他人在与自己同一科研领域所付出的劳动和所获得的成果,不能窃为己有。

（4）以德为先,尊重生命:药学科研中的人体试验、动物试验、安乐死药物和基因药物等特殊药物的研究都有可能包含着对人体或动物的某种伤害或潜在危险。因此,从事以上药物研究的工作者都需要遵循一定的道德准则,必须坚持以维护受试者利益为前提,严格遵循人体实验或动物实验的道德规范。

(二)药品生产的职业道德要求

1. 药品生产过程是药品质量形成过程的主要组成部分,是药品质量能否符合预期标准的关键,因此,药品生产从业人员的行为规范与约束力需要"道德"这一特殊规范体系,道德公约、社会舆论、职业道德规范是所有药品生产从业人员行为不可缺少的调节工具。

2. 药品生产的道德要求

(1)保证生产,社会效益与经济效益并重:药品生产企业要急患者之急,想患者之所想,保证药品的生产和供应,及时为临床和社会提供数量充足的合格药品。

(2)质量第一,自觉遵守规范:在药品生产过程中应树立"质量第一"的观念与意识。为保证药品质量,药品生产的全过程必须遵守和执行《药品生产质量管理规范》,这既是法律责任,也是道德的根本要求。

(3)保护环境,保护药品生产者的健康:药品生产企业及生产人员应以民众健康为重,保护环境,促进可持续发展,科学合理的处理"三废"。此外,药品生产企业应采取必要的防护措施,保证药品生产者的健康及安全,这既是药品生产者的合法权益,也是药品生产的道德要求。

(4)规范包装,如实宣传:药品包装应具备保护药物,便于存储和运输,便于使用等功能。药品包装所附说明书应实事求是,并将相应的警示或忠告语印制在药品包装或说明书上。

(5)依法促销,诚信推广:药品广告应严格遵守《广告法》和有关政策规定,坚持用社会公共道德和药学职业道德规范来制约广告行为。所有药品的促销策略必须真实合法、准确可信,促销宣传资料应有科学依据。企业可为医师或药师提供专业的药学资料,但不能以经济或物质利益促销。

3. 中药材生产过程中的道德要求

(1)中药材生产中的道德要求:在中药材生产中应注意对空气、土壤、水源等环境质量的控制,采用最小有效剂量并选用高效、低毒、低残留的农药,以降低农药残留和重金属污染,保护生态环境。同时应注意药用动物的养殖中不得添加激素、类激素等添加剂,饲料及添加剂应无污染。

(2)中药材采收中的道德要求:中药材应根据产品质量、植物单位面积产量或动物养殖数量及传统采收经验等因素确定适宜的采收时间和方法。道地药材应按传统方法进行加工,如有改动,应提供充分试验数据,不得影响药材质量。野生或半野生药用动植物的采集应坚持"最大持续产量"原则,有计划地进行野生抚育、轮采与封育,以利生物的繁衍与资源的更新。只顾经济效益,重产量、轻药效的采收行为,既影响中药材的质量又使有限的社会资源遭到浪费,是极其不道德的行为。

(3)中药材贮藏中的道德要求:中药材贮藏过程中,必须按各中药材的贮藏要求,严格贮藏条件,这亦是确保中药材质量的技术要求。

(三)药品经营的职业道德要求

1. 药品经营应遵循自愿、平等、公平、诚实信用的原则。加强药品经营道德建设对于保证药品质量、改善服务态度、提高服务质量、保护消费者生命安全、促进合理用药有十分重要的意义。

2．药品经营的道德要求

（1）规范采购，维护质量：药品采购人员应全面审核供货商合法性的基础上，有选择地与质量优信誉好的企业订立采购合同，在必要时，进行深入细致的现场考察。采购的药品要逐一验收，并有完备的验收记录。在库药品应按规定存储，按要求设置温、湿度与色标管理，并准确发货。

（2）做好安全储运的道德要求：根据每类药品的性质正确储运对保证药品的质量十分重要，药学职业道德要求药品储运工作做到严谨准确、安全迅速、文明装卸、认真负责。

（3）热情周到，服务客户：药品销售包括生产企业向经营企业的销售，经营企业向医疗机构药房、社会药店的销售，医疗机构药房、社会药店向患者的配发或销售。销售工作做到认真负责，主动热情，服务周到，实事求是，讲究信誉，依法销售。

（4）指导用药，做好药学服务：药品零售企业应严格自觉地按照药品分类管理的规定，耐心向患者进行用药指导。同时，注意收集并记录药品不良反应，并按规定上报。

（四）医院药学的职业道德要求

1．医疗机构药学部门的主要工作包括调剂、制剂、药品供应、药品质量管理、经济管理、药学服务及药品信息管理等。

2．医院药学的道德要求

（1）规范进药，质量第一：药师对采购的药品应严格执行验收制度，检查药品合格证、包装、标签与说明书等，确认药品合法性。

（2）准确调配，耐心服务：医院调剂人员接方后，应认真仔细审查处方内容，保证准确无误调剂药品；如发现有错误处方、不规范处方或有配伍禁忌的处方时，调剂人员要及时请医师更正；如有缺药，不可擅自选药替代。调剂人员发药时要耐心向患者讲明服用方法及注意事项等，语言应通俗易懂，语气亲切。

（3）指导合理用药，维护患者利益：医疗机构药师应始终以患者为本，维护患者利益，真诚主动地为患者提供药学服务；以精湛的专业知识参与临床药学实践，帮助临床医师正确选择药品，指导患者合理用药，解除患者痛苦，维护患者利益。

四、中国执业药师职业道德准则

（一）救死扶伤，不辱使命

执业药师应将患者及公众的身体健康和生命安全放在首位，以自己的专业知识、技能和良知，尽心、尽职、尽责为患者及公众提供高质量的药品和药学服务。

执业药师应以救死扶伤、实行人道主义为己任，时刻为患者着想，竭尽全力为患者解除病痛。在患者和公众生命安全存在危险的紧急情况下，为了患者及公众利益，执业药师应当提供必要的药学服务和救助措施。

（二）尊重患者，一视同仁

执业药师应尊重患者或消费者的价值观、知情权、自主权、隐私权，对待患者或消费者应不分年龄、性别、民族、信仰、职业、地位、贫富，一律平等相待。

执业药师应当言语、举止文明礼貌，热心、耐心、平等对待患者，不得有任何歧视性或其他不道德的行为；应当尊重患者隐私，对在执业过程中知晓的患者隐私，不得无故泄露；应当满足患者的用药咨询需求，提供专业、真实、准确、全面的药学信息，不得在药学专业服务的项目、内容、费用等方面欺骗患者，除非确有正当合法的理由，否则不得拒绝为患者调配处方、提供药品或药学服务。

（三）依法执业，质量第一

执业药师应当遵守药品管理法律、法规，恪守职业道德，依法独立执业，确保药品质量和药学服务质量，科学指导用药，保证公众用药安全、有效、经济、适当。

执业药师应在合法的药品零售企业、医疗机构从事合法的药学技术业务活动；不得在执业场所以外从事经营性药品零售业务；不得将自己的执业药师职业资格证书、执业药师注册证、徽记、胸卡交于其他人或机构使用；不得在药品零售企业、医疗机构只挂名而不现场执业；不得同意或授意他人使用自己的名义向公众推销药品或提供药学服务；应当在职在岗，不得同时在两个或两个以上执业范围和执业地区执业。

执业药师应当管理所执业机构的药品质量和药学服务质量，依法组织制定、修订并监督实施能够有效保证药品质量和药学服务质量的管理规章和制度；应当保证药品购进渠道、储藏条件合法，保证购进、储藏药品的质量；不得调配、推销、分发质量不合格、不符合购进药品验收规定或过期、回收的药品给患者；应当恪守独立执业、履行职责的原则，拒绝任何明显危害患者生命安全或身体健康、违反法律或社会伦理道德的购药要求；应当关注药品不良反应并注意收集药品不良反应信息，自觉严格执行药品不良反应报告制度。

（四）进德修业，珍视声誉

执业药师应当积极参加执业药师自律组织举办的有益于职业发展的活动，珍视和维护职业声誉，模范遵守社会公德，提高职业道德水准；应当积极主动接受继续教育，不断学习新知识、新技术，完善和扩充专业知识，关注与执业活动相关的法律法规的变化，加强道德修养，提高专业水平和执业能力；知荣明耻，正直清廉，自觉抵制不道德行为和违法行为，努力维护职业声誉。

执业药师应当遵守行业竞争规范，公平竞争，自觉维护执业秩序，维护执业药师的职业荣誉和社会形象，不得有下列行为：

1. 以贬低同行的专业能力和水平等方式招揽业务。

2. 以提供或承诺提供回扣等方式承揽业务。

3. 利用新闻媒介或其他手段提供虚假信息或夸大自己的专业能力。

4. 在胸卡上印有各种学术、学历、职称、社会职务以及所获荣誉等。

5. 私自收取回扣、礼物等不正当收入。

执业药师不得以牟取自身利益或所在执业单位及其他单位的利益为目的，利用自己的职业声誉和影响以任何形式向公众进行误导性或欺骗性的药品及药学、医疗服务宣传和推荐；在执业过程中不得饮酒，在面对面提供药学服务的过程中不得有吸烟、饮食及其他与所提供药学服务无关的行为；不得与药品生产、经营企业及其业务人员、医疗机构及其医师、护理人员等执业相关人员共谋不合法利益，不得利用执业药师身份开展或参与不合法的商业活动。

（五）尊重同仁，密切协作

执业药师应当与同仁和医护人员相互理解，相互信任，以诚相待，密切配合，建立和谐的工作关系，共同为药学事业的发展和人类的健康奉献力量；应当尊重同行，同业互助，公平竞争，共同提高执业水平，不应诋毁、损害其他执业药师的威信和声誉；应当加强与医护人员、患者之间的联系，保持良好的沟通、交流与合作，积极参与用药方案的制订、修订过程，提供专业、负责的药学支持。

学习小结

1. 学习内容

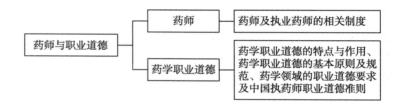

2. 学习方法

本章的学习要注意药师与执业药师的区别及执业药师考试的有关要求。同时，了解医药行业这一关系民众生命健康的特殊行业中，药学职业道德的重要性及药学各领域对职业道德的要求。

第三章同步练习

（林津晶）

第四章 药事管理立法

第四章课件

学习目的

通过学习药事管理立法的有关概念、我国药事管理立法的发展历程、我国药事管理法律体系内容及《中医药法》的主要内容，为后续特殊管理药品管理、药品注册管理、药品生产与经营管理、医疗机构药事管理等内容的学习奠定宏观基础。

学习要点

药事管理法和药品管理法的概念、药事管理法的渊源、我国主要药事管理法律法规及药事管理法律体系、我国《药品管理法》的立法历程、我国《药品管理法》和《中医药法》的主要内容。

第一节　药事管理立法的概述

一、药事管理法的概念

（一）法的概念

法是由国家制定和认可，反映统治阶级意志，规定人们的权利和义务，由国家强制力保证其实施，并具有普遍约束力的社会规范体系。在社会管理领域，法就是通过对人们行为的有效调整，进而对社会关系进行调整，达到对社会关系和社会秩序的有效控制。

（二）药事管理法和药事管理立法

药事管理法（pharmacy administration law）是指由国家制定或认可，并由国家强制力保证实施的，调整与药事相关的各种行为与社会关系的法律规范的总称。药事管理法的内容广泛，主要是指药事管理法律体系（the legal system of pharmacy administration），包括药事管理的法律、行政法规、规章等规范性法律文件。

药事管理立法（legislation of pharmacy administration）则是指由特定的国家机关，依据法定的权限和程序，制定、认可、修改、补充和废止药事管理法律规范的活动。药事管理立法既强调立法活动的过程，同时也包含其立法过程的结果，药事管理立法有时可代指药事法律、法规、规章及其他规范性文件起草的总称，有时与药事管理法同义。

（三）药品管理法

药品管理法有广义和狭义之分。广义的药品管理法是指调整药品监督管理、保证药品质量，保障人体用药安全，维护人民身体健康和用药合法权益活动中产生的各种社会关系的法律规范的总称。实践中，广义的药品管理法经常与药事管理法通用，药品管理法是药事管理法律体系的基本法。狭义的药事管理法则仅指 1984 年第六届全国人大常委会第七次会议通过、2001 年、2015年和2019 年三次修订的《中华人民共和国药品管理法》（以下简称《药品管理法》）。

二、药事管理法的渊源

法的渊源也称为法的外在表现形式。药事管理法的渊源，即药事管理法的外在表现形式，包括宪法、法律、行政法规、地方性法规、部门规章和地方政府规章等，依据其制定、修改主体及审议颁布程序的不同，具有不同法律效力等级。

1. 宪法　是国家的根本法，在法的渊源体系中居于核心地位，具有最高的法律效力，任何法律法规都不得与宪法相抵触。宪法是我国所有部门法律体系的根本渊源。

2. 法律　指全国人民代表大会及其常务委员会制定的规范性法律文件。

3. 行政法规　指国务院根据宪法和法律制定的规范性法律文件，其法律效力低于宪法和法律。

4．地方性法规　指设区的市以上人民代表大会及其常委会依法制定的适用于本行政区域的规范性法律文件，其法律地位低于宪法和法律。

5．部门规章　指国务院各部门依据法律、行政法规以及国家授权制定的规范性法律文件。

6．地方政府规章　指设区的市以上人民政府，在不与宪法、法律、行政法规相抵触的前提下，根据本行政区域的实际情况依法制定的规范性法律文件。

7．民族区域自治地方法规　指民族区域自治地方人民代表大会及其常委会根据宪法、民族区域自治法和其他法律的规定制定的单行条例或其他规定，在民族区域自治地方具有法律效力。

8．国际条约　指我国与其他国家或国际组织国签订、批准或承认的某些条约或协定。

9．法律解释　指有权国家机关对法律法规的含义以及在实践中如何应用所作的解释。

三、药事管理法律体系

（一）药事管理法律体系的概念

1．法律体系　有两层含义，一是国家法律体系，即广义的概念，是指一国现行全部法律规范按照一定标准和原则，划分为不同法律部门而形成的内部和谐一致、有机联系的整体；二是专门法律体系，即狭义的概念，即由调整某一领域的法律规范所组成的一个整体，如本节讨论的药事管理法律体系。

2．药事管理法律体系　是指以《药品管理法》和《中医药法》为主干，由数量众多的药事管理法律、法规、规章及其他药事管理规范性文件，按照一定的标准、原则、功能和层次组成的相互配合、相互制约的药事法律规范系统，以保证药品质量和人体用药安全有效。实践中，也常用广义的药品管理法或药事管理法代指药事管理法律体系。

（二）我国主要药事管理法律法规

我国药事管理法律体系主要包括药事管理法律、药事管理行政法规、药事管理部门规章、药事管理地方性法规及技术规范等。迄今我国药事管理的专门法律只有《药品管理法》《中医药法》两部，我国药事管理法律体系中最多的是药事管理行政法规和部门规章。

我国现行有效的主要药事管理行政法规见表4-1，主要药事管理部门规章见表4-2。

表 4-1　我国主要药事管理行政法规

行政法规名称	施行（修订）日期
《野生药材资源保护管理条例》	1987 年 12 月 1 日
《医疗用毒性药品管理办法》	1988 年 12 月 27 日
《麻醉药品和精神药品管理条例》	2005 年 11 月 1 日
《放射性药品管理办法》	2017 年 3 月 1 日
《中药品种保护条例》	2018 年 9 月 18 日
《反兴奋剂条例》	2018 年 9 月 18 日
《药品管理法实施条例》	2019 年 3 月 2 日

表 4-2 我国主要药事管理部门规章

颁布机关	规章名称	施行(修订)日期
国家药品监督管理局	《处方药与非处方药分类管理办法(试行)》	2000 年 1 月 1 日
国家药品监督管理局	《处方药与非处方药流通管理暂行规定》	2000 年 1 月 1 日
国家药品监督管理局	《医疗机构制剂配制质量管理规范(试行)》	2001 年 3 月 13 日
国家药品监督管理局	《中药材生产质量管理规范(试行)》	2002 年 6 月 1 日
国家食品药品监督管理局	《直接接触药品的包装材料和容器管理办法》	2004 年 7 月 20 日
国家食品药品监督管理局	《医疗机构制剂配制监督管理办法(试行)》	2005 年 6 月 1 日
国家食品药品监督管理局	《医疗机构制剂注册管理办法(试行)》	2005 年 8 月 1 日
国家食品药品监督管理局	《药品说明书和标签管理规定》	2006 年 6 月 1 日
国家食品药品监督管理局	《互联网药品交易服务审批暂行规定》	2005 年 12 月 1 日
国家中医药管理局、卫生部	《医院中药饮片管理规范》	2007 年 3 月 12 日
国家食品药品监督管理局	《药品流通监督管理办法》	2007 年 5 月 1 日
卫生部	《处方管理办法》	2007 年 5 月 1 日
国家工商行政管理总局、国家食品药品监督管理局	《药品广告审查发布标准》	2007 年 5 月 1 日
国家食品药品监督管理局	《药品召回管理办法》	2007 年 12 月 10 日
卫生部	《医院处方点评管理规范(试行)》	2010 年 2 月 10 日
卫生部	《静脉用药集中调配质量管理规范》	2010 年 4 月 20 日
卫生部	《二、三级综合医院药学部门基本标准(试行)》	2010 年 12 月 3 日
卫生部、国家中医药管理局、总后勤部卫生部	《医疗机构药事管理规定》	2011 年 3 月 1 日
卫生部	《药品生产质量管理规范(2010 年修订)》	2011 年 3 月 1 日
卫生部	《药品不良反应报告和监测管理办法》	2011 年 7 月 1 日
国家食品药品监督管理局	《医疗机构药品监督管理办法(试行)》	2011 年 10 月 11 日
卫生部、海关总署	《药品进口管理办法》	2012 年 8 月 24 日
国家食品药品监督管理总局	《食品药品行政处罚程序规定》	2014 年 6 月 1 日
卫生部、国家发改委、财政部、国家食品药品监督管理总局等 9 部委	《国家基本药物目录管理办法》	2015 年 2 月 13 日
国家食品药品监督管理总局	《药品经营质量管理规范》	2016 年 7 月 13 日
国家食品药品监督管理总局	《药物非临床研究质量管理规范》	2017 年 9 月 1 日
国家食品药品监督管理总局	《药品经营许可证管理办法》	2017 年 11 月 17 日
国家食品药品监督管理总局	《互联网药品信息服务管理办法》	2017 年 11 月 17 日
国家食品药品监督管理总局	《蛋白同化制剂和肽类激素进出口管理办法》	2017 年 11 月 17 日
国家卫生与计划生育委员会、国家食品药品监督管理总局	《疫苗储存和运输管理规范》	2017 年 12 月 28 日
国家食品药品监督管理总局	《生物制品批签发管理办法》	2021 年 3 月 1 日
国家食品药品监督管理局、国家工商行政管理总局	《药品广告审查办法》	2018 年 12 月 21 日
国家药品监督管理局、人力资源社会保障部	《执业药师职业资格制度规定》	2019 年 3 月 20 日
国家药品监督管理局、人力资源社会保障部	《执业药师职业资格考试实施办法》	2019 年 3 月 20 日
国家市场监督管理总局	《进口药材管理办法》	2020 年 1 月 1 日
国家药品监督管理局、国家卫生健康委员会	《药物临床试验质量管理规范》	2020 年 7 月 1 日
国家市场监督管理总局	《药品生产监督管理办法》	2020 年 7 月 1 日
国家市场监督管理总局	《药品注册管理办法》	2020 年 7 月 1 日

第二节 《中华人民共和国药品管理法》概要

一、药品管理的立法历程

我国现代意义上的药品管理立法始于 1911 年辛亥革命之后,至今已历经百年的发展变迁,可大体分为三个历史阶段。

(一)1911 年—1949 年药品管理立法的萌芽阶段

辛亥革命胜利后,1912 年成立的中华民国南京临时政府,在内务部下设卫生司(1928 年改设卫生部),主管全国卫生工作,下属第四科主办药政工作,并开始药品管理立法的尝试,先后发布《药师暂行条例》(1929 年)、《管理药商规则》(1929 年)、《麻醉药品管理条例》(1929 年)、《购用麻醉药品暂行办法》(1935 年)、《管理成药规则》(1930 年)、《细菌学免疫学制品管理规则》(1937 年)和《药师法》(1943 年)等药品和药事管理法规,构成了我国最早的药品管理立法的框架和雏形。

(二)1949 年—1983 年药品管理立法的初创阶段

新中国成立后,一方面,为配合戒烟禁毒工作和清理旧社会遗留下来的伪劣药品问题,原卫生部制定了《关于严禁鸦片烟毒的通令》《关于管理麻醉药品暂行条例的公布令》《关于麻醉药品临时登记处理办法的通令》《关于抗疲劳素药品管理的通知》《关于由资本主义国家进口西药检验管理问题的指示》等一系列行政性规范性文件;另一方面,随着我国制药工业的发展,国家有关部委也制定了《关于综合医院药剂科工作制度和各级人员职责》《食用合成染料管理暂行办法》《关于药政管理的若干规定》《毒药、限制性剧药管理暂行规定》《关于药品宣传工作的几点意见》《管理中药的暂行管理办法》等一系列加强生产管理的规章,药品管理立法水平有了较大提高,奠定了我国早期药品管理法的基础,并在实践中取得了一定的成效。但"文化大革命"期间,药政管理工作受到严重破坏,相关药品管理立法工作也基本停滞。

1978 年十一届三中全会后,国家各项工作开始重新步入正轨,也开始了法治国家建设的探索与实践。在药品管理立法领域,1978 年国务院颁布了新时期第一个纲领性药事管理文件——《药政管理条例(试行)》,卫生部和其有关部门也颁布了一系列配套行政法规和部门规章,如《麻醉药品管理条例》《新药管理办法(试行)》《卫生部关于医疗用毒药、限制性剧药管理规定》等。这些法规和规章,对于保证药品质量、维护用药安全有效发挥了极大的作用。但同时也存在着执法主体不明确,没有明确的法律责任等问题,使其效力的发挥受到限制。

(三)1984 年以后《药品管理法》的制定颁布、实施、修订和完善阶段

鉴于我国医药卫生事业的快速发展和药品管理立法的相对滞后的矛盾,第六届全国人大常委会从 20 世纪 80 年代初开始酝酿起草药品管理法,几经审议,1984 年 9 月 20 日第五届全国人大常委会第七次会议审议通过了《中华人民共和国药品管理法》,自 1985 年 7 月 1 日起施行。《药品

管理法》是我国第一部全面的、综合性的药品管理法律，是我国药品管理立法历史上的一个里程碑，标志着我国药品管理进入法制化管理阶段。在《药品管理法》实施十九年后，随着我国政治、经济和社会生活的发展变化，在药品管理方面又出现了许多新情况和新问题，也发生了一些新的违法犯罪。原《药品管理法》的有些规定难以适应现实需要，如药品管理法的执法主体发生变化，对有些违法行为处罚过轻，实践中已经改变的药品监管制度需要修改有关法律条文等。为此，20世纪90年代末，《药品管理法》的修订工作提上日程，至2001年2月28日，第九届全国人大常委会第二十次会议审议通过了修订后的《药品管理法》，并于2001年12月1日起施行。2002年8月4日，国务院颁布《中华人民共和国药品管理法实施条例》（以下简称《实施条例》），于2002年9月15日起施行。2019年3月2日，新版《药品管理法实施条例》正式实施。《药品管理法》的修订和《实施条例》的颁布，是我国药品管理立法又一重大进展，也奠定了加入WTO后我国医药产业发展的法律基础。近几年，《药品管理法》又稍有修订，目前施行的是2019年8月26日中华人民共和国第十三届全国人民代表大会常务委员会第十二次会议表决通过，于2019年12月1日起施行的。

为了保证《药品管理法》的有效实施，国务院又先后制定颁布了《医疗用毒性药品管理办法》《放射性药品管理办法》《麻醉药品和精神药品管理条例》等行政法规，原卫生部、原国家卫生和计划生育委员会、原国家医药管理局、原国家药品监督管理局（State Drug Administration，SDA）、原国家食品药品监督管理局（State Food and Drug Administration，SFDA）、原国家食品药品监督管理总局（China Food and Drug Administration，CFDA）、国家药品监督管理局（National Medical Products Administration，NMPA）等部门也先后发布《药品生产质量管理规范》《药品经营质量管理规范》《药品注册管理办法》等诸多部门规章。同时，各省、自治区、直辖市也制定了一系列有关药品管理的地方性法规和规章，我国药品管理法不断完善并逐渐形成了一个具有中国特色的体系。

二、《药品管理法》的主要内容

（一）立法宗旨与适用范围

1. 立法宗旨　加强药品管理，保证药品质量，保障公众用药安全和合法权益，保护和促进公众健康。

2. 适用范围　在中华人民共和国境内从事药品研制、生产、经营、使用和监督管理活动，必须遵守《药品管理法》。需要注意的是，在地域上，《药品管理法》不在香港、澳门地区施行，而按照其特别行政区基本法的规定执行；而"使用"，仅指医疗机构对患者使用药品，不包括患者个人自己使用药品。

（二）药品研制和注册

1. 国家鼓励药物创新　国家支持以临床价值为导向、对人的疾病具有明确或者特殊疗效的药物创新，鼓励具有新的治疗机制、治疗严重危及生命的疾病或者罕见病、对人体具有多靶向系统性调节干预功能等的新药研制，推动药品技术进步。

国家鼓励运用现代科学技术和传统中药研究方法开展中药科学技术研究和药物开发，建立和完善符合中药特点的技术评价体系,促进中药传承创新。

国家采取有效措施,鼓励儿童用药品的研制和创新,支持开发符合儿童生理特征的儿童用药品新品种、剂型和规格,对儿童用药品予以优先审评审批。

2.药物研制活动要求　从事药品研制活动,应当遵守药物非临床研究质量管理规范、药物临床试验质量管理规范,保证药品研制全过程持续符合法定要求。药物非临床研究质量管理规范、药物临床试验质量管理规范由国务院药品监督管理部门会同国务院有关部门制定。

3.开展药物非临床研究的规定　开展药物非临床研究,应当符合国家有关规定,有与研究项目相适应的人员、场地、设备、仪器和管理制度,保证有关数据、资料和样品的真实性。

4.开展药物临床试验的规定

(1)药物临床试验的申请:开展药物临床试验,应当按照国务院药品监督管理部门的规定如实报送研制方法、质量指标、药理及毒理试验结果等有关数据、资料和样品,经国务院药品监督管理部门批准。国务院药品监督管理部门应当自受理临床试验申请之日起六十个工作日内决定是否同意并通知临床试验申办者,逾期未通知的,视为同意。其中,开展生物等效性试验的,报国务院药品监督管理部门备案。

(2)药物临床试验机构的选择:开展药物临床试验,应当在具备相应条件的临床试验机构进行。药物临床试验机构实行备案管理,具体办法由国务院药品监督管理部门、国务院卫生健康主管部门共同制定。

(3)保障受试者安全:开展药物临床试验,应当符合伦理原则,制定临床试验方案,经伦理委员会审查同意。伦理委员会应当建立伦理审查工作制度,保证伦理审查过程独立、客观、公正,监督规范开展药物临床试验,保障受试者合法权益,维护社会公共利益。

实施药物临床试验,应当向受试者或者其监护人如实说明和解释临床试验的目的和风险等详细情况,取得受试者或者其监护人自愿签署的知情同意书,并采取有效措施保护受试者合法权益。

药物临床试验期间,发现存在安全性问题或者其他风险的,临床试验申办者应当及时调整临床试验方案、暂停或者终止临床试验,并向国务院药品监督管理部门报告。必要时,国务院药品监督管理部门可以责令调整临床试验方案、暂停或者终止临床试验。

(4)临床试验的应用:对正在开展临床试验的用于治疗严重危及生命且尚无有效治疗手段的疾病的药物,经医学观察可能获益,并且符合伦理原则的,经审查、知情同意后可以在开展临床试验的机构内用于其他病情相同的患者。

5.药品注册管理

(1)药品注册的申请:在中国境内上市的药品,应当经国务院药品监督管理部门批准,取得药品注册证书;但是,未实施审批管理的中药材和中药饮片除外。实施审批管理的中药材、中药饮片品种目录由国务院药品监督管理部门会同国务院中医药主管部门制定。

申请药品注册,应当提供真实、充分、可靠的数据、资料和样品,证明药品的安全性、有效性和质量可控性。

对申请注册的药品,国务院药品监督管理部门应当组织药学、医学和其他技术人员进行审评,对药品的安全性、有效性、质量可控性以及申请人的质量管理、风险防控和责任赔偿等能力进行审查;符合条件的,颁发药品注册证书。

国务院药品监督管理部门在审批药品时,对化学原料药一并审评审批,对相关辅料、直接接触药品的包装材料和容器一并审评,对药品的质量标准、生产工艺、标签和说明书一并核准。

本法所称辅料,是指生产药品和调配处方时所用的赋形剂和附加剂。

(2)附条件批准情形:对治疗严重危及生命且尚无有效治疗手段的疾病以及公共卫生方面急需的药品,药物临床试验已有数据显示疗效并能预测其临床价值的,可以附条件批准,并在药品注册证书中载明相关事项。

(3)药品注册的审批:国务院药品监督管理部门应当完善药品审评审批工作制度,加强能力建设,建立健全沟通交流、专家咨询等机制,优化审评审批流程,提高审评审批效率。批准上市药品的审评结论和依据应当依法公开,接受社会监督。对审评审批中知悉的商业秘密应当保密。

(4)药品注册中的药品标准:药品应当符合国家药品标准。经国务院药品监督管理部门核准的药品质量标准高于国家药品标准的,按照经核准的药品质量标准执行;没有国家药品标准的,应当符合经核准的药品质量标准。

国务院药品监督管理部门颁布的《中华人民共和国药典》和药品标准为国家药品标准。国务院药品监督管理部门会同国务院卫生健康主管部门组织药典委员会,负责国家药品标准的制定和修订。国务院药品监督管理部门设置或者指定的药品检验机构负责标定国家药品标准品、对照品。

列入国家药品标准的药品名称为药品通用名称。已经作为药品通用名称的,该名称不得作为药品商标使用。

(三)药品上市许可持有人

1. 药品上市许可持有人及应承担的质量责任　药品上市许可持有人是指取得药品注册证书的企业或者药品研制机构等。

药品上市许可持有人应当依照本法规定,对药品的非临床研究、临床试验、生产经营、上市后研究、不良反应监测及报告与处理等承担责任。其他从事药品研制、生产、经营、储存、运输、使用等活动的单位和个人依法承担相应责任。

药品上市许可持有人的法定代表人、主要负责人对药品质量全面负责。

2. 药品上市许可持有人的质量保证能力　药品上市许可持有人应当建立药品质量保证体系,配备专门人员独立负责药品质量管理。

药品上市许可持有人应当对受托药品生产企业、药品经营企业的质量管理体系进行定期审核,监督其持续具备质量保证和控制能力。

3. 药品的委托生产　药品上市许可持有人可以自行生产药品,也可以委托药品生产企业生产。

(1)委托生产的要求:药品上市许可持有人自行生产药品的,应当依照本法规定取得药品生产许可证;委托生产的,应当委托符合条件的药品生产企业。药品上市许可持有人和受托生产企业应当签订委托协议和质量协议,并严格履行协议约定的义务。

国务院药品监督管理部门制定药品委托生产质量协议指南,指导、监督药品上市许可持有人和受托生产企业履行药品质量保证义务。

(2)禁止委托生产的情形:血液制品、麻醉药品、精神药品、医疗用毒性药品、药品类易制毒化学品不得委托生产;但是,国务院药品监督管理部门另有规定的除外。

4.药品的放行及销售 药品上市许可持有人应当建立药品上市放行规程,对药品生产企业出厂放行的药品进行审核,经质量受权人签字后方可放行。不符合国家药品标准的,不得放行。

药品上市许可持有人可以自行销售其取得药品注册证书的药品,也可以委托药品经营企业销售。药品上市许可持有人从事药品零售活动的,应当取得药品经营许可证。药品上市许可持有人自行销售药品的,应当符合从事药品经营应具备的条件;委托销售的,应当委托符合条件的药品经营企业。药品上市许可持有人和受托经营企业应当签订委托协议,并严格履行协议约定的义务。

药品上市许可持有人、药品生产企业、药品经营企业委托储存、运输药品的,应当对受托方的质量保证能力和风险管理能力进行评估,与其签订委托协议,约定药品质量责任、操作规程等内容,并对受托方进行监督。

5.药品的可追溯管理

(1)建立药品追溯制度:药品上市许可持有人、药品生产企业、药品经营企业和医疗机构应当建立并实施药品追溯制度,按照规定提供追溯信息,保证药品可追溯。

中药饮片生产企业履行药品上市许可持有人的相关义务,对中药饮片生产、销售实行全过程管理,建立中药饮片追溯体系,保证中药饮片安全、有效、可追溯。

(2)建立年度报告制度:药品上市许可持有人应当建立年度报告制度,每年将药品生产销售、上市后研究、风险管理等情况按照规定向省、自治区、直辖市人民政府药品监督管理部门报告。

(3)境外药品上市许可持有人的责任:药品上市许可持有人为境外企业的,应当由其指定的在中国境内的企业法人履行药品上市许可持有人义务,与药品上市许可持有人承担连带责任。

6.转让药品上市许可的规定 经国务院药品监督管理部门批准,药品上市许可持有人可以转让药品上市许可。受让方应当具备保障药品安全性、有效性和质量可控性的质量管理、风险防控和责任赔偿等能力,履行药品上市许可持有人义务。

(四)药品生产

1.从事药品生产活动应具备的条件

(1)人员条件:具有依法经过资格认定的药学技术人员、工程技术人员及相应的技术工人。

(2)设施与环境条件:具有与其药品生产相适应的厂房、设施和卫生环境。

(3)质量控制条件:具有能对所生产药品进行质量管理和质量检验的机构、人员以及必要的仪器设备。

(4)规章制度条件:具有保证药品质量的规章制度,并符合国务院药品监督管理部门依据《药品管理法》制定的药品生产质量管理规范要求。

2.从事药品生产活动的审批 从事药品生产活动应当经所在地省、自治区、直辖市人民政府药品监督管理部门批准,取得药品生产许可证。无药品生产许可证的,不得生产药品。

药品生产许可证应当标明有效期和生产范围,到期重新审查发证。

3.实施药品生产质量控制 从事药品生产活动,应当遵守药品生产质量管理规范,建立健全药品生产质量管理体系,保证药品生产全过程持续符合法定要求。

药品生产企业的法定代表人、主要负责人对本企业的药品生产活动全面负责。

4. 药品生产过程行为规则

（1）按批准的生产工艺进行生产：药品应当按照国家药品标准和经药品监督管理部门核准的生产工艺进行生产。生产、检验记录应当完整准确，不得编造。

中药饮片应当按照国家药品标准炮制；国家药品标准没有规定的，应当按照省、自治区、直辖市人民政府药品监督管理部门制定的炮制规范炮制。省、自治区、直辖市人民政府药品监督管理部门制定的炮制规范应当报国务院药品监督管理部门备案。不符合国家药品标准或者不按照省、自治区、直辖市人民政府药品监督管理部门制定的炮制规范炮制的，不得出厂、销售。

（2）原、辅料要求：生产药品所需的原料、辅料，应当符合药用要求、药品生产质量管理规范的有关要求。

生产药品应当按照规定对供应原料、辅料等的供应商进行审核，保证购进、使用的原料、辅料等符合前款规定要求。

（3）包装材料和容器要求：直接接触药品的包装材料和容器，应当符合药用要求，符合保障人体健康、安全的标准。对不合格的直接接触药品的包装材料和容器，由药品监督管理部门责令停止使用。

（4）质量检验：药品生产企业应当对药品进行质量检验。不符合国家药品标准的，不得出厂。

药品生产企业应当建立药品出厂放行规程，明确出厂放行的标准、条件。符合标准、条件的，经质量受权人签字后方可放行。

（5）药品包装要求：药品包装应当适合药品质量的要求，方便储存、运输和医疗使用。发运中药材应当有包装。在每件包装上，应当注明品名、产地、日期、供货单位，并附有质量合格的标志。

药品包装应当按照规定印有或者贴有标签并附有说明书。标签或者说明书应当注明药品的通用名称、成分、规格、上市许可持有人及其地址、生产企业及其地址、批准文号、产品批号、生产日期、有效期、适应证或者功能主治、用法、用量、禁忌、不良反应和注意事项。标签、说明书中的文字应当清晰，生产日期、有效期等事项应当显著标注，容易辨识。

麻醉药品、精神药品、医疗用毒性药品、放射性药品、外用药品和非处方药的标签、说明书，应当印有规定的标志。

（6）直接接触药品工作人员的健康检查：药品上市许可持有人、药品生产企业、药品经营企业和医疗机构中直接接触药品的工作人员，应当每年进行健康检查。患有传染病或者其他可能污染药品的疾病的，不得从事直接接触药品的工作。

（五）药品经营

1. 从事药品经营活动应当具备以下条件：

（1）人员条件：具有依法经过资格认定的药师或者其他药学技术人员。

（2）设施与环境条件：具有与所经营药品相适应的营业场所、设备、仓储设施、卫生环境。

（3）质量控制条件：具有与所经营药品相适应的质量管理机构或者人员。

（4）规章制度条件：具有保证药品质量的规章制度，并符合国务院药品监督管理部门依据本法制定的《药品经营质量管理规范》要求。

2．开办药品经营企业的审批　从事药品批发活动，应当经所在地省、自治区、直辖市人民政府药品监督管理部门批准，取得药品经营许可证。从事药品零售活动，应当经所在地县级以上地方人民政府药品监督管理部门批准，取得药品经营许可证。无药品经营许可证的，不得经营药品。

药品经营许可证应当标明有效期和经营范围，到期重新审查发证。

药品监督管理部门实施药品经营许可，还应当遵循方便群众购药的原则。

3．实施药品经营质量控制　从事药品经营活动，应当遵守药品经营质量管理规范，建立健全药品经营质量管理体系，保证药品经营全过程持续符合法定要求。

国家鼓励、引导药品零售连锁经营。从事药品零售连锁经营活动的企业总部，应当建立统一的质量管理制度，对所属零售企业的经营活动履行管理责任。

药品经营企业的法定代表人、主要负责人对本企业的药品经营活动全面负责。

4．药品经营过程行为规则

（1）药品分类管理制度：国家对药品实行处方药与非处方药分类管理制度。具体办法由国务院药品监督管理部门会同国务院卫生健康主管部门制定。

（2）购进药品的规定：药品上市许可持有人、药品生产企业、药品经营企业和医疗机构应当从药品上市许可持有人或者具有药品生产、经营资格的企业购进药品；但是，购进未实施审批管理的中药材除外。

（3）建立进货检查验收制度：药品经营企业购进药品，应当建立并执行进货检查验收制度，验明药品合格证明和其他标识；不符合规定要求的，不得购进和销售。

（4）建立真实完整购销记录：药品经营企业购销药品，应当有真实、完整的购销记录。购销记录应当注明药品的通用名称、剂型、规格、产品批号、有效期、上市许可持有人、生产企业、购销单位、购销数量、购销价格、购销日期及国务院药品监督管理部门规定的其他内容。

（5）药品销售和处方调配准确无误：药品经营企业零售药品应当准确无误，并正确说明用法、用量和注意事项；调配处方应当经过核对，对处方所列药品不得擅自更改或者代用。对有配伍禁忌或者超剂量的处方，应当拒绝调配；必要时，经处方医师更正或者重新签字，方可调配。

药品经营企业销售中药材，应当标明产地。

依法经过资格认定的药师或者其他药学技术人员负责本企业的药品管理、处方审核和调配、合理用药指导等工作。

（6）制定和执行药品保管制度：药品经营企业应当制定和执行药品保管制度，采取必要的冷藏、防冻、防潮、防虫、防鼠等措施，保证药品质量。药品入库和出库应当执行检查制度。

5．销售中药材的规定　城乡集市贸易市场可以出售中药材，国务院另有规定的除外。

新发现和从境外引种的药材，经国务院药品监督管理部门批准后，方可销售。

6．互联网药品交易的管理

（1）通过网络销售药品的规定：药品上市许可持有人、药品经营企业通过网络销售药品，应当遵守药品经营的有关规定。具体管理办法由国务院药品监督管理部门会同国务院卫生健康主管部门等部门制定。

疫苗、血液制品、麻醉药品、精神药品、医疗用毒性药品、放射性药品、药品类易制毒化学品等国家实行特殊管理的药品不得在网络上销售。

（2）药品网络交易第三方平台的规定：药品网络交易第三方平台提供者应当按照国务院药品监督管理部门的规定，向所在地省、自治区、直辖市人民政府药品监督管理部门备案。

第三方平台提供者应当依法对申请进入平台经营的药品上市许可持有人、药品经营企业的资质等进行审核，保证其符合法定要求，并对发生在平台的药品经营行为进行管理。

第三方平台提供者发现进入平台经营的药品上市许可持有人、药品经营企业有违反本法规定行为的，应当及时制止并立即报告所在地县级人民政府药品监督管理部门；发现严重违法行为的，应当立即停止提供网络交易平台服务。

7. 药品进出口管理

（1）企业进口药品的规定：药品应当从允许药品进口的口岸进口，并由进口药品的企业向口岸所在地药品监督管理部门备案。海关凭药品监督管理部门出具的进口药品通关单，办理通关手续。无进口药品通关单的，海关不得放行。

口岸所在地药品监督管理部门应当通知药品检验机构按照国务院药品监督管理部门的规定对进口药品进行抽查检验。

允许药品进口的口岸由国务院药品监督管理部门会同海关总署提出，报国务院批准。

（2）医疗机构进口药品的规定：医疗机构因临床急需进口少量药品的，经国务院药品监督管理部门或者国务院授权的省、自治区、直辖市人民政府批准，可以进口。进口的药品应当在指定医疗机构内用于特定医疗目的。

个人自用携带入境少量药品，按照国家有关规定办理。

（3）进出口特殊药品的规定：进口、出口麻醉药品和国家规定范围内的精神药品，应当持有国务院药品监督管理部门颁发的进口准许证、出口准许证。

禁止进口疗效不确切、不良反应大或者因其他原因危害人体健康的药品。

8. 进口药品的检验　国务院药品监督管理部门对下列药品在销售前或者进口时，应当指定药品检验机构进行检验；未经检验或者检验不合格的，不得销售或者进口：①首次在中国境内销售的药品；②国务院药品监督管理部门规定的生物制品；③国务院规定的其他药品。

（六）医疗机构药事管理

1. 医疗机构药学技术人员配备的规定　医疗机构应当配备依法经过资格认定的药师或者其他药学技术人员，负责本单位的药品管理、处方审核和调配、合理用药指导等工作。非药学技术人员不得直接从事药剂技术工作。

2. 医疗机构配制制剂管理

（1）医疗机构配制制剂的条件：医疗机构配制制剂，应当有能够保证制剂质量的设施、管理制度、检验仪器和卫生环境。医疗机构配制制剂，应当按照经核准的工艺进行，所需的原料、辅料和包装材料等应当符合药用要求。

（2）医疗机构配制制剂的审批：医疗机构配制制剂，应当经所在地省、自治区、直辖市人民政府药品监督管理部门批准，取得医疗机构制剂许可证。无医疗机构制剂许可证的，不得配制制剂。医疗机构制剂许可证应当标明有效期，到期重新审查发证。

（3）医疗机构配制制剂的品种限制：医疗机构配制的制剂，应当是本单位临床需要而市场上没有供应的品种,并应当经所在地省、自治区、直辖市人民政府药品监督管理部门批准;但是,法律对配制中药制剂另有规定的除外。

（4）医疗机构配制制剂的使用:医疗机构配制的制剂应当按照规定进行质量检验;合格的,凭医师处方在本单位使用。经国务院药品监督管理部门或者省、自治区、直辖市人民政府药品监督管理部门批准,医疗机构配制的制剂可以在指定的医疗机构之间调剂使用。医疗机构配制的制剂不得在市场上销售。

3. 医疗机构处方调配管理　依法经过资格认定的药师或者其他药学技术人员调配处方,应当进行核对,对处方所列药品不得擅自更改或者代用。对有配伍禁忌或者超剂量的处方,应当拒绝调配;必要时,经处方医师更正或者重新签字,方可调配。

医疗机构应当坚持安全有效、经济合理的用药原则,遵循药品临床应用指导原则、临床诊疗指南和药品说明书等合理用药,对医师处方、用药医嘱的适宜性进行审核。

医疗机构以外的其他药品使用单位,应当遵守本法有关医疗机构使用药品的规定。

4. 医疗机构药品购进、保管规定　医疗机构购进药品,应当建立并执行进货检查验收制度,验明药品合格证明和其他标识;不符合规定要求的,不得购进和使用。

医疗机构应当有与所使用药品相适应的场所、设备、仓储设施和卫生环境,制定和执行药品保管制度,采取必要的冷藏、防冻、防潮、防虫、防鼠等措施,保证药品质量。

（七）药品上市后管理

1. 药品上市后的风险管理　药品上市许可持有人应当制订药品上市后风险管理计划,主动开展药品上市后研究,对药品的安全性、有效性和质量可控性进行进一步确证,加强对已上市药品的持续管理。

对附条件批准的药品,药品上市许可持有人应当采取相应风险管理措施,并在规定期限内按照要求完成相关研究;逾期未按照要求完成研究或者不能证明其获益大于风险的,国务院药品监督管理部门应当依法处理,直至注销药品注册证书。

2. 药品上市后生产变更的管理　对药品生产过程中的变更,按照其对药品安全性、有效性和质量可控性的风险和产生影响的程度,实行分类管理。属于重大变更的,应当经国务院药品监督管理部门批准,其他变更应当按照国务院药品监督管理部门的规定备案或者报告。

药品上市许可持有人应当按照国务院药品监督管理部门的规定,全面评估、验证变更事项对药品安全性、有效性和质量可控性的影响。

3. 药品上市后的不良反应监测　药品上市许可持有人应当开展药品上市后不良反应监测,主动收集、跟踪分析疑似药品不良反应信息,对已识别风险的药品及时采取风险控制措施。

药品上市许可持有人、药品生产企业、药品经营企业和医疗机构应当经常考察本单位所生产、经营、使用的药品质量、疗效和不良反应。发现疑似不良反应的,应当及时向药品监督管理部门和卫生健康主管部门报告。具体办法由国务院药品监督管理部门会同国务院卫生健康主管部门制定。

对已确认发生严重不良反应的药品,由国务院药品监督管理部门或者省、自治区、直辖市人民政府药品监督管理部门根据实际情况采取停止生产、销售、使用等紧急控制措施,并应当在五日内组织鉴定,自鉴定结论作出之日起十五日内依法作出行政处理决定。

4. 药品的召回处理　药品存在质量问题或者其他安全隐患的,药品上市许可持有人应当立即停止销售,告知相关药品经营企业和医疗机构停止销售和使用,召回已销售的药品,及时公开召回信息,必要时应当立即停止生产,并将药品召回和处理情况向省、自治区、直辖市人民政府药品监督管理部门和卫生健康主管部门报告。药品生产企业、药品经营企业和医疗机构应当配合。

药品上市许可持有人依法应当召回药品而未召回的,省、自治区、直辖市人民政府药品监督管理部门应当责令其召回。

5. 药品上市后评价　药品上市许可持有人应当对已上市药品的安全性、有效性和质量可控性定期开展上市后评价。必要时,国务院药品监督管理部门可以责令药品上市许可持有人开展上市后评价或者直接组织开展上市后评价。

经评价,对疗效不确切、不良反应大或者因其他原因危害人体健康的药品,应当注销药品注册证书。已被注销药品注册证书的药品,不得生产或者进口、销售和使用。已被注销药品注册证书、超过有效期等的药品,应当由药品监督管理部门监督销毁或者依法采取其他无害化处理等措施。

(八) 药品价格和广告

1. 药品价格的管理　国家完善药品采购管理制度,对药品价格进行监测,开展成本价格调查,加强药品价格监督检查,依法查处价格垄断、哄抬价格等药品价格违法行为,维护药品价格秩序。

依法实行市场调节价的药品,药品上市许可持有人、药品生产企业、药品经营企业和医疗机构应当按照公平、合理和诚实信用、质价相符的原则制定价格,为用药者提供价格合理的药品。

药品上市许可持有人、药品生产企业、药品经营企业和医疗机构应当遵守国务院药品价格主管部门关于药品价格管理的规定,制定和标明药品零售价格,禁止暴利、价格垄断和价格欺诈等行为。

药品上市许可持有人、药品生产企业、药品经营企业和医疗机构应当依法向药品价格主管部门提供其药品的实际购销价格和购销数量等资料。

医疗机构应当向患者提供所用药品的价格清单,按照规定如实公布其常用药品的价格,加强合理用药管理。具体办法由国务院卫生健康主管部门制定。

禁止药品上市许可持有人、药品生产企业、药品经营企业和医疗机构在药品购销中给予、收受回扣或者其他不正当利益。禁止药品上市许可持有人、药品生产企业、药品经营企业或者代理人以任何名义给予使用其药品的医疗机构的负责人、药品采购人员、医师、药师等有关人员财物或者其他不正当利益。禁止医疗机构的负责人、药品采购人员、医师、药师等有关人员以任何名义收受药品上市许可持有人、药品生产企业、药品经营企业或者代理人给予的财物或者其他不正当利益。

2. 药品广告的管理

(1) 药品广告审批:药品广告应当经广告主所在地省、自治区、直辖市人民政府确定的广告审查机关批准;未经批准的,不得发布。

（2）药品广告的内容：药品广告的内容应当真实、合法，以国务院药品监督管理部门核准的药品说明书为准，不得含有虚假的内容。

药品广告不得含有表示功效、安全性的断言或者保证；不得利用国家机关、科研单位、学术机构、行业协会或者专家、学者、医师、药师、患者等的名义或者形象作推荐、证明。非药品广告不得有涉及药品的宣传。

3．其他规定　药品价格和广告，本法未作规定的，适用《中华人民共和国价格法》《中华人民共和国反垄断法》《中华人民共和国反不正当竞争法》《中华人民共和国广告法》等的规定。

（九）药品储备和供应

1．实行国家药品储备制度　国家实行药品储备制度，建立中央和地方两级药品储备。发生重大灾情、疫情或者其他突发事件时，依照《中华人民共和国突发事件应对法》的规定，可以紧急调用药品。

2．实行国家基本药物制度　国家实行基本药物制度，遴选适当数量的基本药物品种，加强组织生产和储备，提高基本药物的供给能力，满足疾病防治基本用药需求。

3．建立药品供求监测体系　国家建立药品供求监测体系，及时收集和汇总分析短缺药品供求信息，对短缺药品实行预警，采取应对措施。

4．实行短缺药品清单管理制度　国家实行短缺药品清单管理制度，具体办法由国务院卫生健康主管部门会同国务院药品监督管理部门等部门制定。药品上市许可持有人停止生产短缺药品的，应当按照规定向国务院药品监督管理部门或者省、自治区、直辖市人民政府药品监督管理部门报告。

5．短缺药品的供应管理　国家鼓励短缺药品的研制和生产，对临床急需的短缺药品、防治重大传染病和罕见病等疾病的新药予以优先审评审批。

对短缺药品，国务院可以限制或者禁止出口。必要时，国务院有关部门可以采取组织生产、价格干预和扩大进口等措施，保障药品供应。

药品上市许可持有人、药品生产企业、药品经营企业应当按照规定保障药品的生产和供应。

（十）监督管理

1．禁止生产（包括配制，下同）、销售、使用假药、劣药。假药和劣药的定义见表4-3。

表4-3　假药与劣药的定义与比较

假药	劣药
有下列情形之一的，为假药： （1）药品所含成分与国家药品标准规定的成分不符。 （2）以非药品冒充药品或者以他种药品冒充此种药品。 （3）变质的药品。 （4）药品所标明的适应证或者功能主治超出规定范围	有下列情形之一的，为劣药： （1）药品成分的含量不符合国家药品标准。 （2）被污染的药品。 （3）未标明或者更改有效期的药品。 （4）未注明或者更改产品批号的药品。 （5）超过有效期的药品。 （6）擅自添加防腐剂、辅料的药品。 （7）其他不符合药品标准的药品

2. 药品监督管理机构及其职责

（1）药品监督管理机构：国务院药品监督管理部门主管全国药品监督管理工作。国务院有关部门在各自的职责范围内负责与药品有关的监督管理工作。

省、自治区、直辖市人民政府药品监督管理部门负责本行政区域内的药品监督管理工作。省、自治区、直辖市人民政府有关部门在各自的职责范围内负责与药品有关的监督管理工作。

（2）药品监督管理部门的职责

1）药品监督管理部门应当依照法律、法规的规定对药品研制、生产、经营和药品使用单位使用药品等活动进行监督检查，必要时可以对为药品研制、生产、经营、使用提供产品或者服务的单位和个人进行延伸检查，有关单位和个人应当予以配合，不得拒绝和隐瞒。药品监督管理部门应当对高风险的药品实施重点监督检查。

对有证据证明可能存在安全隐患的，药品监督管理部门根据监督检查情况，应当采取告诫、约谈、限期整改以及暂停生产、销售、使用、进口等措施，并及时公布检查处理结果。

2）药品监督管理部门根据监督检查的需要，可以对药品质量进行抽查检验。

3）药品监督管理部门对有证据证明可能危害人体健康的药品及其有关材料可以采取查封、扣押的行政强制措施，并在七日内作出行政处理决定；药品需要检验的，应当自检验报告书发出之日起十五日内作出行政处理决定。

4）药品监督管理部门应当对药品上市许可持有人、药品生产企业、药品经营企业和药物非临床安全性评价研究机构、药物临床试验机构等遵守药品生产质量管理规范、药品经营质量管理规范、药物非临床研究质量管理规范、药物临床试验质量管理规范等情况进行检查，监督其持续符合法定要求。

5）国家建立职业化、专业化药品检查员队伍。检查员应当熟悉药品法律法规，具备药品专业知识。

6）药品监督管理部门建立药品上市许可持有人、药品生产企业、药品经营企业、药物非临床安全性评价研究机构、药物临床试验机构和医疗机构药品安全信用档案，记录许可颁发、日常监督检查结果、违法行为查处等情况，依法向社会公布并及时更新；对有不良信用记录的，增加监督检查频次，并可以按照国家规定实施联合惩戒。

7）国家实行药品安全信息统一公布制度。国家药品安全总体情况、药品安全风险警示信息、重大药品安全事件及其调查处理信息和国务院确定需要统一公布的其他信息由国务院药品监督管理部门统一公布。药品安全风险警示信息和重大药品安全事件及其调查处理信息的影响限于特定区域的，也可以由有关省、自治区、直辖市人民政府药品监督管理部门公布。未经授权不得发布上述信息。公布药品安全信息，应当及时、准确、全面，并进行必要的说明，避免误导。

任何单位和个人不得编造、散布虚假药品安全信息。

（3）药品监督管理部门的义务

1）药品监督管理部门进行监督检查时，必须出示证明文件，对监督检查中知悉的商业秘密应当保密。

2）抽查检验应当按照规定抽样，并不得收取任何费用；抽样应当购买样品。所需费用按照国务院规定列支。

3）国务院和省、自治区、直辖市人民政府的药品监督管理部门应当定期公告药品质量抽查检验结果；公告不当的，应当在原公告范围内予以更正。

4）药品监督管理部门应当公布本部门的电子邮件地址、电话，接受咨询、投诉、举报，并依法及时答复、核实、处理。对查证属实的举报，按照有关规定给予举报人奖励。

药品监督管理部门应当对举报人的信息予以保密，保护举报人的合法权益。举报人举报所在单位的，该单位不得以解除、变更劳动合同或者其他方式对举报人进行打击报复。

5）药品监督管理部门及其设置或者指定的药品专业技术机构不得参与药品生产经营活动，不得以其名义推荐或者监制、监销药品。

药品监督管理部门及其设置或者指定的药品专业技术机构的工作人员不得参与药品生产经营活动。

6）药品监督管理部门发现药品违法行为涉嫌犯罪的，应当及时将案件移送公安机关。

对依法不需要追究刑事责任或者免予刑事处罚，但应当追究行政责任的，公安机关、人民检察院、人民法院应当及时将案件移送药品监督管理部门。

公安机关、人民检察院、人民法院商请药品监督管理部门、生态环境主管部门等部门提供检验结论、认定意见以及对涉案药品进行无害化处理等协助的，有关部门应当及时提供，予以协助。

3．地方人民政府及其职责

（1）县级以上人民政府应当制定药品安全事件应急预案。药品上市许可持有人、药品生产企业、药品经营企业和医疗机构等应当制定本单位的药品安全事件处置方案，并组织开展培训和应急演练。

发生药品安全事件，县级以上人民政府应当按照应急预案立即组织开展应对工作；有关单位应当立即采取有效措施进行处置，防止危害扩大。

（2）药品监督管理部门未及时发现药品安全系统性风险，未及时消除监督管理区域内药品安全隐患的，本级人民政府或者上级人民政府药品监督管理部门应当对其主要负责人进行约谈。

地方人民政府未履行药品安全职责，未及时消除区域性重大药品安全隐患的，上级人民政府或者上级人民政府药品监督管理部门应当对其主要负责人进行约谈。被约谈的部门和地方人民政府应当立即采取措施，对药品监督管理工作进行整改。约谈情况和整改情况应当纳入有关部门和地方人民政府药品监督管理工作评议、考核记录。

（3）地方人民政府及其药品监督管理部门不得以要求实施药品检验、审批等手段限制或者排斥非本地区药品上市许可持有人、药品生产企业生产的药品进入本地区。

（十一）法律责任

1．法律责任的概念及种类　法律责任，是指行为人由于自己违法行为、违约行为或者由于法律规定而应承担的某种强制性、否定性的法律后果。

根据行为人违反法律规范的性质和社会危害程度，法律责任分为民事责任、行政责任和刑事责任三种。

民事责任是指行为人因违反民事法律、违约或者由于法律规定所应承担的一种法律责任。承担民事责任的方式有很多种,《药品管理法》所确定的民事责任形式主要是损害赔偿。《药品管理法》规定需要承担民事责任的行为主要有两种,一是药品检验机构出具的检验结果不实,造成损失的,应当承担相应的赔偿责任;一是药品的生产企业、经营企业、医疗机构违反规定,给药品使用者造成损害的,依法承担赔偿责任。

行政责任是指行为人违反行政法律规范但尚未构成犯罪所应承担的法律责任,主要包括行政处罚和行政处分两类。行政处罚是由特定国家行政执法机关依照法定权限和程序对违反行政法规尚不构成犯罪的公民、法人给予的一种行政制裁。《药品管理法》规定的行政处罚主要有警告、罚款、没收药品和违法所得、停产停业整顿、吊销许可证或撤销药品批准证明文件等5种形式;行政处分是国家行政机关、企事业单位或其他组织依照行政隶属关系对违法失职的国家公务员或所属人员实施的惩戒措施,主要包括警告、记过、记大过、降级、撤职、开除等6种形式。《药品管理法》规定的承担行政责任的违法行为是最多的。

刑事责任是指行为人因其犯罪行为所必须承担的,由司法机关代表国家所确定的刑事惩罚性法律责任。违反《药品管理法》规定,构成犯罪的,依照《中华人民共和国刑法》(以下简称《刑法》)追究刑事责任,如《刑法》中关于生产销售假药罪、生产销售劣药罪的规定。

2. 违反《药品管理法》应承担的法律责任

(1)违反有关许可证、药品批准证明文件规定的法律责任:《药品管理法》中规定的许可证、药品批准证明文件有药品生产许可证、药品经营许可证、医疗机构制剂许可证、进口药品注册证、药品批准文号及其他批件等。违反有关许可证、药品批准证明文件的规定,行为人要承担罚款、吊销许可证、没收违法所得等行政责任,如构成犯罪,还要依法追究刑事责任。见表4-4。

表4-4　违反有关许可证、药品批准证明文件规定的法律责任

违法行为人及违法行为	法律责任		《药品管理法》条款
	行政责任	民事和刑事责任	
未取得药品生产许可证、药品经营许可证或者医疗机构制剂许可证生产、销售药品的	①责令关闭 ②没收违法生产、销售的药品和违法所得 ③并处违法生产、销售的药品(包括已售出和未售出的药品)货值金额十五倍以上三十倍以下的罚款 ④货值金额不足十万元的,按十万元计算	构成犯罪的,依法追究刑事责任	第115条
违反本法规定,药品上市许可持有人、药品生产企业、药品经营企业或者医疗机构未从药品上市许可持有人或者具有药品生产、经营资格的企业购进药品的	①责令改正,没收违法购进的药品和违法所得 ②并处违法购进药品货值金额二倍以上十倍以下的罚款 ③情节严重的,并处货值金额十倍以上三十倍以下的罚款,吊销药品批准证明文件、药品生产许可证、药品经营许可证或者医疗机构执业许可证 ④货值金额不足五万元的,按五万元计算	构成犯罪的,依法追究刑事责任	第129条

违法行为人及违法行为	法律责任		《药品管理法》条款
	行政责任	民事和刑事责任	
伪造、变造、出租、出借、非法买卖许可证或者药品批准证明文件的	①没收违法所得,并处违法所得一倍以上五倍以下的罚款 ②情节严重的,并处违法所得五倍以上十五倍以下的罚款,吊销药品生产许可证、药品经营许可证、医疗机构制剂许可证或者药品批准证明文件,对法定代表人、主要负责人、直接负责的主管人员和其他责任人员,处二万元以上二十万元以下的罚款,十年内禁止从事药品生产经营活动,并可以由公安机关处五日以上十五日以下的拘留 ③违法所得不足十万元的,按十万元计算	构成犯罪的,依法追究刑事责任	第122条
提供虚假的证明、数据、资料、样品或者采取其他手段骗取临床试验许可、药品生产许可、药品经营许可、医疗机构制剂许可或者药品注册等许可的	①撤销相关许可 ②十年内不受理其相应申请,并处五十万元以上五百万元以下的罚款 ③情节严重的,对法定代表人、主要负责人、直接负责的主管人员和其他责任人员,处二万元以上二十万元以下的罚款,十年内禁止从事药品生产经营活动,并可以由公安机关处五日以上十五日以下的拘留	构成犯罪的,依法追究刑事责任	第123条

（2）生产销售假药、劣药的法律责任：生产（包括配制）、销售假药、劣药的,以及知道或应当知道属于假劣药品而为其提供运输、保管、仓储等便利条件的,行为人要承担行政责任,如没收违法所得、罚款、吊销许可证等；构成犯罪,还要依法追究刑事责任。见表4-5。

表4-5　生产、销售假药、劣药的法律责任

违法行为人及违法行为	法律责任		《药品管理法》条款
	行政责任	民事和刑事责任	
单位或个人生产、销售假药的	①没收违法生产、销售的药品和违法所得 ②责令停产停业整顿,吊销药品批准证明文件,并处违法生产、销售的药品货值金额十五倍以上三十倍以下的罚款 ③货值金额不足十万元的,按十万元计算 ④情节严重的,吊销药品生产许可证、药品经营许可证或者医疗机构制剂许可证,十年内不受理其相应申请 ⑤药品上市许可持有人为境外企业的,十年内禁止其药品进口	构成犯罪的,依法追究刑事责任	第116条

违法行为人及违法行为	法律责任		《药品管理法》条款
	行政责任	民事和刑事责任	
单位或个人生产、销售劣药的	①没收违法生产、销售的药品和违法所得 ②并处违法生产、销售的药品货值金额十倍以上二十倍以下的罚款 ③违法生产、批发的药品货值金额不足十万元的,按十万元计算,违法零售的药品货值金额不足一万元的,按一万元计算 ④情节严重的,责令停产停业整顿直至吊销药品批准证明文件、药品生产许可证、药品经营许可证或者医疗机构制剂许可证 ⑤生产、销售的中药饮片不符合药品标准,尚不影响安全性、有效性的,责令限期改正,给予警告 ⑥可以处十万元以上五十万元以下的罚款	构成犯罪的,依法追究刑事责任	第117条
单位生产、销售假药或生产、销售劣药情节严重	①对法定代表人、主要负责人、直接负责的主管人员和其他责任人员,没收违法行为发生期间自本单位所获收入,并处所获收入百分之三十以上三倍以下的罚款,终身禁止从事药品生产经营活动,并可以由公安机关处五日以上十五日以下的拘留 ②对生产者专门用于生产假药、劣药的原料、辅料、包装材料、生产设备予以没收		第118条
单位或个人为假、劣药提供运输、保管、仓储等便利条件	①没收全部储存、运输收入 ②并处违法收入一倍以上五倍以下的罚款 ③情节严重的,并处违法收入五倍以上十五倍以下的罚款 ④违法收入不足五万元的,按五万元计算	构成犯罪的,依法追究刑事责任	第120条
药品使用单位使用假药、劣药	①按照销售假药、零售劣药的规定处罚 ②情节严重,法定代表人、主要负责人、直接负责的主管人员和其他责任人员吊销执业证书		第119条

（3）违反《药品管理法》其他有关规定的法律责任:《药品管理法》还规定了有关单位和个人违反其他有关规定应当承担的法律责任。见表4-6。

表 4-6　违反《药品管理法》其他有关规定的法律责任

违法行为人及违法行为	法律责任		《药品管理法》条款
	行政责任	民事和刑事责任	
药品生产、经营企业、临床试验机构、非临床安全性研究机构未按照 GMP、GSP、GLP、GCP 实施相应的质量管理规范	①责令限期改正,给予警告 ②逾期不改正的,处十万元以上五十万元以下的罚款 ③情节严重的,处五十万元以上二百万元以下的罚款,责令停产停业整顿直至吊销药品批准证明文件、药品生产许可证、药品经营许可证等,药物非临床安全性评价研究机构、药物临床试验机构等五年内不得开展药物非临床安全性评价研究、药物临床试验,对法定代表人、主要负责人、直接负责的主管人员和其他责任人员,没收违法行为发生期间自本单位所获收入,并处所获收入百分之十以上百分之五十以下的罚款,十年直至终身禁止从事药品生产经营等活动		第 126 条
药品上市许可持有人、药品生产、经营企业有下列行为之一: ①未取得药品批准证明文件生产、进口药品 ②使用采取欺骗手段取得的药品批准证明文件生产、进口药品 ③使用未经审评审批的原料药生产药品 ④应当检验而未经检验即销售药品 ⑤生产、销售国务院药品监督管理部门禁止使用的药品 ⑥编造生产、检验记录 ⑦未经批准在药品生产过程中进行重大变更	①没收违法药品、违法所得和用于违法生产的原料、辅料、包装材料和生产设备,责令停产停业整顿 ②并处罚款:药品货值金额的十五倍以上三十倍以下,货值金额不足十万元的,按十万元计算 ③情节严重,吊销批准证明文件、许可证,对法定代表人、主要负责人、直接负责的主管人员和其他责任人员,没收违法所得,并处百分之三十以上三倍以下罚款,十年直至终身禁止从事药品生产经营活动,并可以由公安机关处五日以上十五日以下的拘留	构成犯罪的,依法追究刑事责任	第 124 条
药品上市许可持有人、药品生产、经营企业有下列行为之一: ①未经批准开展药物临床试验 ②使用未经审评的直接接触药品的包装材料或者容器生产药品,或者销售该类药品 ③使用未经核准的标签、说明书	①没收违法药品、违法所得及包装材料、容器 ②责令停产停业整顿 ③并处罚款:五十万元以上五百万元以下 ④情节严重,吊销批准证明文件、许可证,对法定代表人、主要负责人、直接负责的主管人员和其他责任人员处二万元以上二十万元以下的罚款,十年直至终身禁止从事药品生产经营活动		第 125 条

违法行为人及违法行为	法律责任		《药品管理法》条款
	行政责任	民事和刑事责任	
药品上市许可持有人、药品生产、经营企业有下列行为之一： ①开展生物等效性试验未备案 ②药物临床试验期间，发现存在安全性问题或者其他风险，临床试验申办者未及时调整临床试验方案、暂停或者终止临床试验，或者未向国务院药品监督管理部门报告 ③未按照规定建立并实施药品追溯制度 ④未按照规定提交年度报告 ⑤未按照规定对药品生产过程中的变更进行备案或者报告 ⑥未制定药品上市后风险管理计划 ⑦未按照规定开展药品上市后研究或者上市后评价	①责令限期改正，给予警告 ②逾期不改正的，处十万元以上五十万元以下的罚款		第127条
进口已获得药品注册证书的药品，未按照规定向允许药品进口的口岸所在地药品监督管理部门备案的	①责令限期改正，给予警告 ②逾期不改正的，吊销药品注册证书		第132条
医疗机构将其配制的制剂在市场销售	①责令改正，没收违法销售的制剂和违法所得 ②并处违法销售制剂货值金额二倍以上五倍以下的罚款 ③情节严重的，并处货值金额五倍以上十五倍以下的罚款 ④货值金额不足五万元的，按五万元计算		第133条
药品经营企业购销药品未按照规定进行记录，零售药品未正确说明用法、用量等事项，或未按照规定调配处方的	①责令改正，给予警告 ②情节严重的，吊销药品经营许可证		第130条
药品网络交易第三方平台提供者未履行资质审核、报告、停止提供网络交易平台服务等义务的	①责令改正，没收违法所得 ②并处二十万元以上二百万元以下的罚款 ③情节严重的，责令停业整顿，并处二百万元以上五百万元以下的罚款		第131条

违法行为人及违法行为	法律责任		《药品管理法》条款
	行政责任	民事和刑事责任	
药品包装的标签或说明书不符合规定	除依法按假、劣药论处的外: ①责令改正,给予警告 ②情节严重的,吊销药品注册证书		第128条
药品上市许可持有人未按照规定开展药品不良反应监测或者报告疑似药品不良反应的	①责令限期改正,给予警告 ②逾期不改正的,责令停产停业整顿,并处十万元以上一百万元以下的罚款		第134条
药品上市许可持有人、药品生产、经营企业、医疗机构不配合药品召回的	1.药品上市许可持有人拒不召回的: ①处应召回药品货值金额五倍以上十倍以下的罚款;货值金额不足十万元的,按十万元计算 ②情节严重的,吊销药品批准证明文件、药品生产许可证、药品经营许可证,对法定代表人、主要负责人、直接负责的主管人员和其他责任人员,处二万元以上二十万元以下的罚款 2.药品生产、经营企业、医疗机构不配合召回的:处十万元以上五十万元以下的罚款		第135条
药品上市许可持有人、药品生产企业、药品经营企业或者医疗机构违反本法规定聘用人员的	①由药品监督管理部门或者卫生健康主管部门责令解聘 ②处五万元以上二十万元以下的罚款		第140条
药品上市许可持有人、生产、经营企业及医疗机构在药品购销中给予、收受回扣、其他利益	①由市场监督管理部门没收违法所得 ②并处三十万元以上三百万元以下的罚款 ③情节严重的,吊销药品上市许可持有人、药品生产企业、药品经营企业营业执照,并由药品监督管理部门吊销药品批准证明文件、药品生产许可证、药品经营许可证	构成犯罪的,依法追究刑事责任	第141条
药品上市许可持有人、生产、经营企业负责人或采购人员在药品购销活动中受贿	①没收违法所得,给予处罚 ②情节严重,五年内禁止从事药品生产经营活动	构成犯罪的,依法追究刑事责任	第142条
医疗机构的负责人、采购人员、医师、药师等收受财物、其他利益	①给予处分 ②没收违法所得 ③情节严重,吊销其执业证书	构成犯罪的,依法追究刑事责任	第142条
药品上市许可持有人、生产、经营企业、医疗机构给用药者造成损害的		依法承担赔偿责任	第144条

（4）药品监督管理部门、药品检验机构、县级以上人民政府违法的法律责任:药品监督管理部门是《药品管理法》的行政执法主体,药品检验机构是法定技术机构,药品监督管理行政部门和技

术机构违反《药品管理法》的规定,也要承担相应的法律责任,主要形式是行政处罚和行政处分,构成犯罪的,依法追究刑事责任。见表4-7。

表4-7　药品监督管理部门、药品检验机构违法的法律责任

违法行为人及违法行为	法律责任		《药品管理法》条款
	行政责任	民事和刑事责任	
药品检验机构出具虚假检验报告的	①责令改正,给予警告 ②对单位并处二十万元以上一百万元以下的罚款 ③对直接负责的主管人员和其他直接责任人员依法给予降级、撤职、开除处分,没收违法所得,并处五万元以下的罚款 ④情节严重的,撤销其检验资格	构成犯罪的,依法追究刑事责任 造成损失的,依法承担赔偿责任	第138条
药品监督管理部门有下列行为之一: ①不符合条件而批准进行药物临床试验 ②对不符合条件的药品颁发药品注册证书 ③对不符合条件的单位颁发药品生产许可证、药品经营许可证或者医疗机构制剂许可证	①撤销相关许可 ②对直接负责的主管人员和其他直接责任人员依法给予处分	构成犯罪的,依法追究刑事责任	第147条
药品监督管理部门有下列行为之一: ①瞒报、谎报、缓报、漏报药品安全事件 ②对发现的药品安全违法行为未及时查处 ③未及时发现药品安全系统性风险,或者未及时消除监督管理区域内药品安全隐患,造成严重影响 ④其他不履行药品监督管理职责,造成严重不良影响或者重大损失	①对直接负责的主管人员和其他直接责任人员给予记过或者记大过处分 ②情节较重的,给予降级或者撤职处分 ③情节严重的,给予开除处分		第149条
药品监督管理部门或其设置、指定的药品专业技术机构参与生产经营活动	①责令改正 ②没收违法收入 ③情节严重的,对直接负责的主管人员和其他直接责任人员依法给予处分		第145条
药品监督管理部门、药品检验机构在药品监督检验中违法收费	①由政府有关部门责令退还 ②对直接负责的主管人员和其他直接责任人员依法给予处分 ③情节严重的,撤销其检验资格		第146条
药品监督管理部门及其有关人员有滥用职权、徇私舞弊、玩忽职守行为	个人给予行政处分		第150条

| 违法行为人及违法行为 | 法律责任 | | 《药品管理法》条款 |
	行政责任	民事和刑事责任	
县级以上地方人民政府有下列行为之一： ①瞒报、谎报、缓报、漏报药品安全事件 ②未及时消除区域性重大药品安全隐患，造成本行政区域内发生特别重大药品安全事件，或者连续发生重大药品安全事件 ③履行职责不力，造成严重不良影响或者重大损失	①直接负责的主管人员和其他直接责任人员给予记过或者记大过处分 ②情节严重的，给予降级、撤职或者开除处分		第148条

（5）从重处罚的违法行为：违反《药品管理法》的规定，有下列行为之一的，由药品监督管理部门在《药品管理法》规定的处罚幅度内从重处罚：

1）以麻醉药品、精神药品、医疗用毒性药品、放射性药品、药品类易制毒化学品冒充其他药品，或者以其他药品冒充上述药品。

2）生产、销售以孕产妇、儿童为主要使用对象的假药、劣药。

3）生产、销售的生物制品属于假药、劣药。

4）生产、销售假药、劣药，造成人身伤害后果。

5）生产、销售假药、劣药，经处理后再犯。

6）拒绝、逃避监督检查，伪造、销毁、隐匿有关证据材料，或者擅自动用查封、扣押物品。

第三节　药事管理法律体系的内容

药事管理法律体系从内容上可以分为药物研制与注册法律体系、药品生产法律体系、药品流通法律体系、药品使用法律体系和特殊管理药品法律体系等几个主要部分。作为药事管理基本法的《药品管理法》，从宏观上对以上各方面均作了原则性的规定，具体内容见本章第二节。为贯彻实施《药品管理法》，国务院、原卫生部、药品监督管理部门等陆续颁布了一系列行政法规、规章，使药事管理法律体系各部内容得以充实、完善，具有可操作性。本节不再重复《药品管理法》的内容，主要从整体上概括各部分法规规章及其主要内容。

一、药物研制与注册法律体系

1.《药物非临床研究质量管理规范》（GLP）　适用于申请药品注册而进行的非临床安全性研究，在组织机构、实验设施、仪器设备和实验材料、标准操作规程、研究工作的实施、资料档案等方面进行全过程标准化规范管理。现行版本从2017年9月1日起施行。

2.《药物临床试验质量管理规范》(GCP) 适用于药物临床研究,凡药品进行各期临床试验,包括人体生物利用度或生物等效性试验,均需按此规范执行。GCP 对临床试验全过程的标准进行了规定,包括方案设计、组织实施、监查、稽查、记录、分析总结和报告。同时,GCP 保护了志愿受试者和患者在新药研究中的安全和利益,规定了生产者申请临床试验所要出具有价值的临床资料等。现行版本从 2020 年 7 月 1 日起施行。

3. 其他 国家药品监督管理部门还颁布了许多配套规定,主要有 1999 年原国家药品监督管理局颁发的《药品研究机构登记备案管理办法(试行)》和 2018 年药品监督管理局颁发的《药品研究和申报注册违规处理办法(试行)》;2004 年国家食品药品监督管理局和卫生部共同制定的《药物临床试验机构资格认定办法(试行)》,规定了申请药物临床试验机构资格应具备的条件、申请与受理、现场检查、审核与公告、监督管理等方面的内容;此外,为促进我国药物研究开发,指导药物研究单位用科学规范的方法开展药品研究工作,国家药品监督管理部门自 2002 年以来,以《药品管理法》和《药品注册管理办法》为依据,以科学性、前瞻性和可操作性为指导思想,借鉴人用药品技术要求国际协调理事会(ICH)等机构的技术指导原则,起草和修订了一系列我国药物研究技术指导原则。

二、药品生产法律体系

1.《药品生产质量管理规范》(GMP) GMP 是药品生产管理法律体系的核心,自 1988 年卫生部颁布了我国第一部 GMP 后,经 1992 年、1998 年、2010 年三次修订,现行《药品生产质量管理规范(2010 年修订)》自 2011 年 3 月 1 日起施行,它在药品生产的质量风险管理、机构与人员、厂房设施及设备、洁净区级别、物料与产品、文件管理、生产管理、质量控制与质量保证、无菌药品灭菌方式、药品批次划分等提出了明确要求。

2.《药品生产监督管理办法》 为了加强药品生产监督管理,规范药品生产活动,国家市场监督管理总局于 2020 年 1 月 22 日颁布《药品生产监督管理办法》,就药品生产许可、生产管理、监督检查、法律责任等方面进行了规定。

3.《医疗机构制剂配制质量管理规范》和《医疗机构制剂配制监督管理办法》 为加强医疗机构制剂质量控制与管理,根据《药品管理法》,并参考《药品生产质量管理规范》,国家药品监督管理局于 2001 年 3 月 13 日发布《医疗机构制剂配制质量管理规范(试行)》,在机构与人员、房屋与设施、设备、物料、卫生、文件、配制管理、质量管理与检验、使用管理等方面对医疗机构配制制剂作出了全面规定;2005 年国家食品药品监督管理局颁布了《医疗机构制剂配制监督管理办法(试行)》,对医疗机构设立制剂室的许可、医疗机构制剂许可证的管理、中药制剂委托配制的管理、监督检查、法律责任作出了详细规定。

4.《药品委托生产监督管理规定》 为规范药品委托生产,确保药品质量安全,根据《药品管理法》《药品管理法实施条例》,国家药品监督管理部门于 2014 年 8 月发布《药品委托生产监督管理规定》(CFDA 公告 2014 年第 36 号),对境内药品生产企业之间委托生产药品的申请、审查、许可和监督管理作出详细规定。其中特别明确规定:麻醉药品、精神药品、药品类易制毒化学品及其复方制剂,医疗用毒性药品,生物制品,多组分生化药品,中药注射剂和原料药不得委托生产。

放射性药品的委托生产按照有关法律法规规定办理。

三、药品流通法律体系

1.《药品经营质量管理规范》(GSP) 2000 年 4 月 30 日国家药品监督管理局颁布《药品经营质量管理规范》,对药品批发和药品零售质量管理进行了规定。随着医药流通业的发展以及管理经验的日益完善,2012 年 11 月 6 日、2015 年 5 月 18 日和 2016 年 6 月 30 日国家药品监督管理部门先后三次修订和修正《药品经营质量管理规范》,充分反映了药品经营行业发展的最新管理水平和最新理念。

2.《药品流通监督管理办法》(2007 年 5 月 1 日实施) 对药品生产、经营企业购销药品和医疗机构购进、储存药品作出规定。

3.《互联网药品交易服务审批暂行规定》(2005 年 9 月 25 日实施) 主要内容包括互联网药品交易的定义、类别与审批部门,各类别企业应具备的条件、申报审批程序和法律责任等。在 2017 年国务院决定第三批取消 39 项中央指定地方实施的行政许可事项时,取消了"互联网药品交易服务企业(第三方平台除外)审批",即取消了互联网药品交易 B 证、C 证的审批。

4.《药品经营许可证管理办法》(2004 年 4 月 1 日实施,2017 年 11 月 17 日修订) 对申领药品经营许可证的条件和程序、药品经营许可证的变更与换发以及监督检查进行了具体规定。

5.《药品广告审查发布标准》和《药品广告审查办法》(2018 年 12 月 21 日修订实施) 前者规定了药品广告审查的对象、依据和审查机关,药品广告审查的内容及程序,以及对虚假违法药品广告的处理;后者对药品广告的范围和内容、禁止性内容、发布对象和时间以及虚假违法广告的处罚作了详细规定。

6.《药品进口管理办法》(2004 年 1 月 1 日起实施,2012 年 8 月 24 日修订) 主要规定了药品进口备案、口岸检验及监督管理等内容。

7.《处方药和非处方药流通管理暂行规定》(2000 年 1 月 1 日起实施) 对于生产、批发企业的销售药品、零售药店与医疗机构处方和使用药品、普通商业企业零售药品分别作出规定。

四、药品使用法律体系

对于医疗机构使用药品法律规定的内容,主要体现在两个法律文件之中,一是卫生部、国家中医药管理局、总后勤部卫生部发布的《医疗机构药事管理规定》(2011 年 3 月 1 日实施),其中对药物临床应用和药剂管理作出的规定;二是国家食品药品监督管理局 2011 年 10 月 11 日发布施行的《医疗机构药品监督管理办法(试行)》,其中有对医疗机构药品调配和使用的规定。

五、特殊管理药品法律体系

特殊管理药品包括麻醉药品、精神药品、医疗用毒性药品和放射性药品四类,国家针对这四类药品制定了专门的法律加以管理。

1.《麻醉药品和精神药品管理条例》(2005年11月1日起施行) 对麻醉药品和精神药品的种植、实验研究和生产、经营、使用、储存、运输、审批程序、监督管理和法律责任等作出全面规定。2013年12月7日、2016年2月6日国务院先后两次对部分条款进行了修改。同时,国家食品药品监督管理局还先后制定了《麻醉药品和精神药品邮寄管理办法》《关于麻醉药品和精神药品实验研究管理规定的通知》《麻醉药品和精神药品生产管理办法(试行)》《麻醉药品和精神药品经营管理办法(试行)》《麻醉药品和精神药品运输管理办法》等规章,并修订公布了《麻醉药品和精神药品目录(2013年版)》,对麻醉药品和精神药品各方面管理进行了具体规定。

2.《医疗用毒性药品管理办法》(1988年12月27日起施行) 对于医疗用毒性药品的概念和品种、生产管理、经营和使用管理、法律责任等方面作出明确规定。

3.《放射性药品管理办法》(1989年1月13日起施行,2017年3月1日修订) 从放射性新药的研制、临床研究和审批,生产、经营和进出口,包装、运输和使用,以及放射性药品的标准和检验等方面做出全面的规定。

4.其他 其他实行特殊管理措施的药品的法律规定,主要有《药品类易制毒化学品管理办法》(2010年5月1日施行),规定了药品类易制毒化学品生产、经营、购买许可的范围、条件、程序、资料要求和审批时限,明确了药品类易制毒化学品原料药、单方制剂和小包装麻黄碱的购销渠道,规范了生产、经营企业和有关使用单位的安全管理制度、条件要求;《反兴奋剂条例》(2018年9月18日起施行)和国家食品药品监督管理局《关于贯彻落实〈反兴奋剂条例〉进一步加强兴奋剂管理的通知》(2007年6月22日发布),对于兴奋剂的生产、销售、进出口等方面进行了严格的规定;《生物制品批签发管理办法》(2004年7月13日起施行,2020年12月11日修订),对生物制品批签发的概念,批签发的申请,检验、审核与签发、复审监督与处罚作出明确规定;《疫苗流通和预防接种管理条例》(2005年3月24日发布施行,2016年4月23日修订),对疫苗流通、疫苗接种、保障措施、预防接种异常反应的处理、监督管理与法律责任等方面作出了明确的规定。

第四节 中药管理法律体系

一、中药管理立法的历史沿革

中药是继承和发扬中医药事业的重要载体,中药产业作为我国独具特色和优势的民族产业,历来备受关注。随着改革开放恢复药品管理体系,我国药事管理进入法制化管理,中药管理的立法也经历了从起步阶段、适应成长过程进入到发展完善时期。与此同时,中医药在宏观控制管理方面也取得了较为突出的成绩。

现代意义的中药立法始于新中国成立后,中医药工作得到党的领导的极大重视,开始快速发展。特别是自改革开放后国家越来越重视中医药的发展和地位,1985年和1991年,政府在《关于卫生工作改革若干政策问题的报告》及《关于国民经济和社会发展十年规划和第八个五年计划纲要的报告》中,提出并强调了"中西医并重"的发展方针和策略,与之相伴随的是中医药管理机构与中医药立法的逐步完善。1988年,中华人民共和国国务院批准成立了国家中医药管理局,成为了全国性中医药的行政管理机构；2003 年，颁布了第一部专门为中医药制定的行政法规《中华人民共和国中医药条例》，从根本上保障了中医药事业的规范、有序发展。随着社会的不断发展，中医药行业许多新的热点问题不断涌现，以往的行政处理方式越来越暴露出不足和缺陷。因此，中医药立法工作逐步提上了我国政府的议事日程，2016 年 12 月 25 日第十二届全国人大常委会第二十五次会议通过了《中华人民共和国中医药法》（以下简称《中医药法》），于 2017 年 7 月 1 日起施行。《中医药法》是中医药发展的一部纲领性法律，是"母法"，其他具体的规范也陆续颁布。截至 2017 年年底已有两部相关配套文件公布实施，即 2017 年国家卫生计划生育委员会发布的《中医诊所备案管理暂行办法》和《中医医术确有专长人员医师资格考核注册管理暂行办法》。未来，各地方政府也将在现有法规的基础上，结合《中医药法》逐步制定和完善具有各自特色的中医药地方性法规、规章，我国的中药立法体系将日益完善。

二、中药管理法律体系的主要组成部分

中药管理法律体系是指我国现行有效的专门针对中药管理的法律规范体系，包括相关法律、行政法规、部门规章、地方性法规等。我国现行有效的主要的中药管理法律体系具体见表 4-8。

表 4-8　我国主要中药管理法律体系构成

性质	颁布机关	规章名称	施行（修订）日期
法律	全国人大常委会	《中华人民共和国中医药法》	2017 年 7 月 1 日
行政法规	国务院	《野生药材资源保护管理条例》	1987 年 12 月 1 日
		《国务院关于禁止犀牛角和虎骨贸易的通知》	1993 年 5 月 29 日
		《中药品种保护条例》	2018 年 9 月 18 日
规章	卫生部	《中药保健药品的管理规定》	1987 年 10 月 28 日
	国家中医药管理局	《中药饮片生产企业质量管理办法（试行）》	1992 年 6 月 1 日
	卫生部	《关于对原处方含有犀牛角和虎骨的中成药改变成分和更改名称等有关问题的通知》	1993 年 11 月 25 日
	国家中医药管理局、国家医药管理局、卫生部、国家工商行政管理局	《整顿中药材专业市场的标准》	1995 年 4 月 10 日
	国家中医药管理局	《出口中药产品质量注册实施细则（试行）》	1996 年 4 月 1 日
	国家中医药管理局	《药品零售企业中药饮片质量管理办法》	1996 年 5 月 23 日
	国家药品监督管理局	《中药材生产质量管理规范》	2002 年 6 月 1 日
	国家食品药品监督管理局	《关于推进中药饮片等类别药品监督实施 GMP 工作的通知》	2004 年 10 月 26 日
	国家中医药管理局、卫生部	《医院中药饮片管理规范》	2007 年 3 月 12 日
	国家中医药管理局	《国家中医药管理局关于进一步加强中药饮片处方质量管理强化合理使用的通知》	2015 年 10 月 20 日
	国家食品药品监管管理总局	《中药资源评估技术指导原则》	2017 年 12 月 18 日

三、《中华人民共和国中医药法》的主要内容

（一）总则

1. 立法宗旨　为了继承和弘扬中医药，保障和促进中医药事业发展，保护人民健康，制定本法。

2. 适应范围　本法所称中医药，是包括汉族和少数民族医药在内的我国各民族医药的统称，是反映中华民族对生命、健康和疾病的认识，具有悠久历史传统和独特理论及技术方法的医药学体系。

中医药事业是我国医药卫生事业的重要组成部分。国家大力发展中医药事业，实行中西医并重的方针，建立符合中医药特点的管理制度，充分发挥中医药在我国医药卫生事业中的作用。县级以上人民政府应当将中医药事业纳入国民经济和社会发展规划，建立健全中医药管理体系，统筹推进中医药事业发展。国家加强中医药服务体系建设，合理规划和配置中医药服务资源，为公民获得中医药服务提供保障。国家支持社会力量投资中医药事业，支持组织和个人捐赠、资助中医药事业。国务院中医药主管部门负责全国的中医药管理工作。国务院其他有关部门在各自职责范围内负责与中医药管理有关的工作。国家支持社会力量投资中医药事业，支持组织和个人捐赠、资助中医药事业。国家发展中医药教育，建立适应中医药事业发展需要、规模适宜、结构合理、形式多样的中医药教育体系，培养中医药人才。国家支持中医药科学研究和技术开发，鼓励中医药科学技术创新，推广应用中医药科学技术成果，保护中医药知识产权，提高中医药科学技术水平。国家支持中医药对外交流与合作，促进中医药的国际传播和应用。对在中医药事业中做出突出贡献的组织和个人，按照国家有关规定给予表彰、奖励。

（二）中医药服务

加强中医医疗机构和中医科室的建设，县级以上人民政府应当将中医医疗机构建设纳入医疗机构设置规划，举办规模适宜的中医医疗机构，扶持有中医药特色和优势的医疗机构发展；政府举办的综合医院、妇幼保健机构和有条件的专科医院、社区卫生服务中心、乡镇卫生院，应当设置中医药科室。国家支持社会力量举办中医医疗机构。社会力量举办的中医医疗机构在准入、执业、基本医疗保险、科研教学、医务人员职称评定等方面享有与政府举办的中医医疗机构同等的权利。举办中医诊所的，将诊所的名称、地址、诊疗范围、人员配备情况等报所在地县级人民政府中医药主管部门备案后即可开展执业活动。

在执业医师注册管理中，中医医师资格考试的内容应当体现中医药特点。以师承方式学习中医或者经多年实践，医术确有专长的人员，由至少两名中医医师推荐，经省、自治区、直辖市人民政府中医药主管部门组织实践技能和效果考核合格后，即可取得中医医师资格；按照考核内容进行执业注册后，即可在注册的执业范围内，以个人开业的方式或者在医疗机构内从事中医医疗活动。

开展中医药服务，应当以中医药理论为指导，运用中医药技术方法，并符合国务院中医药主管部门制定的中医药服务基本要求。县级以上人民政府应当发展中医药预防、保健服务，并按照国家有关规定将其纳入基本公共卫生服务项目统筹实施。县级以上人民政府中医药主管部门应

当加强对中医药服务的监督检查,并将下列事项作为监督检查的重点:

1. 中医医疗机构、中医医师是否超出规定的范围开展医疗活动。

2. 开展中医药服务是否符合国务院中医药主管部门制定的中医药服务基本要求。

3. 中医医疗广告发布行为是否符合本法的规定。

中医药主管部门依法开展监督检查,有关单位和个人应当予以配合,不得拒绝或者阻挠。

(三)中药保护与发展

国家加强对中药材的质量监管。①国家制定中药材种植养殖、采集、贮存和初加工的技术规范、标准,加强对中药材生产流通全过程的质量监督管理,保障中药材质量安全。②国家鼓励发展中药材规范化种植养殖,严格管理农药、肥料等农业投入品的使用,禁止在中药材种植过程中使用剧毒、高毒农药,支持中药材良种繁育,提高中药材质量。③国家建立道地中药材评价体系,支持道地中药材品种选育,扶持道地中药材生产基地建设,加强道地中药材生产基地生态环境保护,鼓励采取地理标志产品保护等措施保护道地中药材。④国家鼓励发展中药材现代流通体系,提高中药材包装、仓储等技术水平,建立中药材流通追溯体系。药品生产企业购进中药材应当建立进货查验记录制度。中药材经营者应当建立进货查验和购销记录制度,并标明中药材产地。⑤国家保护药用野生动植物资源,对药用野生动植物资源实行动态监测和定期普查,建立药用野生动植物资源种质基因库,鼓励发展人工种植养殖,支持依法开展珍贵、濒危药用野生动植物的保护、繁育及其相关研究。

国家鼓励和支持中药的创新应用。①在村医疗机构执业的中医医师、具备中药材知识和识别能力的乡村医生,按照国家有关规定可以自种、自采地产中药材并在其执业活动中使用。②国家保护中药饮片传统炮制技术和工艺,支持应用传统工艺炮制中药饮片,鼓励运用现代科学技术开展中药饮片炮制技术研究。③对市场上没有供应的中药饮片,医疗机构可以根据本医疗机构医师处方的需要,在本医疗机构内炮制、使用。医疗机构应当遵守中药饮片炮制的有关规定,对其炮制的中药饮片的质量负责,保证药品安全。医疗机构炮制中药饮片,应当向所在地设区的市级人民政府药品监督管理部门备案。④国家保护传统中药加工技术和工艺,支持传统剂型中成药的生产,鼓励运用现代科学技术研究开发传统中成药。⑤生产符合国家规定条件的来源于古代经典名方的中药复方制剂,在申请药品批准文号时,可以仅提供非临床安全性研究资料。⑥医疗机构配制中药制剂,应当依照《中华人民共和国药品管理法》的规定取得医疗机构制剂许可证,或者委托取得药品生产许可证的药品生产企业、取得医疗机构制剂许可证的其他医疗机构配制中药制剂。委托配制中药制剂,应当向委托方所在地省、自治区、直辖市人民政府药品监督管理部门备案。医疗机构对其配制的中药制剂的质量负责;委托配制中药制剂的,委托方和受托方对所配制的中药制剂的质量分别承担相应责任。⑦医疗机构配制的中药制剂品种,应当依法取得制剂批准文号。但是,仅应用传统工艺配制的中药制剂品种,向医疗机构所在地省、自治区、直辖市人民政府药品监督管理部门备案后即可配制,不需要取得制剂批准文号。

(四)中医药人才培养

中医药教育应当遵循中医药人才成长规律,以中医药内容为主,体现中医药文化特色,注重中医药经典理论和中医药临床实践、现代教育方式和传统教育方式相结合，中医教育和西医教育相结合，培养高层次的中西医结合人才。国家完善中医药学校教育体系，支持专门实施中医药教育的高等学校、中等职业学校和其他教育机构的发展。

国家发展中医药师承教育，支持有丰富临床经验和技术专长的中医医师、中药专业技术人员在执业、业务活动中带徒授业，传授中医药理论和技术方法，培养中医药专业技术人员。县级以上地方人民政府中医药主管部门应当组织开展中医药继续教育，加强对医务人员，特别是城乡基层医务人员中医药基本知识和技能的培训。中医药专业技术人员应当按照规定参加继续教育，所在机构应当为其接受继续教育创造条件。

（五）中医药科学研究

国家鼓励科研机构、高等学校、医疗机构和药品生产企业等，运用现代科学技术和传统中医药研究方法，开展中医药科学研究，加强中西医结合研究，促进中医药理论和技术方法的继承和创新。国家采取措施支持对中医药古籍文献、著名中医药专家的学术思想和诊疗经验以及民间中医药技术方法的整理、研究和利用。国家鼓励组织和个人捐献有科学研究和临床应用价值的中医药文献、秘方、验方、诊疗方法和技术。国家建立和完善符合中医药特点的科学技术创新体系、评价体系和管理体制，推动中医药科学技术进步与创新。国家采取措施，加强对中医药基础理论和辨证论治方法，常见病、多发病、慢性病和重大疑难疾病、重大传染病的中医药防治，以及其他对中医药理论和实践发展有重大促进作用的项目的科学研究。

（六）中医药传承与文化传播

对具有重要学术价值的中医药理论和技术方法，省级以上人民政府中医药主管部门应当组织遴选本行政区域内的中医药学术传承项目和传承人，并为传承活动提供必要的条件。传承人应当开展传承活动，培养后继人才，收集整理并妥善保存相关的学术资料。属于非物质文化遗产代表性项目的，依照《中华人民共和国非物质文化遗产法》的有关规定开展传承活动。

国家建立中医药传统知识保护数据库、保护名录和保护制度。国家对经依法认定属于国家秘密的传统中药处方组成和生产工艺实行特殊保护。国家发展中医养生保健服务，支持社会力量举办规范的中医养生保健机构。中医养生保健服务规范、标准由国务院中医药主管部门制定。县级以上人民政府应当加强中医药文化宣传，普及中医药知识，鼓励组织和个人创作中医药文化和科普作品。开展中医药文化宣传和知识普及活动，应当遵守国家有关规定。任何组织或者个人不得对中医药作虚假、夸大宣传，不得冒用中医药名义牟取不正当利益。广播、电视、报刊、互联网等媒体开展中医药知识宣传，应当聘请中医药专业技术人员进行。

（七）保障措施

为保障中医药事业快速发展，各地政府及相关部门应提供政策支持和条件保障。县级以上人民政府应将中医药事业发展经费纳入本级财政预算，制定基本医疗保险支付政策、药物政策等医药卫生政策；按照法定价格管理权限，合理确定中医医疗服务的收费项目和标准，体现中医医疗服务成本和专业技术价值；将符合条件的中医医疗机构纳入基本医疗保险定点医疗机构范围，将符合条件的中医诊疗项目、中药饮片、中成药和医疗机构中药制剂纳入基本医疗保险基金支付范围。

国家加强中医药标准体系建设，根据中医药特点对需要统一的技术要求制定标准、及时修订，推动建立中医药国际标准体系。开展法律、行政法规规定的与中医药有关的评审、评估、鉴定活动，应当成立中医药评审、评估、鉴定的专门组织，或者有中医药专家参加。国家采取措施，加大对少数民族医药传承创新、应用发展和人才培养的扶持力度，加强少数民族医疗机构和医师队伍建设，促进和规范少数民族医药事业发展。

（八）违反《中医药法》的法律责任

县级以上人民政府中医药主管部门及其他有关部门未履行本法规定的职责的，由本级人民政府或者上级人民政府有关部门责令改正；情节严重的，对直接负责的主管人员和其他直接责任人员，依法给予处分。

中医诊所超出备案范围开展医疗活动的，由所在地县级人民政府中医药主管部门责令改正，没收违法所得，并处一万元以上三万元以下罚款；情节严重的，责令停止执业活动。中医诊所被责令停止执业活动的，其直接负责的主管人员自处罚决定作出之日起五年内不得在医疗机构内从事管理工作。医疗机构聘用上述不得从事管理工作的人员从事管理工作的，由原发证部门吊销执业许可证或者由原备案部门责令停止执业活动。

经考核取得医师资格的中医医师超出注册的执业范围从事医疗活动的，由县级以上人民政府中医药主管部门责令暂停六个月以上一年以下执业活动，并处一万元以上三万元以下罚款；情节严重的，吊销执业证书。

举办中医诊所、炮制中药饮片、委托配制中药制剂应当备案而未备案，或者备案时提供虚假材料的，由中医药主管部门和药品监督管理部门按照各自职责分工责令改正，没收违法所得，并处三万元以下罚款，向社会公告相关信息；拒不改正的，责令停止执业活动或者责令停止炮制中药饮片、委托配制中药制剂活动，其直接责任人员五年内不得从事中医药相关活动。医疗机构应用传统工艺配制中药制剂未依照本法规定备案，或者未按照备案材料载明的要求配制中药制剂的，按生产假药给予处罚。

发布的中医医疗广告内容与经审查批准的内容不相符的，由原审查部门撤销该广告的审查批准文件，一年内不受理该医疗机构的广告审查申请。违反本法规定，发布中医医疗广告有前款规定以外违法行为的，依照《中华人民共和国广告法》的规定给予处罚。

在中药材种植过程中使用剧毒、高毒农药的，依照有关法律、法规规定给予处罚；情节严重的，可以由公安机关对其直接负责的主管人员和其他直接责任人员处五日以上十五日以下拘留。

造成人身、财产损害的，依法承担民事责任；构成犯罪的，依法追究刑事责任。

1. 学习内容

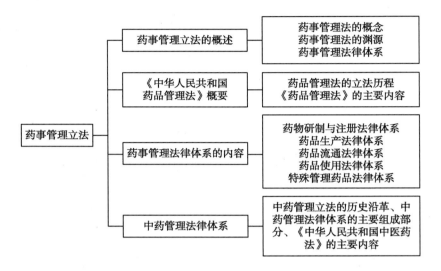

2. 学习方法

本章学习既需要记忆,既需要全面掌握我国药事管理法律的相关内容及规定;也需要理解,即理解我国药事管理法律规定的立法深意与目的,并在理解的基础上加强记忆;同时更为重要的是,需要用实践检验对知识掌握与理解的程度,即用所学理论知识尝试解决实际问题,知道什么是合法、什么是违法,违法要承担什么责任。另外,本章是后续各章的基础,后续各章是本章相关内容的充分展开,对于本章的学习应着重把握药事管理立法的整体,为后续各章的学习做好准备。

复习思考题

1. 简述药事管理法、药事管理立法、药品管理法和药事管理法律体系四个概念之间的关系。
2. 法的渊源是什么?概述我国药事管理法的主要渊源。
3. 开办药品生产企业和药品经营企业应具备什么条件?有何异同?
4. 什么是假药和劣药?按假药和劣药论处的情形有哪些?比较二者的区别。
5. 直接接触药品的包装材料和容器的法律规定有哪些?
6. 概述《中医药法》在中医药服务和中药保护与发展方面的内容。

第四章同步练习

（何　宁　牟春兰）

第五章课件

第五章　特殊管理药品的管理

学习目的

学习目的

　　通过本章的学习，使同学们对特殊管理药品的种类、概念、品种范围、监管的必要性及具体措施有明确的认识，为今后从事药品管理的实践活动奠定理论基础。

学习要点

　　实施特殊管理药品的必要性；特殊管理药品的种类、定义及品种范围；国家对特殊管理的药品实施监督管理的法律、法规及相关措施。

第一节 特殊管理药品的概念及法律法规

一、特殊管理药品的概念

药品是关系到公众生命健康的特殊商品,特殊管理的药品本身就具有重要的医疗价值,药品的特殊管理在于首先确保发挥其医疗价值,在防病、治病以及维护社会公众健康上发挥积极的作用。但因特殊管理的药品具有特殊的药理作用,如监管、使用不当,将会造成对本人、家庭及社会的严重危害,因此必须对其实施特殊管理。

《中华人民共和国药品管理法》第一百一十二条明确规定,国家对麻醉药品、精神药品、医疗用毒性药品、放射性药品实行特殊管理。除此之外,国家专门制定了管理办法、条例的药品品种有药品类易制毒类化学品、蛋白同化制剂、肽类激素、疫苗等药品。

二、药品特殊管理的法律法规

新中国成立以来,我国先后制定和发布了一系列有关特殊管理药品的法律法规,有效地加强了对这几类药品的管理,主要法律法规见表5-1。

表5-1 我国特殊管理药品的主要法律法规

发布时间	规范性文件名称	发布机构
1950年2月	《关于严禁鸦片烟毒的通令》	政务院
1950年11月	《麻醉药品临时登记处理办法》	政务院
1950年11月	《管理麻醉药品暂行条例》及实施细则	卫生部
1952年11月	《关于抗疲劳素药品管理的通知》	卫生部
1964年4月	《管理毒药、限制性剧药暂行规定》	卫生部、商业和化工部
1978年9月	《麻醉药品管理条例》	国务院
1979年2月	《麻醉药品管理条例实施细则》	卫生部
1979年6月	《卫生部关于医疗用毒药、限制性剧药管理规定》	卫生部、国家医药管理总局
1978年	《关于禁绝鸦片烟毒问题的紧急指示》	国务院
1984年9月（2019年修订）	《中华人民共和国药品管理法》	全国人大常务委员会
1987年11月	《麻醉药品管理办法》（已废止）	国务院
1988年12月	《精神药品管理办法》（已废止）	国务院
1988年12月	《医疗用毒性药品管理办法》	国务院
1989年1月（2017年修订）	《放射性药品管理办法》	国务院
1990年12月	《关于禁毒的决定》	全国人大常务委员会
2002年10月	《关于切实加强医疗用毒性药品监管的通知》	国家药品监督管理局

发布时间	规范性文件名称	发布机构
2004 年 1 月（2018 年修订）	《反兴奋剂条例》	国务院
2005 年 3 月（2016 年修订）	《疫苗流通和预防接种管理条例》	国务院
2005 年 8 月（2016 年修正）	《麻醉药品和精神药品管理条例》	国务院
2005 年 8 月（2018 年修正）	《易制毒化学品管理条例》	国务院
2006 年 3 月（2017 年修订）	《疫苗储存和运输管理规范》	卫生部
2008 年 7 月	《关于将 A 型肉毒毒素列入毒性药品管理的通知》	卫生部、国家食品药品监督管理局
2008 年 10 月	《关于进一步加强含麻黄碱类复方制剂管理的通知》	国家食品药品监督管理局
2009 年 8 月	《关于切实加强部分含特殊药品复方制剂销售管理的通知》	国家食品药品监督管理局
2010 年 3 月	《药品类易制毒化学品管理办法》	卫生部
2010 年 12 月	《关于对部分含特殊药品复方制剂实施电子监管工作的通知》	国家食品药品监督管理局
2012 年 9 月	《关于加强含麻黄碱类复方制剂管理有关事宜的通知》	国家食品药品监督管理局、公安部、原卫生部
2013 年 7 月	《关于进一步加强含可待因复方口服溶液、复方甘草片和复方地芬诺酯片购销管理的通知》	国家食品药品监督管理总局
2014 年 6 月	《关于进一步加强含麻醉药品和曲马多口服复方制剂购销管理的通知》	国家食品药品监督管理总局
2015 年 4 月	《关于加强含可待因复方口服液体制剂管理的通知》	国家食品药品监督管理总局、国家卫生计生委
2015 年 9 月	《非药用类麻醉药品和精神药品列管办法》	国家食品药品监督管理总局、公安部、国家卫生计生委、国家禁毒办
2019 年 12 月	《2020 年兴奋剂目录》	国家体育总局、商务部、国家卫生健康委、海关总署、国家药品监督管理局

第二节　麻醉药品和精神药品管理

一、麻醉药品定义、分类及品种

（一）麻醉药品的定义

麻醉药品（narcotic drugs）是指连续使用后易产生生理依赖性，能成瘾癖的药品。麻醉药品连续使用后所产生生理依赖性的特征是：①强迫性地要求连续用药，并且不择手段地不断追求药物；②由于耐受性，有加大剂量的趋势；③停药后有戒断症状，即精神烦躁不安、失眠、疼痛加剧、肌肉震颤、呕吐、腹泻、散瞳、流涕、流泪、出汗等；④对用药者本人和社会均易产生危害。

（二）麻醉药品的分类与品种

我国法律进行管制的麻醉药品是指列入麻醉药品目录的药品和其他物质。麻醉药品包括：阿片类、可卡因类、大麻类、合成麻醉药类及国务院药品监督管理部门制定的其他类易成瘾癖的药品、药用原植物及其制剂。麻醉药品目录由国务院药品监督管理部门会同国务院公安部门、国务院卫生主管部门制定、调整并公布。

1961 年《麻醉品单一公约》是目前有关麻醉品管理最主要的国际公约，世界上多数国家已是它的缔约国，我国于 1985 年宣布加入此公约。根据 1985 年实施的第 1 版《中华人民共和国药品管理法》第 39 条规定，结合国内管理麻醉药品的经验，国务院于 1987 年 11 月 28 日，颁布了《麻醉药品管理办法》。国家药品监督管理局于 1998 年 10 月发布了《罂粟壳管理暂行规定》，1999 年 4 月 9 日又发布了《关于加强盐酸二氢埃托啡管理工作的通知》。2000 年 2 月 2 日国家药品监督管理局发布了《关于印发医疗机构麻醉药品、一类精神药品供应管理办法》，为进一步规范麻醉药品的管理起到了积极作用。为加强麻醉药品和精神药品的管理，保证麻醉药品和精神药品的合法、安全、合理使用，防止流入非法渠道，2005 年 7 月 26 日国务院第 100 次常务会议通过《麻醉药品和精神药品管理条例》，自 2005 年 11 月 1 日起施行。国家食品药品监督管理总局、公安部、国家卫生计生委，于 2013 年 11 月 11 日联合公布《麻醉药品品种目录（2013 年版）》，自 2014 年 1 月 1 日起施行。该目录共收载 121 个品种，其中我国生产及使用的品种及包括的制剂、提取物、提取物粉共有 27 个品种，我国生产并使用的麻醉药品品种见表 5-2。

表 5-2　中国生产并使用的麻醉药品

品种	品名
麻醉药品	可卡因、罂粟浓缩物（包括罂粟果提取物，罂粟果提取物粉）、二氢埃托啡、地芬诺酯、芬太尼、氢可酮、氢吗啡酮、美沙酮、吗啡（包括吗啡阿托品注射液）、阿片、羟考酮、哌替啶、瑞芬太尼、舒芬太尼、蒂巴因、可待因、右丙氧芬、双氢可待因、乙基吗啡、福尔可定、布桂嗪、罂粟壳

特殊管理的药品品种不是一成不变的，药品监督管理部门及其他有关管理部门会根据药品的安全性、有效性及对社会的危害性等情况随时调整特殊管理的药品目录。

知识拓展

《罂粟壳管理暂行规定》

为加强对罂粟壳的监督管理，保证药品生产和医疗配方使用，防止流入非法渠道，国家药品监督管理局出台了《罂粟壳管理暂行规定》，于 1999 年 1 月 1 日起施行。国家对生产中药饮片和中成药所需罂粟壳的生产、经营和使用等实行特殊管理。

国家指定甘肃省农垦总公司为罂粟壳的定点生产单位，其他任何单位和个人均不得从事罂粟壳的生产活动。甘肃省农垦总公司每年 8 月底前应将罂粟壳总产量经甘肃省药品监督管理部门审核后，上报国家药品监督管理局。甘肃省农垦总公司各种植农场每年应将所生产的全部罂粟壳交农垦医药药材站收购、统一加工包装后，由甘肃省药材公司、甘肃省农垦医药药材站分别按照国家药品监督管理局每年下达的调拨计划,供应各省、自治区、直辖市罂粟壳定点经营单位。罂粟壳调拨供应计划按市场需求变化每半年调整一次。各种植、生产加工以及供应罂粟壳的单位,必须有专人负责,严格管理,不得擅自销售给其他任何单位和个人。甘肃省农垦总公司每年6月底前应将上一年度国家下达的罂粟壳调拨计划执行情况汇总,并经甘肃省药品监督管理部门审核后,上报国家药品监督管理局。

国家药品监督管理局指定各省、自治区、直辖市一个中药经营企业为罂粟壳定点经营单位,承担本辖区罂粟壳的省级批发业务。省级以下罂粟壳的批发业务由所在地省级药品监督管理部门在地(市)、县(市)指定一个中药经营企业承担,严禁跨辖区或向省外销售。承担罂粟壳批发业务的单位直接供应乡镇卫生院以上医疗单位配方使用和县(市、区)以上药品监督管理部门指定的中药饮片经营门市部。指定的中药饮片经营门市部应凭盖有乡镇卫生院以上医疗单位公章的医师处方零售罂粟壳(处方保存三年备查),不准生用,严禁单味零售。乡镇卫生院以上医疗单位要加强对购进罂粟壳的管理,严格凭医师处方使用。各药品生产企业为配制中成药所需罂粟壳计划,由所在地省级药品监督管理部门核定下达。年需求罂粟壳5吨以上的生产企业,需经所在地省级药品监督管理部门批准,并抄送甘肃省药品监督管理部门和国家药品监督管理局备案,可由甘肃省药材公司或甘肃省农垦医药药材站直接调拨供应生产所需罂粟壳;年需求罂粟壳5吨以下的生产企业,仍由省、自治区、直辖市省级罂粟壳定点经营单位供应。

购用罂粟壳的生产企业不得自行销售或互相调剂,因故需要将罂粟壳调出,应报所在地省级药品监督管理部门审核同意,由指定的罂粟壳定点经营单位负责销售。各省(区、市)级和省级以下罂粟壳定点经营单位每季度第一个月的10日前将上季度罂粟壳购进、调出以及库存数量报所在地省级药品监督管理部门(省级以下罂粟壳定点经营单位要逐级上报)。严禁罂粟壳定点经营单位从非法渠道购进罂粟壳,非指定罂粟壳定点经营单位一律不准从事罂粟壳的批发或零售业务,禁止在中药材市场销售罂粟壳。

二、精神药品定义、分类及品种

(一)精神药品的定义

精神药品(psychotropic substance)是指作用于中枢神经系统,能使之兴奋或抑制,连续使用能产生精神依赖性的药品。

长期使用精神药品后产生的药物依赖性叫精神依赖。其特征是:为追求该药产生的欣快感,有一种连续使用某种药物要求(非强迫性);没有加大剂量的趋势或这种趋势很小;停药后不出现戒断症状或很少;所引起的危害主要是用药者本人。

(二)精神药品的分类与品种

我国法律进行监管的精神药品是指列入精神药品目录的药品和其他物质。精神类药品分为第一类精神药品如氯胺酮、乙芬胺、去氧麻黄碱等和第二类精神药品如咖啡因等。精神药品目录由国务院药品监督管理部门会同国务院公安部门、国务院卫生主管部门制定、调整并公布。

1971 年联合国在维也纳签订了《精神药物公约》,以便加强对精神药物的国家管制,我国于 1985 年宣布加入这一公约。1982 年,国务院发出通知对吗啡、哌替啶、安纳咖、咖啡因等麻醉和限制性药品要严加管理。1983 年,卫生部规定对精神药品进出口由卫生部核发许可证制度;1988 年卫生部颁布了《精神药品管理办法》。根据《中华人民共和国药品管理法》规定,国务院 1988 年 11 月 15 日实施了《精神药品管理办法》。2005 年 7 月 26 日国务院通过《麻醉药品和精神药品管理条例》,对规范管理麻醉药品和精神类药品起到重要作用。

国家食品药品监督管理总局、公安部、国家卫生计生委于 2013 年 11 月 11 日联合公布《精神药品品种目录(2013 年版)》,自 2014 年 1 月 1 日起施行。该目录共收载 149 个品种,其中第一类精神药品有 68 个品种,第二类精神药品有 81 个品种。目前,我国生产及使用的第一类精神药品有 7 个品种,第二类精神药品有 29 个品种。我国生产并使用的精神药品品种见表 5-3。

表 5-3　中国生产并使用的精神药品

	品种	品名
精神药品	第一类精神药品	哌醋甲酯、司可巴比妥、丁丙诺啡、γ-羟丁酸、氯胺酮、马吲哚、三唑仑
	第二类精神药品	异戊巴比妥、格鲁米特、喷他佐辛、戊巴比妥、阿普唑仑、巴比妥、氯氮䓬、氯硝西泮、地西泮、艾司唑仑、氟西泮、劳拉西泮、甲丙氨酯、咪达唑仑、硝西泮、奥沙西泮、匹莫林、苯巴比妥、唑吡坦、丁丙诺啡透皮贴剂、布托啡诺及其注射剂、咖啡因、安纳咖、地佐辛及其注射剂、麦角胺咖啡因片、氨酚氢可酮片、曲马多、扎来普隆、佐匹克隆

2015 年 4 月 3 日,国家食品药品监督管理总局、公安部、国家卫生计生委联合发布了《关于将含可待因复方口服液体制剂列入第二类精神药品管理的公告》,根据《麻醉药品和精神药品管理条例》的有关规定,国家食品药品监管总局、公安部、国家卫生计生委决定自 2015 年 5 月 1 日起将含可待因复方口服液体制剂(包括口服溶液剂、糖浆剂)列入第二类精神药品管理。

2019 年 7 月 11 日,国家药品监督管理局、公安部、国家卫生健康委联合发布了《关于将含羟考酮复方制剂等品种列入精神药品管理的公告》,根据《麻醉药品和精神药品管理条例》的有关规定,国家药品监督管理局、公安部、国家卫生健康委员会决定将含羟考酮复方制剂等品种列入精神药品管理:①口服固体制剂每剂量单位含羟考酮碱大于 5mg,且不含其他麻醉药品、精神药品或药品类易制毒化学品的复方制剂列入第一类精神药品管理;②口服固体制剂每剂量单位含羟考酮碱不超过 5mg,且不含其他麻醉药品、精神药品或药品类易制毒化学品的复方制剂列入第二类精神药品管理;③丁丙诺啡与纳洛酮的复方口服固体制剂列入第二类精神药品管理。公告自 2019 年 9 月 1 日起施行。

2019 年 12 月 16 日,国家药品监督管理局、公安部、国家卫生健康委联合发布了《关于将瑞马唑仑列入第二类精神药品管理的公告》,根据《麻醉药品和精神药品管理条例》有关规定,国家药品监督管理局、公安部、国家卫生健康委决定自 2020 年 1 月 1 日起将瑞马唑仑(包括其可能存在的盐、单方制剂和异构体)列入第二类精神药品管理。

三、麻醉药品和精神药品的监督管理

为加强麻醉药品和精神药品的管理,保证麻醉药品和精神药品的合法、安全、合理使用,防止流入非法渠道,国家对麻醉药品、精神药品的种植、生产、供应、运输和使用等环节实行法制化管理,以保证医疗、教学和科研的安全使用,维护人民身心健康,保证社会的正常秩序。2005 年 7 月 26 日国务院第 100 次常务会议通过《麻醉药品和精神药品管理条例》,2005 年 8 月 3 日国务院令第 442 号公布,自 2005 年 11 月 1 日起施行,该条例对规范管理麻醉药品和精神类药品起到重要作用。2016 年 2 月《国务院关于修改部分行政法规的决定》对其中个别条款做了修改;2016 年 9 月 22 日国家食品药品监督管理总局发布的《总局关于推动食品药品生产经营者完善追溯体系的意见》要求麻醉药品、精神药品生产经营企业应当按照《麻醉药品和精神药品管理条例》有关监控信息网络的要求,建立追溯体系。

(一)麻醉药品、精神药品的管理体制

国务院药品监督管理部门负责全国麻醉药品和精神药品的监督管理工作,并会同农业主管部门对麻醉药品药用原植物实施监督管理,公安部门负责对造成麻醉药品药用原植物、麻醉药品和精神药品流入非法渠道的行为进行查处,其他有关主管部门在各自的职责范围内负责与麻醉药品和精神药品有关的管理工作。

省、自治区、直辖市人民政府药品监督管理部门负责本行政区域内麻醉药品和精神药品的监督管理工作,县级以上地方公安机关负责对本行政区域内造成麻醉药品和精神药品流入非法渠道的行为进行查处,县级以上地方人民政府其他有关主管部门在各自的职责范围内负责与麻醉药品和精神药品有关的管理工作。

(二)麻醉药品的种植、实验研究

国务院药品监督管理部门根据麻醉药品和精神药品的需求总量制订年度生产计划。会同国务院农业主管部门根据麻醉药品年度生产计划,制订麻醉药品药用原植物年度种植计划。麻醉药品药用原植物种植企业应当根据年度种植计划,种植麻醉药品药用原植物。麻醉药品药用原植物种植企业应当向国务院药品监督管理部门和国务院农业主管部门定期报告种植情况。麻醉药品药用原植物种植企业由国务院药品监督管理部门和国务院农业主管部门共同确定,其他单位和个人不得种植麻醉药品药用原植物。

申请人开展麻醉药品和精神药品实验研究应当填写"麻醉药品和精神药品实验研究立项申请表",连同有关资料报所在地省、自治区、直辖市药品监督管理部门。经省级药品监督管理部门初审后报国家药品监督管理局审查,符合条件和规定的,发给"麻醉药品和精神药品实验研究立项批件",该立项批件不得转让。

麻醉药品和第一类精神药品的临床试验,不得以健康人为受试对象。

(三)麻醉药品、精神药品的生产

国家对麻醉药品和精神药品实行定点生产制度。国务院药品监督管理部门应当根据麻醉药

品和精神药品的需求总量,确定麻醉药品和精神药品定点生产企业的数量和布局,并根据年度需求总量对数量和布局进行调整、公布。

从事麻醉药品、第一类精神药品生产以及第二类精神药品原料药生产的企业,应当经所在地省、自治区、直辖市人民政府药品监督管理部门初步审查,由国务院药品监督管理部门批准;从事第二类精神药品制剂生产的企业,应当经所在地省、自治区、直辖市人民政府药品监督管理部门批准。定点生产企业生产麻醉药品和精神药品,应当依照《药品管理法》的规定取得药品批准文号。

发生重大突发事件,定点生产企业无法正常生产或者不能保证供应麻醉药品和精神药品时,国务院药品监督管理部门可以决定其他药品生产企业生产麻醉药品和精神药品。

经批准定点生产的麻醉药品、精神药品不得委托加工。

定点生产企业生产的麻醉药品和第一类精神药品原料药只能按照计划销售给制剂生产企业和经批准购用的其他单位,小包装原料药可以销售给全国性批发企业和区域性批发企业。定点生产企业只能将第二类精神药品原料药销售给全国性批发企业、区域性批发企业、专门从事第二类精神药品批发业务的企业、第二类精神药品制剂生产企业以及经备案的其他需用第二类精神药品原料药的企业。定点生产企业只能将第二类精神药品制剂销售给全国性批发企业、区域性批发企业、专门从事第二类精神药品批发业务的企业、第二类精神药品零售连锁企业、医疗机构或经批准购用的其他单位。

(四)麻醉药品、精神药品的经营

国家对麻醉药品和精神药品实行定点经营制度。国务院药品监督管理部门应当根据麻醉药品和第一类精神药品的需求总量,确定麻醉药品和第一类精神药品的定点批发企业布局,并应当根据年度需求总量对布局进行调整、公布。

药品经营企业不得经营麻醉药品原料药和第一类精神药品原料药。但是,供医疗、科学研究、教学使用的小包装的上述药品可以由国务院药品监督管理部门规定的药品批发企业经营。

麻醉药品和第一类精神药品不得零售。禁止使用现金进行麻醉药品和精神药品交易,个人合法购买麻醉药品和精神药品的除外。

经批准的药品零售连锁企业,应当凭执业医师出具的处方,按规定剂量销售第二类精神药品,并将处方保存2年备查;禁止超剂量或者无处方销售第二类精神药品;不得向未成年人销售第二类精神药品。

罂粟壳只能用于中药饮片和中成药的生产及医疗配方使用。

麻醉药品和精神药品实行政府定价,在制定出厂和批发价格的基础上,逐步实行全国统一零售价格。具体办法由国务院价格主管部门制定。

(五)麻醉药品、精神药品的使用

药品生产企业需要以麻醉药品和第一类精神药品为原料生产普通药品的,应当向所在地省、自治区、直辖市人民政府药品监督管理部门报送年度需求计划,由省、自治区、直辖市人民政府药品监督管理部门汇总报国务院药品监督管理部门批准后,向定点生产企业购买。

药品生产企业需要以第二类精神药品为原料生产普通药品的,应当将年度需求计划报所在地省、自治区、直辖市人民政府药品监督管理部门,并向定点批发企业或者定点生产企业购买。

医疗机构需要使用麻醉药品和第一类精神药品的,应当经所在地设区的市级人民政府卫生主管部门批准,取得麻醉药品、第一类精神药品购用印鉴卡(以下称印鉴卡)。医疗机构应当凭印鉴卡向本省、自治区、直辖市行政区域内的定点批发企业购买麻醉药品和第一类精神药品。

医疗机构应当按照国务院卫生主管部门的规定,对本单位执业医师进行有关麻醉药品使用知识的培训、考核,经考核合格的,授予麻醉药品处方资格。执业医师取得麻醉药品处方资格后,方可在本医疗机构开具麻醉药品处方,但不得为自己开具该种处方。

具有麻醉药品和第一类精神药品处方资格的执业医师,根据临床应用指导原则,对确需使用麻醉药品或者第一类精神药品的患者,应当满足其合理用药需求。在医疗机构就诊的癌症疼痛患者和其他危重患者得不到麻醉药品或者第一类精神药品时,患者或者其亲属可以向执业医师提出申请。具有麻醉药品和第一类精神药品处方资格的执业医师认为要求合理的,应当及时为患者提供所需麻醉药品或者第一类精神药品。

执业医师应当使用专用处方开具麻醉药品和精神药品。单张处方的最大用量应当符合国务院卫生主管部门的规定。

医疗机构应当对麻醉药品和精神药品处方进行专册登记,加强管理。麻醉药品处方至少保存3年,精神药品处方至少保存2年。

对临床需要而市场无供应的麻醉药品和精神药品,持有医疗机构制剂许可证和印鉴卡的医疗机构需要配制制剂的,应当经所在地省、自治区、直辖市人民政府药品监督管理部门批准。医疗机构配制的麻醉药品和精神药品制剂只能在本医疗机构使用,不得对外销售。

医疗机构、戒毒机构以开展戒毒治疗为目的,可以使用美沙酮或者国家确定的其他用于戒毒治疗的麻醉药品和精神药品。具体管理办法由国务院药品监督管理部门、国务院公安部门和国务院卫生主管部门制定。

(六)麻醉药品、精神药品的储存

麻醉药品药用原植物种植企业、定点生产企业、全国性批发企业和区域性批发企业以及国家设立的麻醉药品储存单位,应当按照相关规定设置储存麻醉药品和第一类精神药品的专库。

麻醉药品和第一类精神药品的使用单位应当设立专库或者专柜储存麻醉药品和第一类精神药品。

麻醉药品药用原植物种植企业、定点生产企业、全国性批发企业和区域性批发企业、国家设立的麻醉药品储存单位以及麻醉药品和第一类精神药品的使用单位,应当配备专人负责管理工作,并建立储存麻醉药品和第一类精神药品的专用账册。药品入库双人验收,出库双人复核,做到账物相符。专用账册的保存期限应当自药品有效期期满之日起不少于5年。

第二类精神药品经营企业应当在药品库房中设立独立的专库或者专柜储存第二类精神药品,并建立专用账册,实行专人管理。专用账册的保存期限应当自药品有效期期满之日起不少于5年。

（七）麻醉药品的运输

托运或者自行运输麻醉药品和第一类精神药品的单位，应当向所在地设区的市级药品监督管理部门申请领取运输证明。运输证明有效期为1年。

运输证明应当由专人保管，不得涂改、转让、转借。

邮寄麻醉药品和精神药品，寄件人应当提交所在地设区的市级药品监督管理部门出具的准予邮寄证明。

定点生产企业、全国性批发企业和区域性批发企业之间运输麻醉药品、第一类精神药品，发货人在发货前应当向所在地设区的市级药品监督管理部门报送本次运输的相关信息。属于跨省、自治区、直辖市运输的，收到信息的药品监督管理部门应当向收货人所在地的同级药品监督管理部门通报；属于在本省、自治区、直辖市行政区域内运输的，收到信息的药品监督管理部门应当向收货人所在地设区的市级药品监督管理部门通报。

四、非药用类麻醉药品和精神药品的监督管理

（一）非药用类麻醉药品和精神药品定义和品种

非药用类麻醉药品和精神药品是指未作为药品生产和使用，具有成瘾性或者成瘾潜力且易被滥用的物质。

近年来，非药用类麻醉药品和精神药品制贩、走私和滥用问题日益突出，为加强对非药用类麻醉药品和精神药品的列管工作，防止非法生产、经营、运输、使用和进出口，遏制有关违法犯罪活动的发展蔓延，根据《中华人民共和国禁毒法》和《麻醉药品和精神药品管理条例》等法律、法规的规定，公安部、国家食品药品监督管理总局、国家卫生计生委和国家禁毒委员会办公室联合制定了《非药用类麻醉药品和精神药品列管办法》，并于2015年10月1日起施行。同时发布了《非药用类麻醉药品和精神药品管制品种增补目录》，增列了116种国际社会高度关注的非药用类麻醉药品和精神药品。2018年8月，公安部根据《麻醉药品和精神药品管理条例》《非药用类麻醉药品和精神药品列管办法》的有关规定，联合国家卫生健康委员会和国家药品监督管理局决定将4-氯乙卡西酮等32种物质列入《非药用类麻醉药品和精神药品管制品种增补目录》。2019年4月，公安部、国家卫生健康委、国家药监局联合发布公告，自2019年5月1日起将芬太尼类物质列入《非药用类麻醉药品和精神药品管制品种增补目录》。

（二）非药用类麻醉药品和精神药品的管理内容

麻醉药品和精神药品按照药用类和非药用类分类列管。除麻醉药品和精神药品管理品种目录已有列管品种外，新增非药用类麻醉药品和精神药品管制品种由《非药用类麻醉药品和精神药品列管办法》附表列示。非药用类麻醉药品和精神药品管制品种目录的调整由国务院公安部门会同国务院药品监督管理部门和国务院卫生行政部门负责。非药用类麻醉药品和精神药品发现医药用途，调整列入药品目录的，不再列入非药用类麻醉药品和精神药品管制品种目录。

对列管的非药用类麻醉药品和精神药品，禁止任何单位和个人生产、买卖、运输、使用、储存和进出口。因科研、实验需要使用非药用类麻醉药品和精神药品，在药品、医疗器械生产、检测中

需要使用非药用类麻醉药品和精神药品标准品、对照品,以及药品生产过程中非药用类麻醉药品和精神药品中间体的管理,按照有关规定执行。

各地禁毒委员会办公室(以下简称禁毒办)应当组织公安机关和有关部门加强对非药用类麻醉药品和精神药品的监测,并将监测情况及时上报国家禁毒办。国家禁毒办经汇总、分析后,应当及时发布预警信息。

第三节　医疗用毒性药品管理

一、医疗用毒性药品的定义、分类及品种

对毒性药品实行特殊管理,是我国的一贯政策。国务院于 1988 年 12 月 27 日制定和发布了《医疗用毒性药品管理办法》,对进一步加强医疗用毒性药品的监督管理做出了全面而详尽的明确规定。2008 年 7 月卫生部、国家食品药品监督管理局发布了《关于将 A 型肉毒毒素列入毒性药品管理的通知》,决定将 A 型肉毒毒素及其制剂列入毒性药品管理。由于多个省市发生患者在非医疗机构注射疑似"肉毒素"类产品发生严重不良反应的事件,为加强注射用 A 型肉毒毒素管理,保障公众用药安全,国家食品药品监督管理总局办公厅于 2016 年发布了《关于加强注射用 A 型肉毒毒素管理的通知》。

医疗用毒性药品(virulent for medical),是指毒性剧烈、治疗剂量与中毒剂量相近,使用不当会致人中毒或死亡的药品。

我国毒性药品有中药和西药两大类,其中毒性中药品种 27 种;毒性西药品种 13 种(西药品种除亚砷酸注射液、A 型肉毒毒素制剂以外均指原料药)。毒性药品管理品种具体见表5-4。

表5-4　我国医疗用毒性药品

品种	品名
毒性中药品种	砒石(红砒、白砒)、砒霜、水银、生马钱子、生川乌、生草乌、生白附子、生附子、生半夏、生南星、生巴豆、斑蝥、青娘虫、红娘虫、生甘遂、生狼毒、生藤黄、生千金子、生天仙子、闹阳花、雪上一枝蒿、白降丹、蟾酥、洋金花、红粉(红升丹)、轻粉、雄黄
毒性西药品种(仅指原料,不包括制剂)	去乙酰毛花苷 C、阿托品、洋地黄毒苷、氢溴酸后马托品、三氧化二砷、毛果芸香碱、升汞、水杨酸毒扁豆碱、亚砷酸钾、氢溴酸东莨菪碱、士的宁

二、医疗用毒性药品的监督管理

(一)医疗用毒性药品的生产

毒性药品年度生产、收购、供应和配制计划,由省、自治区、直辖市药品监督管理部门根据医疗需要制定后,下达给指定的毒性药品生产、收购、供应单位,并抄报国家药品监督管理局和国家中医药管理局。生产单位不得擅自改变生产计划自行销售。

凡加工炮制毒性中药,必须按照《中华人民共和国药典》,或者省、自治区、直辖市药品监督管理部门制定的《炮制规范》的规定进行。

生产毒性药品及其制剂,必须严格执行生产工艺操作规程,在本单位药品检验人员的监督下准确投料,并建立完整的生产记录,保存五年备查。在生产毒性药品过程中产生的废弃物必须妥善处理,不得污染环境。

(二)医疗用毒性药品的销售

毒性药品的收购、经营,由各级药品监督管理部门指定的药品经营单位负责;配方用药由零售药店、医疗单位负责。其他任何单位或者个人均不得从事毒性药品的收购、经营和配方业务。

(三)医疗用毒性药品的使用

医疗单位供应和调配毒性药品,凭医师签名的正式处方。零售药店供应和调配毒性药品,凭盖有医师所在的医疗单位公章的正式处方。每次处方剂量不得超过 2 日剂量。

调配处方时,必须认真负责、计量准确。按医嘱注明要求,并由配方人员及具有药师以上技术职称的复核人员签字盖章后方可发出。对处方未注明"生用"的毒性中药,应当付炮制品。如发现处方有疑问时,须经原处方医师重新审定后再进行调配。处方一次有效,发药后处方保存 2 年备查。

医疗机构应当向经药品生产企业指定的 A 型肉毒毒素经销商采购 A 型肉毒毒素制剂,对购进的 A 型肉毒毒素制剂登记造册、专人管理,按规定储存,做到账物相符。医师应当根据诊疗指南和规范、药品说明书中的适应证、药理作用、用法、用量、禁忌、不良反应和注意事项开具处方,每次处方剂量不得超过二日用量,处方按规定保存。

(四)医疗用毒性药品的保管

收购、经营、加工、使用毒性药品的单位必须建立健全保管、验收、领发、核对等制度,严防收假、发错、与其他药品混杂。做到划定仓间或仓位,专柜加锁并由专人保管。防止因发生被盗、配方发错等原因引起严重的不良后果。

知识拓展

医疗用毒性药品的包装容器上必须印有规定的毒药标志,在运输毒性药品的过程中,应当采取有效措施,防止发生意外。

第四节　药品类易制毒化学品管理

一、药品类易制毒化学品的定义和品种

为加强药品类易制毒化学品管理,防止流入非法渠道,根据《易制毒化学品管理条例》,卫生部于 2010 年 2 月 23 日经部务会议审议通过了《药品类易制毒化学品管理办法》,自 2010 年 5 月 1 日起施行。

药品类易制毒化学品是指《易制毒化学品管理条例》中所确定的麦角酸、麻黄碱等物质，品种目录见表5-5。

表5-5　药品类易制毒化学品品种目录

序号	品种名称
1	麦角酸
2	麦角胺
3	麦角新碱
4	麻黄碱、伪麻黄碱、消旋麻黄碱、去甲麻黄碱、甲基麻黄碱、麻黄浸膏、麻黄浸膏粉等麻黄碱类物质

注：①所列物质包括可能存在的盐类；②药品类易制毒化学品包括原料药及其单方制剂。

二、药品类易制毒化学品的监督管理

（一）药品类易制毒化学品的生产、经营许可及购买许可管理

1. 药品类易制毒化学品的生产许可　生产药品类易制毒化学品中属于药品的品种，还应当依照《药品管理法》和相关规定取得药品批准文号。药品生产企业申请生产药品类易制毒化学品，应当符合《易制毒化学品管理条例》第七条规定的条件，向所在地省、自治区、直辖市药品监督管理部门提出申请，省级药监部门完成形式审查、现场检查和实质性审查后，对符合规定的，发给"药品类易制毒化学品生产许可批件"。药品生产企业收到"生产许可批件"后，应当向所在地省、自治区、直辖市药品监督管理部门提出变更药品生产许可证生产范围的申请。省、自治区、直辖市药品监督管理部门应当根据"药品类易制毒化学品生产许可批件"，在药品生产许可证正本的生产范围中标注"药品类易制毒化学品"；在副本的生产范围中标注"药品类易制毒化学品"后，括弧内标注药品类易制毒化学品名称。此外，药品类易制毒化学品以及含有药品类易制毒化学品的制剂不得委托生产。

2. 药品类易制毒化学品的经营许可　药品类易制毒化学品的经营许可，国家药品监督管理部门委托省、自治区、直辖市药品监督管理部门办理。药品类易制毒化学品单方制剂和小包装麻黄碱，纳入麻醉药品销售渠道经营，仅能由麻醉药品全国性批发企业和区域性批发企业经销，不得零售。未实行药品批准文号管理的品种，纳入药品类易制毒化学品原料药渠道经营。药品经营企业申请经营药品类易制毒化学品原料药须具有麻醉药品和第一类精神药品定点经营资格或者第二类精神药品定点经营资格，并向所在地省、自治区、直辖市药品监督管理部门提出申请，省级药监部门完成形式审查、现场检查和实质性审查后，对符合规定的，在药品经营许可证经营范围中标注"药品类易制毒化学品"，并报国家药品监督管理局备案。

3. 药品类易制毒化学品的购买许可　国家对药品类易制毒化学品实行购买许可制度。购买药品类易制毒化学品的，应当办理"药品类易制毒化学品购用证明"。"药品类易制毒化学品购用证明"由国家药品监督管理部门统一印制，有效期为3个月。"药品类易制毒化学品购用证明"只能在有效期内一次使用。"药品类易制毒化学品购用证明"不得转借、转让。购买药品类易制毒化学品时必须使用"药品类易制毒化学品购用证明"原件，不得使用复印件、传真件。

符合以下情形之一的,豁免办理"药品类易制毒化学品购用证明":①医疗机构凭麻醉药品、第一类精神药品购用印鉴卡购买药品类易制毒化学品单方制剂和小包装麻黄碱的;②麻醉药品全国性批发企业、区域性批发企业持麻醉药品调拨单购买小包装麻黄碱以及单次购买麻黄碱片剂 6 万片以下、注射剂 1.5 万支以下的;③按规定购买药品类易制毒化学品标准品、对照品的;④药品类易制毒化学品生产企业凭药品类易制毒化学品出口许可自营出口药品类易制毒化学品的。

(二)药品类易制毒化学品的购销管理

药品类易制毒化学品生产企业应当将药品类易制毒化学品原料药销售给取得"药品类易制毒化学品购用证明"的药品生产企业、药品经营企业和外贸出口企业。药品类易制毒化学品经营企业应当将药品类易制毒化学品原料药销售给本省、自治区、直辖市行政区域内取得"药品类易制毒化学品购用证明"的单位。药品类易制毒化学品经营企业之间不得购销药品类易制毒化学品原料药。教学科研单位只能凭"药品类易制毒化学品购用证明"从麻醉药品全国性批发企业、区域性批发企业和药品类易制毒化学品经营企业购买药品类易制毒化学品。

药品类易制毒化学品生产企业应当将药品类易制毒化学品单方制剂和小包装麻黄碱销售给麻醉药品全国性批发企业。麻醉药品全国性批发企业、区域性批发企业应当按照《麻醉药品和精神药品管理条例》规定的渠道销售药品类易制毒化学品单方制剂和小包装麻黄碱。麻醉药品区域性批发企业之间不得购销药品类易制毒化学品单方制剂和小包装麻黄碱。此外,药品类易制毒化学品禁止使用现金或者实物进行交易。

(三)药品类易制毒化学品的安全管理

药品类易制毒化学品生产企业、经营企业、使用药品类易制毒化学品的药品生产企业和教学科研单位,应当配备保障药品类易制毒化学品安全管理的设施,建立层层落实责任制的药品类易制毒化学品管理制度。药品类易制毒化学品生产企业、经营企业和使用药品类易制毒化学品的药品生产企业,应当设置专库或者在药品仓库中设立独立的专库(柜)储存药品类易制毒化学品。麻醉药品全国性批发企业、区域性批发企业可在其麻醉药品和第一类精神药品专库中设专区存放药品类易制毒化学品。教学科研单位应当设立专柜储存药品类易制毒化学品。专库应当设有防盗设施,专柜应当使用保险柜;专库和专柜应当实行双人双锁管理。此外,药品类易制毒化学品生产企业、经营企业和使用药品类易制毒化学品的药品生产企业应当建立药品类易制毒化学品专用账册。专用账册保存期限应当自药品类易制毒化学品有效期期满之日起不少于 2 年。

药品类易制毒化学品生产企业、经营企业和使用药品类易制毒化学品的药品生产企业,其关键生产岗位、储存场所应当设置电视监控设施,安装报警装置并与公安机关联网。发生药品类易制毒化学品被盗、被抢、丢失或者其他流入非法渠道情形的,案发单位应当立即报告当地公安机关和县级以上地方药品监督管理部门。接到报案的药品监督管理部门应当逐级上报,并配合公安机关查处。

(四)麻黄草的生产经营管理

近年来,随着我国对麻黄碱类制毒物品及其复方制剂监管力度的不断加大,利用麻黄碱类制毒物品及其复方制剂制造冰毒的犯罪活动得到有效遏制。但是，利用麻黄草提取麻黄碱类制毒物品制造冰毒的问题日益凸显，麻黄草已成为目前国内加工制造冰毒的又一主要原料。2013 年5 月，最高人民法院、最高人民检察院、公安部、农业部、国家食品药品监督管理总局联合印发《关于进一步加强麻黄草管理严厉打击非法买卖麻黄草等违法犯罪活动的通知》（公通字〔2013〕16号），要求严格落实麻黄草采集、收购许可证制度，切实加强对麻黄草采挖、买卖和运输的监督检查，依法查处非法采挖、买卖麻黄草等犯罪行为。为进一步加强药品生产经营企业涉及麻黄草的管理，国家食品药品监督管理总局于 2013 年 10 月发布了《食品药品监管总局办公厅关于进一步加强麻黄草药品生产经营管理的通知》，具体管理要求如下：

1．除有麻黄草收购资质的药品生产经营企业外，任何药品生产经营企业不得收购、经营麻黄草。有麻黄草收购资质的药品生产经营企业销售麻黄草，需严格审核购买单位的资质，只能将麻黄草销售给药品生产企业。

2．有麻黄草收购资质的药品生产经营企业必须建立健全各项管理制度，加强麻黄草购、销、存管理，保证来源清楚，流向可核查、可追溯。要建立麻黄草收购、销售台账，并保存 3 年备查。麻黄草收购资质不得转借他人使用。

3．使用麻黄草作为原料的中药饮片生产企业、中成药生产企业、麻黄碱类药品原料生产企业，必须从有麻黄草收购资质的单位购买麻黄草。必须建立健全各项管理制度，保证来源清楚，流向可核查、可追溯。应建立麻黄草购买、相关产品的加工和销售台账，保存 2 年备查。麻黄草购买、使用、库存数量应符合《药品生产质量管理规范》物料管理的相关规定。

4．中药材专业市场不得经营麻黄草类药材。

各级药品监管部门要进一步加强药品生产经营企业麻黄草经营、使用的监督检查，发现药品生产经营过程中违反规定采挖、销售、收购、加工、使用麻黄草的，要按照有关法律法规严肃查处。涉嫌构成犯罪的，一律移送公安机关予以严惩。

第五节　疫苗管理

一、疫苗的定义和分类

为了加强对疫苗流通和预防接种的管理，预防、控制传染病的发生、流行，保障人体健康和公共卫生，根据《中华人民共和国药品管理法》和《中华人民共和国传染病防治法》，国务院于 2005年 3 月 24 日颁布了《疫苗流通和预防接种管理条例》，并于 2016 年 4 月 23 日根据《国务院关于修改〈疫苗流通和预防接种管理条例〉的决定》进行了修订。为了加强疫苗管理，保证疫苗质量和供应，规范预防接种，促进疫苗行业发展，保障公众健康，维护公共卫生安全，第十三届全国人民代表大会常务委员会第十一次会议于 2019 年 6 月 29 日通过了《中华人民共和国疫苗管理法》，自2019 年 12 月 1 日起施行。

疫苗，是指为预防、控制疾病的发生、流行，用于人体免疫接种的预防性生物制品，包括免疫规划疫苗和非免疫规划疫苗。免疫规划疫苗，是指居民应当按照政府的规定接种的疫苗，包括国家免疫规划确定的疫苗,省、自治区、直辖市人民政府在执行国家免疫规划时增加的疫苗,以及县级以上人民政府或者其卫生健康主管部门组织的应急接种或者群体性预防接种所使用的疫苗。非免疫规划疫苗,是指由居民自愿接种的其他疫苗。疫苗生产企业应当在其供应的纳入国家免疫规划疫苗的最小外包装的显著位置,标明"免费"字样以及国务院卫生主管部门规定的"免疫规划"专用标识。

二、疫苗的监督管理

(一)疫苗的管理机构及职责

国家实行免疫规划制度。居住在中国境内的居民,依法享有接种免疫规划疫苗的权利,履行接种免疫规划疫苗的义务。政府免费向居民提供免疫规划疫苗。县级以上人民政府及其有关部门应当保障适龄儿童接种免疫规划疫苗。监护人应当依法保证适龄儿童按时接种免疫规划疫苗。

县级以上人民政府应当将疫苗安全工作和预防接种工作纳入本级国民经济和社会发展规划,加强疫苗监督管理能力建设,建立健全疫苗监督管理工作机制。县级以上地方人民政府对本行政区域疫苗监督管理工作负责,统一领导、组织、协调本行政区域疫苗监督管理工作。

国务院药品监督管理部门负责全国疫苗监督管理工作。国务院卫生健康主管部门负责全国预防接种监督管理工作。国务院其他有关部门在各自职责范围内负责与疫苗有关的监督管理工作。省、自治区、直辖市人民政府药品监督管理部门负责本行政区域疫苗监督管理工作。设区的市级、县级人民政府承担药品监督管理职责的部门负责本行政区域疫苗监督管理工作。县级以上地方人民政府卫生健康主管部门负责本行政区域预防接种监督管理工作。县级以上地方人民政府其他有关部门在各自职责范围内负责与疫苗有关的监督管理工作。

(二)疫苗的流通管理

1.疫苗的采购管理 国家免疫规划疫苗由国务院卫生健康主管部门会同国务院财政部门等组织集中招标或者统一谈判,形成并公布中标价格或者成交价格,各省、自治区、直辖市实行统一采购。国家免疫规划疫苗以外的其他免疫规划疫苗、非免疫规划疫苗由各省、自治区、直辖市通过省级公共资源交易平台组织采购。疫苗的价格由疫苗上市许可持有人依法自主合理制定。疫苗的价格水平、差价率、利润率应当保持在合理幅度。省级疾病预防控制机构应当根据国家免疫规划和本行政区域疾病预防、控制需要,制订本行政区域免疫规划疫苗使用计划,并按照国家有关规定向组织采购疫苗的部门报告,同时报省、自治区、直辖市人民政府卫生健康主管部门备案。

2.疫苗的供应管理 疫苗上市许可持有人应当按照采购合同约定,向疾病预防控制机构供应疫苗。疾病预防控制机构应当按照规定向接种单位供应疫苗。疾病预防控制机构以外的单位和个人不得向接种单位供应疫苗,接种单位不得接收该疫苗。疫苗上市许可持有人应当按照采购合同约定,向疾病预防控制机构或者疾病预防控制机构指定的接种单位配送疫苗。疫苗上市许可持有人、疾病预防控制机构自行配送疫苗应当具备疫苗冷链储存、运输条件,也可以委托符合条件的疫苗配送单位配送疫苗。疾病预防控制机构配送非免疫规划疫苗可以收取储存、运输费用,具体办法由国务院财政部门会同国务院价格主管部门制定,收费标准由省、自治区、直辖市人民政府价格主管部门会同财政部门制定。

3. 疫苗的储存与运输管理　疾病预防控制机构、接种单位、疫苗上市许可持有人、疫苗配送单位应当遵守疫苗储存、运输管理规范，保证疫苗质量。疫苗在储存、运输全过程中应当处于规定的温度环境，冷链储存、运输应当符合要求，并定时监测、记录温度。为规范疫苗储存、运输，加强疫苗质量管理，保障预防接种的安全性和有效性，根据修订后的《疫苗流通和预防接种管理条例》和《关于进一步加强疫苗流通和预防接种管理工作的意见》(国办发〔2017〕5 号)，国家卫生行政部门和药监部门于 2017 年 12 月对《疫苗储存和运输管理规范》(卫疾控发〔2006〕104 号)进行了修订，颁布了《疫苗储存和运输管理规范(2017 年版)》。该规范适用于疾病预防控制机构、接种单位、疫苗生产企业、疫苗配送企业、疫苗仓储企业的疫苗储存、运输管理。

4. 疫苗购销的证明文件管理　疫苗上市许可持有人在销售疫苗时，应当提供加盖其印章的批签发证明复印件或者电子文件；销售进口疫苗的，还应当提供加盖其印章的进口药品通关单复印件或者电子文件。疾病预防控制机构、接种单位在接收或者购进疫苗时，应当索取前款规定的证明文件，并保存至疫苗有效期满后不少于 5 年备查。疫苗上市许可持有人应当按照规定，建立真实、准确、完整的销售记录，并保存至疫苗有效期满后不少于 5 年备查。疾病预防控制机构、接种单位、疫苗配送单位应当按照规定，建立真实、准确、完整的接收、购进、储存、配送、供应记录，并保存至疫苗有效期满后不少于 5 年备查。

疾病预防控制机构、接种单位接收或者购进疫苗时，应当索取本次运输、储存全过程温度监测记录，并保存至疫苗有效期满后不少于 5 年备查；对不能提供本次运输、储存全过程温度监测记录或者温度控制不符合要求的，不得接收或者购进，并应当立即向县级以上地方人民政府药品监督管理部门、卫生健康主管部门报告。疾病预防控制机构、接种单位应当建立疫苗定期检查制度，对存在包装无法识别、储存温度不符合要求、超过有效期等问题的疫苗，采取隔离存放、设置警示标志等措施，并按照国务院药品监督管理部门、卫生健康主管部门、生态环境主管部门的规定处置。疾病预防控制机构、接种单位应当如实记录处置情况，处置记录应当保存至疫苗有效期满后不少于 5 年备查。

5. 问题疫苗的监督管理　疫苗存在或者疑似存在质量问题的，疫苗上市许可持有人、疾病预防控制机构、接种单位应当立即停止销售、配送、使用，必要时立即停止生产，按照规定向县级以上人民政府药品监督管理部门、卫生健康主管部门报告。卫生健康主管部门应当立即组织疾病预防控制机构和接种单位采取必要的应急处置措施，同时向上级人民政府卫生健康主管部门报告。药品监督管理部门应当依法采取查封、扣押等措施。对已经销售的疫苗，疫苗上市许可持有人应当及时通知相关疾病预防控制机构、疫苗配送单位、接种单位，按照规定召回，如实记录召回和通知情况，疾病预防控制机构、疫苗配送单位、接种单位应当予以配合。未依照上述规定停止生产、销售、配送、使用或者召回疫苗的，县级以上人民政府药品监督管理部门、卫生健康主管部门应当按照各自职责责令停止生产、销售、配送、使用或者召回疫苗。疫苗上市许可持有人、疾病预防控制机构、接种单位发现存在或者疑似存在质量问题的疫苗，不得瞒报、谎报、缓报、漏报，不得隐匿、伪造、毁灭有关证据。

第六节 含特殊药品复方制剂管理

一、含特殊药品复方制剂管理的法律法规

含特殊药品复方制剂并不属于严格意义上的特殊管理药品,但部分含特殊药品复方制剂(如含麻黄碱类复方制剂、含可待因复方口服溶液、复方地芬诺酯片和复方甘草片),因其所含成分的特殊性使之具有不同于一般药品的管理风险,如果管理不当使之流入非法渠道,易被滥用或用于提取制毒,造成极大的社会危害。近年来,为了加强对含特殊药品复方制剂的监管,国家药品监督管理部门连续发布了多个关于加强含特殊药品复方制剂管理的规范性文件,详见表5-6。

表5-6 部分加强含特殊药品复方制剂管理的规范性文件

时间	规范性文件
2008 年 10 月 27 日	《关于进一步加强含麻黄碱类复方制剂管理的通知》
2009 年 8 月 18 日	《关于切实加强部分含特殊药品复方制剂销售管理的通知》
2010 年 12 月 22 日	《关于对部分含特殊药品复方制剂实施电子监管工作的通知》
2012 年 9 月 4 日	《关于加强含麻黄碱类复方制剂管理有关事宜的通知》
2012 年 11 月 23 日	《关于修订转为处方药管理的含麻黄碱类复方制剂说明书的通知》
2013 年 7 月 8 日	《关于进一步加强含可待因复方口服溶液、复方甘草片和复方地芬诺酯片购销管理的通知》
2014 年 6 月 5 日	《关于进一步加强含麻醉药品和曲马多口服复方制剂购销管理的通知》
2014 年 8 月 15 日	《关于明确查处违法销售含特殊药品复方制剂案件有关政策执行问题的通知》
2015 年 1 月 12 日	《食品药品监管总局办公厅关于加强含麻黄碱类复方制剂药品广告审查工作的通知》
2015 年 4 月 3 日	《关于将含可待因复方口服液体制剂列入第二类精神药品管理的公告》
2015 年 4 月 29 日	《关于加强含可待因复方口服液体制剂管理的通知》
2019 年 12 月 20 日	《关于盐酸麻黄碱滴鼻液管理问题的通知》

二、含特殊药品复方制剂的品种

国家食品药品监督管理总局办公厅于 2014 年 6 月 5 日发布《关于进一步加强含麻醉药品和曲马多口服复方制剂购销管理的通知》(食药监办药化监〔2014〕111 号),该通知附件列出了需加强管理的 32 种含麻醉药品和曲马多口服复方制剂产品名单。具体品种见表5-7。

表5-7 含麻醉药品和曲马多口服复方制剂产品名单

品种类型	具体品种	备注
口服固体制剂	阿司待因片、阿司可咖胶囊、阿司匹林可待因片、氨酚待因片、氨酚待因片(Ⅱ)、氨酚双氢可待因片、复方磷酸可待因片、可待因桔梗片、氯酚待因片、洛芬待因缓释片、洛芬待因片、萘普待因片、愈创罂粟待因片	每剂量单位:含可待因≤15mg 的复方制剂;含双氢可待因 ≤10mg 的复方制剂;含羟考酮≤5mg 的复方制剂

品种类型	具体品种	备注
含可待因复方口服液体制剂	复方磷酸可待因溶液、复方磷酸可待因溶液（Ⅱ）、复方磷酸可待因口服液、复方磷酸可待因口服溶液（Ⅲ）、复方磷酸可待因糖浆、可愈糖浆、愈酚待因口服溶液、愈酚伪麻待因口服溶液	2015年5月1日国家食品药品监管总局、公安部、国家卫生计生委决定将含可待因复方口服液体制剂（包括口服溶液剂、糖浆剂）列入第二类精神药品管理
复方地芬诺酯片		
复方甘草片、复方甘草口服溶液		
含麻黄碱类复方制剂		
其他含麻醉药品口服复方制剂	复方福尔可定口服溶液、复方福尔可定糖浆、复方枇杷喷托维林颗粒、尿通卡克乃其片	
含曲马多口服复方制剂	复方曲马多片、氨酚曲马多片、氨酚曲马多胶囊	

三、含特殊药品复方制剂的监督管理

（一）含可待因复方口服溶液、复方甘草片和复方地芬诺酯片的管理

从生产企业直接购进上述药品的批发企业，可以将药品销售给其他批发企业、零售企业和医疗机构；从批发企业购进的，只能销售给本省（区、市）的零售企业和医疗机构。

在药品零售环节，列入必须凭处方销售的处方药，严格凭医师开具的处方销售。零售企业应当按照国家食品药品监督管理局、公安部和卫生部《关于加强含麻黄碱类复方制剂管理有关事宜的通知》（国食药监办〔2012〕260号）要求，将含可待因复方口服溶液、复方甘草片和复方地芬诺酯片购销管理同含麻黄碱类复方制剂一并设置专柜由专人管理、专册登记，上述药品登记内容包括药品名称、规格、销售数量、生产企业、生产批号。如发现超过正常医疗需求，大量、多次购买上述药品的，应当立即向当地药品监督管理部门报告。

（二）含麻黄碱类复方制剂的管理

1. 分类管理　2012年9月4日，国家食品药品监督管理局、公安部、卫生部联合发布了《关于加强含麻黄碱类复方制剂管理有关事宜的通知》，该通知对含麻黄碱类复方制剂的分类管理作出了新的规定，将单位剂量麻黄碱类药物含量大于30mg（不含30mg）的含麻黄碱类复方制剂，列入必须凭处方销售的处方药管理。医疗机构应当严格按照《处方管理办法》开具处方。药品零售企业必须凭执业医师开具的处方销售上述药品。含麻黄碱类复方制剂每个最小包装规格麻黄碱类药物含量口服固体制剂不得超过720mg，口服液体制剂不得超过800mg。

2. 批发管理　具有蛋白同化制剂、肽类激素定点批发资质的药品经营企业，方可从事含麻黄碱类复方制剂的批发业务。药品生产企业和药品批发企业销售含麻黄碱类复方制剂时，应当核实购买方资质证明材料、采购人员身份证明等情况，无误后方可销售，并跟踪核实药品到货情况，核实记录保存至药品有效期后一年备查。发现含麻黄碱类复方制剂购买方存在异常情况时，应当立

即停止销售,并向当地县级以上公安机关和药品监管部门报告。

3. 零售管理　药品零售企业销售含麻黄碱类复方制剂,应当查验购买者的身份证,并对其姓名和身份证号码予以登记。除处方药按处方剂量销售外,一次销售不得超过2个最小包装。

药品零售企业不得开架销售含麻黄碱类复方制剂,应当设置专柜由专人管理、专册登记,登记内容包括药品名称、规格、销售数量、生产企业、生产批号、购买人姓名、身份证号码。

药品零售企业发现超过正常医疗需求,大量、多次购买含麻黄碱类复方制剂的,应当立即向当地药品监管部门和公安机关报告。

学习小结

1. 学习内容

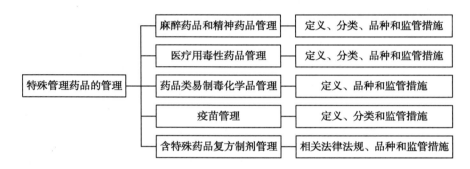

2. 学习方法

本章最基本的学习方法是理解基础上的记忆。首先要对各种特殊管理药品的概念进行理解,才能更容易掌握其具体的监管措施。同时还需要对各种特殊管理药品的品种范围和具有代表性的品种有一定的认识和了解,才能比较全面的掌握本章的学习内容。因此,建议同学们根据教学大纲要求从各种特殊管理药品的定义出发,结合其具体监管措施进行学习。

复习思考题

1. 哪些药品需要进行特殊管理? 这些药品进行特殊管理的必要性是什么?
2. 麻醉药品和精神药品成瘾性的特点和危害性有哪些?
3. 请简要阐明控制精神药品的零售有什么积极意义。
4. 请简要阐明含特殊特殊药品复方制剂管理的必要性。

第五章同步练习

（王世宇　张文平）

第六章　药物研究与药品注册管理

第六章课件

第一节　药物研究概述

一、药物研究内容

药物研究是指对药物的合成工艺、提取方法、剂型选择、处方筛选、制备工艺、稳定性、有效性、安全性等进行的研究。由于不同类型的新药所具有的创新程度各不相同，其研究内容和阶段划分也就无法整齐划一。一般是以创新程度最高的新化合物实体（new chemical entity，NCE）为例，将新药研究开发分为三个阶段，各阶段研究的内容、对象、重点和目的各不相同。

1. 新活性物质的发现与筛选　通过计算机药物分子设计或通过植物、动物、矿物、微生物、海洋生物等多种途径获取新的化学物质，并将这些物质在特定的体内外药理模型上进行筛选评价，以发现具有新颖结构类型和显著药理特性的先导化合物。在发现先导化合物后，经过处理得到一系列与先导化合物结构类似的物质，进行定量构效关系研究，以优化化合物的治疗指数，从中选择最佳化合物作为新化合物实体。

2. 新药的临床前研究　新药临床前研究的主要任务是系统评价新的候选药物，确定其是否符合进入人体临床试验的要求。这一阶段药物在国外统称为"申请作为临床研究用新药"（investigational new drug，IND）。

新药临床前研究，包括新药的合成工艺、提取方法、理化性质及纯度、剂型选择、处方筛选、制备工艺、检验方法、质量指标、稳定性、药理、毒理、动物药代动力学研究等。中药制剂还包括原药材的来源、加工及炮制等的研究；生物制品还包括菌毒种、细胞株、生物组织等起始原材料的来源、质量标准、保存条件、生物学特征、遗传稳定性及免疫学的研究等，也包括立项过程的文献研究。

新药临床前研究应参照国务院药品监督管理部门发布的有关技术指导原则进行，其中安全性评价研究是药物临床前研究的核心内容，必须执行《药物非临床研究质量管理规范》（good laboratory practice，GLP）。

3. 新药的临床研究　临床研究是评价候选药物能否成为新药上市的关键阶段，这一阶段的候选药物在国外称为"新药的申请"（new drug application，NDA）。

我国的药物临床试验（包括生物等效性试验），必须经国务院药品监督管理部门批准，获得"药物临床试验批件"，且必须执行《药物临床试验质量管理规范》（good clinical practice，GCP）。药品监督管理部门应当对批准的临床试验进行监督检查。

二、药物研究开发特点

1. 知识技术密集，多学科交叉　药物的创新研究需要多学科知识技术的积累和多方面人才、技术和方法的支持。许多国外著名制药公司除了聘用药物化学、药理学等传统学科的专家外，还聘用了如分子生物学、生理学、生物化学、分子动力学等一些新兴或边缘学科的专家，并与许多学术团体建立紧密联系。

2. 高投入　新药研发是一项庞大的系统工程,包含许多复杂的环节,研发成本高昂,并有逐年上升的趋势。有研究表明,为保持医药企业的创新潜力,企业每年需要至少1.5亿~2.0亿美元的研究投入。我国在药物创新体系建设方面,自2008年起正式启动了"重大新药创制专项",鼓励新药自主研发,目的是使我国实现从"仿制药大国"到"创新药大国"以及"医药大国"到"医药强国"的转变,自专项实施以来,重大新药创制专项中央拨款已达到155亿元。

3. 周期长　新药从研究开发到上市一般都需要经过复杂而漫长的过程。20世纪30—50年代是新药蓬勃发展时期,开发周期较短,2~3年便可研发出一个新药。随着新药研发难度的增大,研发一个新药国内外一般都需要10~15年,甚至更长的时间。目前即使加快了创新药的日常审批速度也需要10年左右,新药研发的平均周期国内外基本相同。

4. 风险大　新药研究开发的风险主要体现在以下四个方面。①技术风险主要是指以研发部门现有的技术能力不能完全保证实现预定的技术创新所带来的风险,如新药研发技术本身存在缺陷,使药品研发面临失败可能性的风险等。②财务风险主要是指由融资渠道不当、资金使用不合理等因素导致新药研发失败的风险,如资金分配、运用不合理,未能做好各阶段的资金使用计划,延缓新药研发过程,甚至导致整个新药研发失败等。③市场风险主要是指新药上市后面临由市场接受能力、产品价格及竞争能力、市场需求变动等带来的风险,如新药上市后缺乏竞争优势,不能很好地占领市场,使药品研发失去意义等。④政策风险是指政府对药品政策发生重大变化而给新药研发带来的风险,当国家医药产业政策大规模调整时,制药企业忽视国家相关政策变化就会发生政策风险,给制药企业带来巨大的经济损失。

5. 高收益　虽然新药研究开发风险很高,但它同时也具有高回报、高利润、高附加值的一面。新药的利润一般可达销售额的30%或更多,而且药品实行专利保护,研发企业在专利期内享有市场独占权,一旦新药获得上市批准,很快就能够获得高额利润回报,特别是对于那些年销售额在10亿美元以上的"重磅炸弹"式专利药来说,更是如此。

三、我国药物研究概况

药物的研究开发是药学界乃至全社会关注的焦点。目前我国生产的药品多以仿制国外的品种为主,创新药很少。新药研发投入不足是制约我国新药研发能力提高的主要原因之一,如我国生物制药行业投入占销售额比例仅为1.5%左右,而发达国家药企研发投入占销售额比例约为20%。自"重大新药创制"专项实施以来,已经有95个品种获得"新药证书",其中包括手足口病EV71型疫苗、Sabin株脊灰灭活疫苗、西达本胺、埃克替尼、阿帕替尼等35个Ⅰ类新药。技术含量相对较高的一类新药比例有所增加,但整体上我国的原创药水平还需提高。

我国医药市场具有资源丰富、市场潜力大等优势,越来越多跨国公司在中国建立了研发中心,中国本土制药企业对原创药研发的关注也不断增加。2015年5月7日,国务院办公厅印发《中医药健康服务发展规划(2015—2020年)》(以下简称为《规划》)。《规划》中指出,中医药(含民族医药)是我国独具特色的健康服务资源。充分发挥中医药特色优势,加快发展中医药健康服务,是全面发展中医药事业的必然要求,是促进健康服务业发展的重要任务,对于深化医药卫生体制改革、提升全民健康素质、转变经济发展方式具有重要意义。

我国药物研发的优势在中药及天然药物研发,目前全球天然药物、药用植物及其制品市场约为 600 亿美元,其市场发展速度为每年 10%～20%,明显高于世界药品市场的增长速度。随着天然药物日渐受到世界各地人们的欢迎,医疗模式也从治疗逐步趋向预防,天然药物研发甚具前景,传统中药市场将不断扩大。

第二节 药品注册概述

在人类用药史上,不断出现的药害事件教训惨痛,促进了药品市场准入方面的立法,最终药品注册作为药品上市许可的一种前置性管理制度得以确立。随着世界贸易的快速发展,新药审评标准化、规范化成为药品国际贸易的迫切需要,20 世纪 90 年代,国际人用药品注册技术协调会(ICH)(后更名为人用药品技术要求国际协调理事会)成立。2017 年 5 月 31 日至 6 月 1 日,人用药品技术要求国际协调理事会(ICH)2017 年第一次会议在加拿大蒙特利尔召开。会议通过了国家食品药品监督管理总局的申请,批准总局成为其成员。6 月 14 日,经报国务院批准,正式确认总局加入 ICH,成为其全球第 8 个监管机构成员。

《药品注册管理办法》是国家市场监督管理总局为规范药品注册行为,保证药品的安全、有效和质量可控,根据《中华人民共和国药品管理法》《中华人民共和国中医药法》《中华人民共和国疫苗管理法》《中华人民共和国行政许可法》《中华人民共和国药品管理法实施条例》等法律、行政法规,制定的部门规章。办法共 10 章 126 条,2020 年 1 月 22 日由国家市场监督管理总局令第 27 号公布,自 2020 年 7 月 1 日起施行。2007 年 7 月 10 日国家食品药品监督管理局令第 28 号公布的《药品注册管理办法》同时废止。

药品注册管理的中心内容是对一个申请新药的物质能否进行人体试验以及能否作为药品生产上市销售的评价、审核、批准,简称"两报两批",即药物临床研究的申报与审批、药品生产上市的申报与审批。药品注册工作应当遵循公开、公平、公正的原则。

知识拓展

国际人用药品技术要求国际协调理事会(ICH)

国际 ICH 于 1990 年 4 月成立,由欧盟、美国与日本三方的药品注册部门和生产部门组成,分别为欧盟(EU)、欧洲制药工业协会联合会(EFPIA)、日本厚生劳动省(MHLW)、日本制药工业协会(JPMA)、美国食品与药品管理局(FDA)、美国药物研究和生产联合会(PRMA)、瑞士药品管理局(SwissMedic)、加拿大食品药品监管局(HPFB)。此外,世界卫生组织(WHO)、欧洲自由贸易区(EFTA)和加拿大卫生保健局(CHPB)作为观察员,国际制药工业协会联合会(IFPMA)作为制药工业的保护伞组织参加协调会。ICH 的机构由指导委员会、专家工作组和秘书处组成。ICH 秘书处设在 IFPMA 总部,每两年召开一次大会。ICH 工作的特征与目标为:①患者第一。一切从患者利益出发是 ICH 讨论和协商的基础。②对话和协作。部门与工业部门的专家在同一原则下进行讨论,从不同角度提出更合理的见解,避免片面性。③透明度。为了使达成一致的协议文件能很快付诸实施,要求所讨论的技术信息不仅在三方 27 国(欧盟 25 国、美国和日本)之间共享,而且应尽量使信息传递到非 ICH 国家。④高科技。

2018 年 6 月 7 日,在日本神户举行的 ICH 2018 年第一次大会上,中国国家药品监督管理局当选为 ICH 管理委员会成员。目前 ICH 指导原则已被越来越多的 ICH 及非 ICH 国家所采纳,ICH 对规范新药研究开发行为,保证新药安全、有效,发挥着越来越重要的作用。

一、药品注册的相关概念

1. 药品注册　药品注册是指药品注册申请人依照法定程序和相关要求提出药物临床试验、药品上市许可、再注册等申请以及补充申请,药品监督管理部门基于法律法规和现有科学认知进行安全性、有效性和质量可控性等审查,决定是否同意其申请的活动。

申请人取得药品注册证书后,为药品上市许可持有人。

2. 药品上市许可持有人　药品上市许可持有人是指取得药品注册证书的企业或者药品研制机构等。药品上市许可持有人应当依照《药品管理法》规定,对药品的非临床研究、临床试验、生产经营、上市后研究、不良反应监测及报告与处理等承担责任。其他从事药品研制、生产、经营、储存、运输、使用等活动的单位和个人依法承担相应责任。药品上市许可持有人为境外企业的,应当由其指定的在中国境内的企业法人履行药品上市许可持有人义务,与药品上市许可持有人承担连带责任。经国务院药品监督管理部门批准,药品上市许可持有人可以转让药品上市许可。受让方应当具备保障药品安全性、有效性和质量可控性的质量管理、风险防控和责任赔偿等能力,履行药品上市许可持有人义务。

3. 药物临床试验　药物临床试验是指以药品上市注册为目的,为确定药物安全性与有效性在人体开展的药物研究。药物临床试验应当在具备相应条件并按规定备案的药物临床试验机构开展。其中,疫苗临床试验应当由符合国家药品监督管理局和国家卫生健康委员会规定条件的三级医疗机构或者省级以上疾病预防控制机构实施或者组织实施。

4. 药品注册核查　药品注册核查是指为核实申报资料的真实性、一致性以及药品上市商业化生产条件,检查药品研制的合规性、数据可靠性等,对研制现场和生产现场开展的核查活动,以及必要时对药品注册申请所涉及的化学原料药、辅料及直接接触药品的包装材料和容器生产企业、供应商或者其他受托机构开展的延伸检查活动。药品审评中心根据申报注册的品种、工艺、设施、既往接受核查情况等因素,基于风险决定是否启动药品注册生产现场核查。对于创新药、改良型新药以及生物制品等,应当进行药品注册生产现场核查和上市前药品生产质量管理规范检查。对于仿制药等,根据是否已获得相应生产范围药品生产许可证且已有同剂型品种上市等情况,基于风险进行药品注册生产现场核查、上市前药品生产质量管理规范检查。

5. 药品注册检验　药品注册检验,包括标准复核和样品检验。标准复核,是指对申请人申报药品标准中设定项目的科学性、检验方法的可行性、质控指标的合理性等进行的实验室评估。样品检验,是指按照申请人申报或者药品审评中心核定的药品质量标准对样品进行的实验室检验。

与国家药品标准收载的同品种药品使用的检验项目和检验方法一致的,可以不进行标准复核,只进行样品检验。其他情形应当进行标准复核和样品检验。

6. 药品注册标准 药品注册标准是指国家药品监督管理部门批准给申请人特定药品的标准,生产该药品的药品生产企业必须执行该注册标准。药品注册标准不得低于中国药典的规定。

药品注册标准的项目及其检验方法的设定,应当符合中国药典的基本要求、国家药品监督管理部门发布的技术指导原则及国家药品标准编写原则。申请人应当选取有代表性的样品进行标准的研究工作。

7. 药品标准物质 药品标准物质,是指供药品标准中物理和化学测试及生物方法试验用,具有确定特性量值,用于校准设备、评价测量方法或者给供试药品赋值的物质,包括标准品、对照品、对照药材、参考品。

二、药品注册分类

根据《药品注册管理办法》规定,药品注册按照中药、化学药和生物制品等进行分类注册管理。

中药注册按照中药创新药、中药改良型新药、古代经典名方中药复方制剂、同名同方药等进行分类。

化学药注册按照化学药创新药、化学药改良型新药、仿制药等进行分类。

生物制品注册按照生物制品创新药、生物制品改良型新药、已上市生物制品(含生物类似药)等进行分类。

中药、化学药和生物制品等药品的细化分类和相应的申报资料要求,由国家药品监督管理局根据注册药品的产品特性、创新程度和审评管理需要组织制定,并向社会公布。

境外生产药品的注册申请,按照药品的细化分类和相应的申报资料要求执行。

三、药品注册管理机构

1. 国家药品监督管理局主管全国药品注册管理工作,负责建立药品注册管理工作体系和制度,制定药品注册管理规范,依法组织药品注册审评审批以及相关的监督管理工作。

国家药品监督管理局药品审评中心负责药物临床试验申请、药品上市许可申请、补充申请和境外生产药品再注册申请等的审评。

中国食品药品检定研究院、国家药典委员会、国家药品监督管理局食品药品审核查验中心、国家药品监督管理局药品评价中心、国家药品监督管理局行政事项受理服务和投诉举报中心、国家药品监督管理局信息中心等药品专业技术机构,承担依法实施药品注册管理所需的药品注册检验、通用名称核准、核查、监测与评价、制证送达以及相应的信息化建设与管理等相关工作。

2. 省、自治区、直辖市药品监督管理部门负责本行政区域内以下药品注册相关管理工作:境内生产药品再注册申请的受理、审查和审批;药品上市后变更的备案、报告事项管理;组织对药物非临床安全性评价研究机构、药物临床试验机构的日常监管及违法行为的查处;参与国家药品监督管理局组织的药品注册核查、检验等工作;国家药品监督管理局委托实施的药品注册相关事项。

省、自治区、直辖市药品监督管理部门设置或者指定的药品专业技术机构，承担依法实施药品监督管理所需的审评、检验、核查、监测与评价等工作。

四、药品注册的基本制度和要求

1. 从事药物研制和药品注册活动，应当遵守有关法律、法规、规章、标准和规范；参照相关技术指导原则，采用其他评价方法和技术的，应当证明其科学性、适用性；应当保证全过程信息真实、准确、完整和可追溯。

药品应当符合国家药品标准和经国家药品监督管理局核准的药品质量标准。经国家药品监督管理局核准的药品质量标准，为药品注册标准。药品注册标准应当符合《中华人民共和国药典》通用技术要求，不得低于《中华人民共和国药典》的规定。申报注册品种的检测项目或者指标不适用《中华人民共和国药典》的，申请人应当提供充分的支持性数据。

药品审评中心等专业技术机构，应当根据科学进展、行业发展实际和药品监督管理工作需要制定技术指导原则和程序，并向社会公布。

2. 申请人应当为能够承担相应法律责任的企业或者药品研制机构等。境外申请人应当指定中国境内的企业法人办理相关药品注册事项。

3. 申请人在申请药品上市注册前，应当完成药学、药理毒理学和药物临床试验等相关研究工作。药物非临床安全性评价研究应当在经过药物非临床研究质量管理规范认证的机构开展，并遵守药物非临床研究质量管理规范。药物临床试验应当经批准，其中生物等效性试验应当备案；药物临床试验应当在符合相关规定的药物临床试验机构开展，并遵守药物临床试验质量管理规范。

申请药品注册，应当提供真实、充分、可靠的数据、资料和样品，证明药品的安全性、有效性和质量可控性。

使用境外研究资料和数据支持药品注册的，其来源、研究机构或者实验室条件、质量体系要求及其他管理条件等应当符合国际人用药品技术要求国际协调理事会通行原则，并符合我国药品注册管理的相关要求。

4. 变更原药品注册批准证明文件及其附件所载明的事项或者内容的，申请人应当按照规定，参照相关技术指导原则，对药品变更进行充分研究和验证，充分评估变更可能对药品安全性、有效性和质量可控性的影响，按照变更程序提出补充申请、备案或者报告。

5. 药品注册证书有效期为五年，药品注册证书有效期内持有人应当持续保证上市药品的安全性、有效性和质量可控性，并在有效期届满前六个月申请药品再注册。

6. 国家药品监督管理局建立药品加快上市注册制度，支持以临床价值为导向的药物创新。对符合条件的药品注册申请，申请人可以申请适用突破性治疗药物、附条件批准、优先审评审批及特别审批程序。在药品研制和注册过程中，药品监督管理部门及其专业技术机构给予必要的技术指导、沟通交流、优先配置资源、缩短审评时限等政策和技术支持。

7. 国家药品监督管理局建立化学原料药、辅料及直接接触药品的包装材料和容器关联审评审批制度。在审批药品制剂时，对化学原料药一并审评审批，对相关辅料、直接接触药品的包装材料和容器一并审评。药品审评中心建立化学原料药、辅料及直接接触药品的包装材料和容器信息登记平台,对相关登记信息进行公示,供相关申请人或者持有人选择,并在相关药品制剂注册申请审评时关联审评。

8. 处方药和非处方药实行分类注册和转换管理。药品审评中心根据非处方药的特点,制定非处方药上市注册相关技术指导原则和程序,并向社会公布。药品评价中心制定处方药和非处方药上市后转换相关技术要求和程序,并向社会公布。

9. 申请人在药物临床试验申请前、药物临床试验过程中以及药品上市许可申请前等关键阶段,可以就重大问题与药品审评中心等专业技术机构进行沟通交流。药品注册过程中,药品审评中心等专业技术机构可以根据工作需要组织与申请人进行沟通交流。

沟通交流的程序、要求和时限,由药品审评中心等专业技术机构依照职能分别制定,并向社会公布。

10. 药品审评中心等专业技术机构根据工作需要建立专家咨询制度,成立专家咨询委员会,在审评、核查、检验、通用名称核准等过程中就重大问题听取专家意见,充分发挥专家的技术支撑作用。

11. 国家药品监督管理局建立收载新批准上市以及通过仿制药质量和疗效一致性评价的化学药品目录集,载明药品名称、活性成分、剂型、规格、是否为参比制剂、持有人等相关信息,及时更新并向社会公开。化学药品目录集收载程序和要求,由药品审评中心制定,并向社会公布。

12. 国家药品监督管理局支持中药传承和创新,建立和完善符合中药特点的注册管理制度和技术评价体系,鼓励运用现代科学技术和传统研究方法研制中药,加强中药质量控制,提高中药临床试验水平。

中药注册申请,申请人应当进行临床价值和资源评估,突出以临床价值为导向,促进资源可持续利用。

第三节　药品注册的申报与审批

一、药品注册与审批

(一) 药品注册的基本要求

1. 申请人的要求　申请人应当为能够承担相应法律责任的企业或者药品研制机构等。境外申请人应当指定中国境内的企业法人办理相关药品注册事项。

2. 非临床研究与临床研究的要求　申请人在申请药品上市注册前,应当完成药学、药理毒理学和药物临床试验等相关研究工作。药物非临床安全性评价研究应当在经过药物非临床研究质量管理规范认证的机构开展,并遵守药物非临床研究质量管理规范。药物临床试验应当经批准,其中生物等效性试验应当备案;药物临床试验应当在符合相关规定的药物临床试验机构开展,并遵守药物临床试验质量管理规范。

3. 数据、资料和样品的要求　申请药品注册,应当提供真实、充分、可靠的数据、资料和样品,证明药品的安全性、有效性和质量可控性。使用境外研究资料和数据支持药品注册的,其来源、研究机构或者实验室条件、质量体系要求及其他管理条件等应当符合国际人用药品技术要求国际协调理事会通行原则,并符合我国药品注册管理的相关要求。

4. 补充申请的要求 变更原药品注册批准证明文件及其附件所载明的事项或者内容的,申请人应当按照规定,参照相关技术指导原则,对药品变更进行充分研究和验证,充分评估变更可能对药品安全性、有效性和质量可控性的影响,按照变更程序提出补充申请、备案或者报告。

(二)药品申报与审批的基本程序

药品注册申报与审批分为临床试验申报审批、生产上市申报审批两个阶段,均由国家药品监督管理部门集中受理和最终审批。

1. 药品临床试验的申报与审批 申请人完成临床前研究后,开展药物临床试验之前,必须提出临床试验申请,按要求将相关申报资料报送国家药品监督管理部门药品审评中心。

申请人应当按照规定如实报送研制方法、质量指标、药理及毒理试验结果等有关数据、资料和样品,国务院药品监督管理部门应当自受理临床试验申请之日起六十个工作日内决定是否同意,并通知临床试验申办者,逾期未通知的,视为同意。其中,开展生物等效性试验的,报国务院药品监督管理部门备案。

2. 药品生产的申报与审批 申请人在完成支持药品上市注册的药学、药理毒理学和药物临床试验等研究,确定质量标准,完成商业规模生产工艺验证,并做好接受药品注册核查检验的准备后,提出药品上市许可申请,按照申报资料要求提交相关研究资料。经对申报资料进行形式审查,符合要求的,予以受理。

药品审评中心组织药学、医学和其他技术人员,按要求对已受理的药品上市许可申请进行审评。审评过程中基于风险启动药品注册核查、检验,相关技术机构应当在规定时限内完成核查、检验工作。

药品审评中心根据药品注册申报资料、核查结果、检验结果等,对药品的安全性、有效性和质量可控性等进行综合审评。综合审评结论通过的,批准药品上市,发给药品注册证书。药品注册证书载明药品批准文号、持有人、生产企业等信息。综合审评结论不通过的,作出不予批准决定。

经核准的药品生产工艺、质量标准、说明书和标签作为药品注册证书的附件一并发给申请人。上述信息纳入药品品种档案,并根据上市后变更情况及时更新。

(三)药品加快上市注册程序

1. 突破性治疗药物程序 药物临床试验期间,用于防治严重危及生命或者严重影响生存质量的疾病,且尚无有效防治手段或者与现有治疗手段相比有足够证据表明具有明显临床优势的创新药或者改良型新药等,申请人可以申请适用突破性治疗药物程序。申请适用突破性治疗药物程序的,申请人应当向药品审评中心提出申请。

对纳入突破性治疗药物程序的药物临床试验,给予的政策支持包括:①申请人可以在药物临床试验的关键阶段向药品审评中心提出沟通交流申请,药品审评中心安排审评人员进行沟通交流;②可以将阶段性研究资料提交药品审评中心,药品审评中心基于已有研究资料,对下一步研究方案提出意见或者建议,并反馈给申请人。

2. 附条件批准程序 药物临床试验期间,在未完成Ⅲ期临床试验的情况下,可以申请附条件批准的情形:①治疗严重危及生命且尚无有效治疗手段的疾病的药品,药物临床试验已有数据证实疗效并能预测其临床价值的;②公共卫生方面急需的药品,药物临床试验已有数据显示疗效并能预测其临床价值的;③应对重大突发公共卫生事件急需的疫苗或者国家卫生健康委员会认定急需的其他疫苗,经评估获益大于风险的。

申请附条件批准的,申请人应当就附条件批准上市的条件和上市后继续完成的研究工作等与药品审评中心沟通交流,经沟通交流确认后提出药品上市许可申请。经审评,符合附条件批准要求的,在药品注册证书中载明附条件批准药品注册证书的有效期、上市后需要继续完成的研究工作及完成时限等相关事项。

对附条件批准的药品,持有人应当在药品上市后采取相应的风险管理措施,并在规定期限内按照要求完成药物临床试验等相关研究,以补充申请方式申报。持有人逾期未按照要求完成研究或者不能证明其获益大于风险的,国家药品监督管理局应当依法处理,直至注销药品注册证书。

3. 优先审评审批程序　药品上市许可申请时,以下具有明显临床价值的药品,可以申请适用优先审评审批程序的情形:①临床急需的短缺药品、防治重大传染病和罕见病等疾病的创新药和改良型新药;②符合儿童生理特征的儿童用药品新品种、剂型和规格;③疾病预防、控制急需的疫苗和创新疫苗;④纳入突破性治疗药物程序的药品;⑤符合附条件批准的药品;⑥国家药品监督管理局规定其他优先审评审批的情形。

申请人在提出药品上市许可申请前,应当与药品审评中心沟通交流,经沟通交流确认后,在提出药品上市许可申请的同时,向药品审评中心提出优先审评审批申请。符合条件的,药品审评中心按照程序公示后纳入优先审评审批程序。对纳入优先审评审批程序的药品上市许可申请,给予以下政策支持:①药品上市许可申请的审评时限为一百三十日;②临床急需的境外已上市境内未上市的罕见病药品,审评时限为七十日;③需要核查、检验和核准药品通用名称的,予以优先安排;④经沟通交流确认后,可以补充提交技术资料。

4. 特别审批程序　在发生突发公共卫生事件的威胁时以及突发公共卫生事件发生后,国家药品监督管理局可以依法决定对突发公共卫生事件应急所需防治药品实行特别审批。实施特别审批的药品注册申请,国家药品监督管理局按照统一指挥、早期介入、快速高效、科学审批的原则,组织加快并同步开展药品注册受理、审评、核查、检验工作。特别审批的情形、程序、时限、要求等按照药品特别审批程序规定执行。对纳入特别审批程序的药品,可以根据疾病防控的特定需要,限定其在一定期限和范围内使用。

(四)古代经典名方中药复方制剂的简化注册管理

古代经典名方是指至今仍广泛应用、疗效确切、具有明显特色与优势的古代中医典籍所记载的方剂,具体目录由国家中医药管理局会同国家药品监督管理局制定,2018 年 4 月 16 日发布了《古代经典名方目录(第一批)》。

依据《中医药法》第三十条,生产符合国家规定条件的来源于古代经典名方的中药复方制剂,在申请药品批准文号时,可以仅提供非临床安全性研究资料,免报药效学研究及临床试验资料。来源于国家公布目录且无上市品种的中药复方制剂申请上市,符合以下条件的,实施简化注册审批:①处方中不含配伍禁忌或药品标准中标识有"剧毒""大毒"及经现代毒理学证明有毒性的药味;②处方中药味及所涉及的药材均有国家药品标准;③制备方法与古代医籍记载基本一致;

④除汤剂可制成颗粒剂外,剂型应当与古代医籍记载一致;⑤给药途径与古代医籍记载一致,日用饮片量与古代医籍记载相当;⑥功能主治应当采用中医术语表述,与古代医籍记载基本一致;⑦适用范围不包括传染病,不涉及孕妇、婴幼儿等特殊用药人群。

经典名方制剂的研制分"经典名方物质基准"研制与制剂研制两个阶段。申请人应当按照古代经典名方目录公布的处方、制法研制"经典名方物质基准",并根据"经典名方物质基准"开展经典名方制剂的研究,证明经典名方制剂的关键质量属性与"经典名方物质基准"确定的关键质量属性一致。申请人完成上述研究后,可向国家药品监督管理局提出上市申请。

二、仿制药申报与审批

(一)仿制药注册要求

1. 仿制药是指与原研药品质量和疗效一致的药品,仿制药应与原研药具有相同的活性成分、剂型、规格、适应证、给药途径和用法用量,但不要求与原研药处方和工艺一致。

2. 如果原研药无法追溯、原研药已经撤市的,或未能与原研药进行对比研究的,原则上不能按照仿制药的要求予以批准,应按照创新药的技术要求开展研究。

3. 申请人应按照国家药品监督管理局发布的相关指导原则和国际通行技术要求与原研药进行质量对比研究。原则上应采用生物等效性试验的方法进行质量一致性评价,生物等效性试验向国家药品监督管理局药品审评中心备案。

4. 参比制剂的选择原则

(1)原研药品选择顺序依次为:国内上市的原研药品、经审核确定的国外原研企业在中国境内生产或经技术转移生产的药品、未进口原研药品。

原研药品是指境内外首个获准上市,且具有完整和充分的安全性、有效性数据作为上市依据的药品。

(2)在原研药品停止生产或因质量等原因所致原研药品不适合作为参比制剂的情况下,可选择在美国、日本或欧盟等管理规范的国家获准上市的国际公认的同种药品、经审核确定的在中国境内生产或经技术转移生产的国际公认的同种药品。

国际公认的同种药物是指在美国、日本或欧盟等获准上市并获得参比制剂地位的仿制药。

(3)其他经国家药品监督管理局评估确定具有安全性、有效性和质量可控性的药品。

(二)仿制药申报与审批程序

2016 年 3 月 5 日,国务院办公厅印发《关于开展仿制药质量和疗效一致性评价的意见》,要求化学药品新注册分类实施前批准上市的仿制药,凡未按照与原研药品质量和疗效一致原则审批的,均须开展一致性评价。2018 年 4 月,国务院办公厅印发《关于改革完善仿制药供应保障及使用政策的意见》,对仿制药进一步规范。

1. 仿制药按照与原研药质量和疗效一致的原则受理和审评审批。申请人应按照规定的方法与参比制剂进行质量一致性评价,一致性评价完成后,申请人开展生物等效性试验的,应当按照要求在药品审评中心网站完成生物等效性试验备案后,按照备案的方案开展相关研究工作。

2.仿制药上市申请,申请人应当向国家药品监督管理局药品审评中心报送有关资料,由国家药品监督管理局食品药品审核查验中心统一组织全国药品注册检查资源实施现场核查。

3.国家药品监督管理局药品审评中心在规定的时间内组织药学、医学及其他技术人员对审查意见和申报资料进行审核;并依据技术审评意见、样品生产现场检查报告和样品检验结果,形成综合意见,连同相关资料报送国家药品监督管理部门。国家药品监督管理部门依据综合意见,做出审批决定。

三、境外生产药品的申报与审批

根据新修订的《药品管理法》,我国将药品分为境内生产药品和境外生产药品,两类药品采取统一的注册模式。

(一)境外生产药品注册的要求

1.境外生产的药品,除生物制品外,在我国进行国际多中心药物临床试验的药品允许同步开展I期临床试验。同时取消了药品上市申请时,应当获得境外制药厂商所在生产国家或者地区的上市许可的要求。

2.进口药品上市许可持有人需对进口药品的生产制造、销售配送、不良反应报告等承担全部法律责任。药品上市许可持有人为境外企业的,应当由其指定的在中国境内的企业法人履行上市许可持有人义务,与境外持有人承担连带责任。

3.药品应当从允许药品进口的口岸进口,并由进口药品的企业向口岸所在地药品监督管理部门备案海关凭药品监督管理部门出具的进口药品通关单办理通关手续。口岸所在地药品监督管理部门应当通知药品检验机构对进口药品进行抽查检验。

4.医疗机构因临床急需进口少量药品的,经国务院药品监督管理部门或者国务院授权的省、自治区、直辖市人民政府批准,可以进口。进口的药品应当在指定医疗机构内用于特定医疗目的。进口、出口麻醉药品和国家规定范围内的精神药品,应当持有国务院药品监督管理部门颁发的进口准许证、出口准许证。

(二)进口药品申报与审批程序

境外生产药品的注册申请,按照药品的细化分类和相应的申报资料要求执行,符合要求的,发给进口药品注册证。香港、澳门和中国台湾地区的制药厂商申请注册的药品,参照进口药品注册申请的程序办理,符合要求的,发给医药产品注册证。

为加快临床急需的境外上市新药审评审批,国家药品监督管理局、国家卫生健康委员会于2018年10月发布了《关于临床急需境外新药审评审批相关事宜的公告》(2018年第79号),建立专门通道对临床急需的境外已上市新药进行审评审批,对纳入专门通道审评的罕见病治疗药品,在受理后3个月内完成技术审评。近10年在美国、欧盟或日本上市但未在我国境内上市的新药,符合下列情形之一的,纳入专门通道审评审批的品种范围:①用于治疗罕见病的药品;②用于防治严重危及生命疾病,且尚无有效治疗或预防手段的药品;③用于防治严重危及生命疾病,且具有明显临床优势的药品。

（三）进口药品分包装的备案管理

进口药品分包装，是指药品已在境外完成最终制剂生产过程，在境内由大包装规格改为小包装规格，或者对已完成内包装的药品进行外包装、放置说明书、粘贴标签等。根据国家药监局药审中心发布的《境外生产药品分包装备案程序和要求》的通告（2020年第20号），药品分包装用大包装的包装规格已获得进口药品注册证且在有效期内的，可直接进行境外生产药品分包装的备案。

1．进口药品分包装的备案要求

（1）该药品已经取得进口药品注册证或者医药产品注册证。

（2）同一药品上市许可持有人的同一品种应当由一个药品生产企业分包装，分包装的期限不得超过药品注册证书的有效期。

（3）除片剂、胶囊剂外，境外生产药品分包装的其他剂型应当已完成内包装。药品分包装的药品生产企业应当持有药品生产许可证，且应当符合药品生产质量管理规范要求。

境外生产的裸片、裸胶囊申请在境内分包装的，分包装的药品生产企业还应持有相应剂型的药品生产许可证。

（4）分包装药品使用的直接接触药品包装材料和容器的来源和材质应与已获准上市药品一致。如有变更，药品上市许可持有人应按照《已上市中药药学变更研究技术指导原则》《已上市化学药品药学变更研究技术指导原则》《已上市生物制品药学变更研究技术指导原则》进行研究，属于重大或中等变更的，完成审批或备案后，方可进行药品分包装申请。

（5）分包装的药品应执行已批准的药品注册标准；说明书和标签应与已批准的说明书和标签一致，同时标注分包装的药品生产企业相关信息。

2．备案程序

（1）申请境外生产药品分包装备案前，药品上市许可持有人指定的中国境内的企业法人应先按照《已上市中药/化学药品/生物制品变更事项及申报资料要求》，报国家药品监督管理局药品审评中心备案新增大包装的包装规格。

（2）申请境外生产药品分包装及其变更的，由药品上市许可持有人指定中国境内的企业法人报国家药品监督管理局药品审评中心备案。申报资料要求按所附执行。

（3）境外生产药品的药品注册证书信息发生变更的，在药品注册证书信息变更后，方可进行药品分包装相应信息变更。

（四）进口药材的申请与审批

2019年5月国家药品监督管理部门发布《进口药材管理办法》，对药材进口做出明确规定，国家药品监督管理局主管全国进口药材监督管理工作，国家药品监督管理局委托省级药品监督管理部门实施首次进口药材审批，并对委托实施首次进口药材审批的行为进行监督指导。

1．进口药材的管理要求　药材进口申请包括首次进口药材申请和非首次进口药材两类。首次进口药材是指非同一国家（地区）、非同一申请人、非同一药材基源的进口药材。非首次进口药材实行目录管理，未列入目录，但申请人、药材基源以及国家（地区）均未发生变更的，按照非首次进口药材管理。首次进口药材应按规定取得进口药材批件，方可进口。非首次进口药材进口应当按照规定直接向口岸药品监督管理部门办理备案。目前我国《非首次进口药材品种目录》中常用的进口药材有：鹿茸、西洋参、乳香、没药、血竭、西红花、豆蔻、砂仁等。

进口的药材应当符合国家药品标准。中国药典现行版未收载的品种，应当执行进口药材标准；中国药典现行版、进口药材标准均未收载的品种，应当执行其他的国家药品标准。少数民族地区进口当地习用的少数民族药药材，尚无国家药品标准的，应当符合相应的省、自治区药材标准。

2.首次进口药材申请与审批　申请人应当通过国家药品监督管理局的信息系统填写进口药材申请表，并向所在地省级药品监督管理部门报送申报资料。省级药品监督管理部门收到申报资料后，应当对申报资料的规范性、完整性进行形式审查，符合要求的出具首次进口药材受理通知书。申请人收到受理通知书后，应当及时将检验样品和相关资料报送所在地省级药品检验机。省级药品检验机构应在30日内完成样品检验，向申请人出具进口药材检验报告书，并报送省级药品监督管理部门。符合要求的，省级药品监督管理部门发给一次性进口药材批件。进口药材批件编号格式为（省、自治区、直辖市简称）药材进字＋4位年号＋4位顺序号。申请人应当在取得进口药材批件后1年内，从进口药材批件注明的到货口岸组织药材进口。

3.进口药材的备案管理　药材进口时，进口单位应向口岸药监部门备案。口岸药品监督管理部门应当对备案资料的完整性、规范性进行形式审查，符合要求的，发给进口药品通关单，收回首次进口药材批件，同时向口岸药品检验机构发出进口药材口岸检验通知书，进口单位持进口药品通关单向海关办理报关验放手续。经口岸检验合格的进口药材方可销售。

四、药品上市后变更管理

药品批准上市后，持有人应当持续开展药品安全性和有效性研究，根据有关数据及时备案或者提出修订说明书的补充申请，不断更新完善说明书和标签。药品上市后的变更，按照其对药品安全性、有效性和质量可控性的风险和产生影响的程度，实行分类管理，分为审批类变更、备案类变更和报告类变更。

（一）持有人应当以补充申请方式申报，经批准后实施的情形

1.药品生产过程中的重大变更。

2.药品说明书中涉及有效性内容以及增加安全性风险的其他内容的变更。

3.持有人转让药品上市许可。

4.国家药品监督管理局规定需要审批的其他变更。

（二）持有人应当在变更实施前，报药品监督管理部门备案的情形

1.报所在地省、自治区、直辖市药品监督管理部门备案的情形

（1）药品生产过程中的中等变更。

（2）药品包装标签内容的变更。

（3）药品分包装。

（4）国家药品监督管理局规定需要备案的其他变更。

2. 境外生产药品发生上述变更的，应当在变更实施前报药品审评中心备案。

（三）持有人应当在年度报告中报告的变更情形

1. 药品生产过程中的微小变更。

2. 国家药品监督管理局规定需要报告的其他变更。

五、药品再注册申请与审批

国家药品监督管理部门核发的药品批准文号、进口药品注册证或者医药产品注册证的有效期为5年。有效期届满，需要继续生产或者进口的，持有人应当在有效期届满前6个月申请再注册。持有人应当主动开展药品上市后研究，对药品的安全性、有效性和质量可控性进行进一步确证，加强对已上市药品的持续管理。

（一）药品再注册的申请和审批程序

境内生产药品再注册申请由持有人向其所在地省、自治区、直辖市药品监督管理部门提出，境外生产药品再注册申请由持有人向药品审评中心提出。药品再注册申请受理后，省、自治区、直辖市药品监督管理部门或者药品审评中心对持有人开展药品上市后评价和不良反应监测情况，按照药品批准证明文件和药品监督管理部门要求开展相关工作情况，以及药品批准证明文件载明信息变化情况等进行审查，符合规定的，予以再注册，发给药品再注册批准通知书。不符合规定的，不予再注册，并报请国家药品监督管理局注销药品注册证书。

（二）不予再注册的情形和规定

1. 有效期届满未提出再注册申请的。

2. 药品注册证书有效期内持有人不能履行持续考察药品质量、疗效和不良反应责任的。

3. 未在规定时限内完成药品批准证明文件和药品监督管理部门要求的研究工作且无合理理由的。

4. 经上市后评价，属于疗效不确切、不良反应大或者因其他原因危害人体健康的。

5. 法律、行政法规规定的其他不予再注册情形。

对不予再注册的药品，药品注册证书有效期届满时予以注销。

六、药品批准文件的格式

药品注册证书载明的药品批准文号的格式为①境内生产药品：国药准字H（Z、S）+四位年号+四位顺序号；②中国香港、澳门和台湾地区生产药品：国药准字H（Z、S）C+四位年号+四位顺序号；③境外生产药品：国药准字H（Z、S）J+四位年号+四位顺序号。H代表化学药，Z代表中药，S代表生物制品。

七、药品注册核查管理

药品注册核查,是指为核实申报资料的真实性、一致性以及药品上市商业化生产条件,检查药品研制的合规性、数据可靠性等,对研制现场和生产现场开展的核查活动,以及必要时对药品注册申请所涉及的化学原料药、辅料及直接接触药品的包装材料和容器生产企业、供应商或者其他受托机构开展的延伸检查活动。

药品审评中心根据药物创新程度、药物研究机构既往接受核查情况等,基于风险决定是否开展药品注册研制现场核查。药品审评中心决定启动药品注册研制现场核查的,通知药品核查中心在审评期间组织实施核查,同时告知申请人。药品核查中心应当在规定时限内完成现场核查,并将核查情况、核查结论等相关材料反馈药品审评中心进行综合审评。

药品审评中心根据申报注册的品种、工艺、设施、既往接受核查情况等因素,基于风险决定是否启动药品注册生产现场核查。对于创新药、改良型新药以及生物制品等,应当进行药品注册生产现场核查和上市前药品生产质量管理规范检查。对于仿制药等,根据是否已获得相应生产范围药品生产许可证且已有同剂型品种上市等情况,基于风险进行药品注册生产现场核查、上市前药品生产质量管理规范检查。

药品注册申请受理后,药品审评中心应当在受理后四十日内进行初步审查,需要药品注册生产现场核查的,通知药品核查中心组织核查,提供核查所需的相关材料,同时告知申请人以及申请人或者生产企业所在地省、自治区、直辖市药品监督管理部门。药品核查中心原则上应当在审评时限届满四十日前完成核查工作,并将核查情况、核查结果等相关材料反馈至药品审评中心。

需要上市前药品生产质量管理规范检查的,由药品核查中心协调相关省、自治区、直辖市药品监督管理部门与药品注册生产现场核查同步实施。上市前药品生产质量管理规范检查的管理要求,按照药品生产监督管理办法的有关规定执行。

第四节　药物研制质量管理

药物的上市前研究是确证药品安全、有效、质量可控的关键过程,主要包括非临床研究和临床研究两个阶段。我国药品注册管理相关法律法规对非临床研究和临床研究均有明确要求,制定了科学严谨的质量管理规范。

一、药物非临床研究质量管理规范

药物非临床研究是新药研究的基础阶段,为了从源头上提高药物研究水平,获得关于药物的安全性、有效性、质量可控性等的数据资料,保证用药安全,根据《药品管理法》,国家药品监督管理部门于 1999 年 10 月颁布了《药品非临床研究质量管理规范(试行)》,2003 年国家药品监督管理部门颁布《药物非临床研究质量管理规范》(GLP),2017 年国家药品监督管理部门对 GLP 重新修订,自 2017 年 9 月 1 日起施行,药物非临床安全性评价研究的相关活动应当遵守本规范,同时规定以注册为目的的其他药物临床前相关研究活动参照本规范执行。GLP 是关于药品临床前研究行为和实验室条件的规范,是国际上新药安全性评价实验室共同遵循的准则,也是新药研究数据国际互认的基础。

(一)部分相关术语

1. 非临床安全性评价研究(non-clinical safety evaluation) 系指为评价药物安全性,在实验室条件下,用实验系统进行的各种毒性试验,包括安全性药理试验、单次给药毒性试验、多次给药毒性试验、生殖毒性试验、遗传毒性试验、致癌试验、局部毒性试验、免疫原性试验、依赖性试验、毒代动力学试验及与评价药物安全性有关的其他试验。

2. 非临床安全性评价研究机构 指具备开展非临床安全性评价研究的人员、设施设备及质量管理体系等条件,从事药物非临床安全性评价研究的单位。

3. 实验系统(experiment system) 指用于非临床安全性评价研究的动物、植物、微生物以及器官、组织、细胞、基因等。

4. 质量保证部门(quality assurance unit,QAU) 指研究机构内履行有关非临床安全性评价研究工作质量保证职能的部门。

5. 标本(specimen) 指来源于实验系统,用于分析、测定或者保存的材料。

6. 委托方 指委托研究机构进行非临床安全性评价研究的单位或者个人。

(二)基本要求

药物临床前研究应当执行有关管理规定,其中安全性评价研究必须执行《药物非临床研究质量管理规范》。申请人对采用其他评价方法和技术进行试验的,应当提交证明其科学性的资料。药物研究机构应当具有与试验研究项目相适应的人员、场地、设备、仪器和管理制度;所用实验动物、试剂和原材料应当符合国家有关规定和要求,单独申请注册药物制剂的,研究用原料药必须具有药品批准文号、进口药品注册证或者医药产品注册证,且必须通过合法的途径获得,不具有证书的原料必须经国家药品监督管理部门批准。

申请人委托其他机构进行药物研究或者进行单项试验、检测、样品的试制、生产等的,应当与被委托方签订合同。申请人应当对申报资料中的药物研究数据的真实性负责。

(三)主要内容

我国 GLP 共 12 章 50 条。其主要内容包括以下几部分:

1. 研究机构应当建立完善的组织管理体系,配备机构负责人、质量保证部门和相应的工作人员。研究机构的工作人员至少应当符合相应要求。机构负责人应当履行确保研究机构的运行管理。质量保证部门负责检查本规范的执行情况,质量保证人员应履行相应职责。专题负责人对研究的执行和总结报告负责,履行相应职责。

2. 设施 研究机构应当根据所从事的非临床安全性评价研究的需要建立相应的设施,并确保设施的环境条件满足工作的需要。具备能够满足研究需要的动物设施,其布局应当合理,避免实验系统、受试物、废弃物等之间发生相互污染。

具备受试物和对照品的接收、保管、配制及配制后制剂保管的独立房间或者区域,采取隔离措施以避免发生交叉污染或者相互混淆,同时确保其在有效期内保持稳定的环境条件。确保受试物和对照品及其制剂在贮藏保管期间的安全。档案保管的设施应当符合要求。

3．仪器设备和实验材料

（1）实验设备：①实验室内应备有相应仪器设备保养、校正及使用方法的标准操作规程。②用于数据采集、传输、储存、处理、归档等的计算机化系统(或者包含有计算机系统的设备)应当进行验证,电子数据应当有保存完整的稽查轨迹和电子签名,以确保数据的完整性和有效性。

（2）实验材料：受试物和对照品应当有专人保管,有完善的接收、登记和分发的手续和记录,贮存保管条件应符要求。受试物和对照品需要与溶媒混合时,应当进行稳定性分析等。

4．实验系统　实验动物的管理提出了实验动物的使用应当关注动物福利,遵循"减少、替代和优化"的原则,试验方案实施前应当获得动物伦理委员会批准等要求。

实验动物以外的其他实验系统应当予以详细记录,并在合适的环境条件下保存和操作使用;使用前应当开展适用性评估,如出现质量问题应当给予适当的处理并重新评估其适用性。

5．标准操作规程　规定研究机构应当制定与其业务相适应的标准操作规程,以确保数据的可靠性。标准操作规程的制定、修订、批准、生效的日期及分发、销毁的情况均应当予以记录并归档保存。

6．研究工作的实施　每项研究均应有专题名称或代号;研究开始前的试验方案或修改试验方案,均应经质量保证部门审查,专题负责人批准。参加研究的工作人员应当严格执行试验方案和相应的标准操作规程,记录试验产生的所有数据。研究过程中发生的任何偏离试验方案和标准操作规程的情况,都应当及时记录并报告给专题负责人或主要研究者。

7．质量保证　研究机构应当确保质量保证工作的独立性,质量保证人员不能参与具体研究的实施,或者承担可能影响其质量保证工作独立性的其他工作。质量保证部门应当制订书面的质量保证计划,进行质量保证检查,对研究项目进行审核并出具质量保证声明,以确保研究机构的研究工作符合本规范的要求。

8．资料档案　专题负责人应当确保研究所有的资料在研究实施过程中或者研究完成后及时归档,按标准操作规程的要求整理后,作为研究档案予以保存。档案应当由机构负责人指定的专人按标准操作规程的要求进行管理,档案保存期应符合要求。对于电子数据,应当建立数据备份与恢复的标准操作规程,以确保其安全性、完整性和可读性。

9．委托方　作为研究工作的发起者和研究结果的申报者,委托方对用于申报注册的研究资料负责。

二、药物临床试验质量管理规范

药物的临床研究包括新药临床试验(含生物等效性试验)和上市药物的再评价。药物临床试验管理规范是药物临床试验全过程的标准规定,其目的在于保证临床试验过程的规范,结果科学可靠,保护受试者的权益并保障其安全。根据《药品管理法》,卫生部于 1998 年 3 月颁布了《药品临床试验管理规范(试行)》,国家药品监督管理部门于 1999 年 9 月 1 日颁布施行修订后的《药品临床试验管理规范》,2003 年国家药品监督管理部门重新修订并颁布了《药物临床试验质量管理规范》(GCP),自 2003 年 9 月 1 日正式实施。

药品凡进行各期临床试验,包括人体生物利用度或生物等效性试验,均需按 GCP 执行。GCP 三个核心内容为:保护受试者的安全和权益、保证临床试验过程的规范和试验结果的科学可靠。GCP 规定了其保护受试者权益的原则,即所有以人为对象的研究必须符合《世界医学大会赫尔辛基宣言》和国际医学科学组织委员会颁布的《人体生物医学研究国际道德指南》的道德原则。

(一)相关术语

1. 临床试验(clinical trial) 指任何在人体(患者或健康志愿者)进行药物的系统性研究,以证实或揭示试验药物的作用、不良反应和 / 或试验药物的吸收、分布、代谢和排泄,目的是确定试验药物的疗效与安全性。

2. 研究者手册(investigator's brochure) 是有关试验药物在进行人体研究时已有的临床与非临床研究资料。

3. 知情同意书(informed consent form) 是每位受试者表示自愿参加某一试验的文件证明。研究者需向受试者说明试验性质、试验目的、可能的受益和风险、可供选用的其他治疗方法以及符合《世界医学大会赫尔辛基宣言》规定的受试者的权利和义务等,使受试者充分了解后表达其同意。

4. 伦理委员会(ethics committee) 是由医学专业人员、法律专家及非医务人员组成的独立组织,其职责为核查临床试验方案及附件是否合乎道德,并为之提供公众保证,确保受试者的安全、健康和权益受到保护。该委员会的组成和一切活动不应受临床试验组织和实施者的干扰或影响。

5. 试验用药品(investigational product) 用于临床试验中的试验药物、对照药品或安慰剂。

6. 标准操作规程(standard operating procedure,SOP) 为有效地实施和完成某一临床试验中每项工作所拟订的标准和详细的书面规程。

7. 设盲(blinding/masking) 临床试验中使一方或多方不知道受试者治疗分配的程序。单盲指受试者不知,双盲指受试者、研究者、监查员或数据分析者均不知。

8. 合同研究组织(contract research organization,CRO) 一种学术性或商业性的科学机构。申办者可委托其执行临床试验中的某些工作和任务,此种委托必须作出书面规定。

(二)基本内容

我国 GCP 共 13 章 70 条,并有 2 个附录。其主要内容包括以下几部分,分别为:

1. 临床试验前的准备与必要条件 明确规定进行药物临床试验必须有充分的科学依据,在进行人体试验前,必须周密考虑该试验的目的及要解决的问题,权衡风险和受益,预期的受益应超过可能出现的损害。选择临床试验方法必须符合科学和伦理要求。对临床试验用药品的提供、所提供资料的要求和开展临床试验机构应具备的设施与条件等作了要求。

2. 受试者的权益保障 在药物临床试验过程中,必须将受试者的权益、安全和健康放在高于科学和社会利益的考虑,对受试者的个人权益通过伦理委员会与知情同意书给予充分的保障;对伦理委员会及其工作也作了有关规定,并详细地说明了受试者权益保障原则和主要措施,以及研究者应向受试者说明的情况,研究者经充分和详细解释试验的情况后获得知情同意书。

3. 试验方案及参与者职责 临床试验开始前应制定试验方案,该方案应由研究者与申办者共同商定并签字,报伦理委员会审批后实施。临床试验中,如需修正试验方案,应按规定程序办理。对临床试验方案的内容作了详细的规定,包括试验题目、试验目的、受试者标准、中止临床试验标准、试验方法、观察指标、记录要求、疗效标准等 23 项内容作了明确规定。对研究者、申办者、监查员应具备的条件和职责作了相应的规定。

4. 试验记录与报告病历　作为临床试验的原始文件,应完整保存。试验中的任何观察、检查结果均应及时、准确、完整、规范、真实地记录于病历和正确地填写至病例报告表中。正常范围内的数据、显著偏离或在临床可接受范围以外的数据需加以核实,并规定了有关事项。临床试验总结报告内容包括实际病例数、脱落和剔除的病例及其理由,疗效评价指标统计分析和统计结果解释的要求,对试验药物的疗效和安全性以及风险和受益之间的关系作了简要概述和讨论等。研究者应保存临床试验资料至临床试验终止后 5 年。申办者应保存临床试验资料至试验药物被批准上市后 5 年。

5. 数据管理与分析　数据管理的目的在于把试验数据迅速、完整、无误地纳入报告,所有涉及数据管理的各种步骤均需记录在案,以便对数据质量及试验实施进行检查。应具有计算机数据库的维护和支持程序,用于保证数据库的保密性。临床试验资料的统计分析过程及其结果的表达必须采用规范的统计学方法。临床试验各阶段均须有生物统计学专业人员参与,分别对临床试验资料的统计分析过程及其结果的表达、数据的处理作了规范化的要求。

6. 试验用药品的管理与试验质量保证　临床试验用药品不得销售。试验用药品应有适当的包装与标签,使用由研究者负责,必须保证仅用于该临床试验的受试者,由专人负责并记录,使用记录应包括数量、装运、递送、接受、分配、应用后剩余药物的回收与销毁等方面的信息。

申办者及研究者均应履行各自职责,并严格遵循临床试验方案,采用 SOP。临床试验中有关所有观察结果和发现都应加以核实,在数据处理的每一阶段必须进行质量控制,以保证数据完整、准确、真实、可靠。对临床试验的稽查和审查事宜也作了相关规定。

7. 多中心试验(multiple center trial)　多中心试验是由多位研究者按同一试验方案在不同地点和单位同时进行的临床试验。各中心同期开始与结束试验。多中心试验由一位主要研究者总负责,并作为临床试验各中心间的协调研究者。多中心试验的计划和组织实施要考虑到实验方案、试验样本、试验用品、研究者的培训、评价方法等方面。多中心试验应当根据参加试验的中心数目和试验的要求,以及对试验用药品的了解程度建立管理系统,协调研究者负责整个试验的实施。

(三)研究程序

一般临床试验分为Ⅰ、Ⅱ、Ⅲ、Ⅳ期。新药在批准上市前,申请新药注册应当进行Ⅰ、Ⅱ、Ⅲ期临床试验。经批准,特殊情况可仅进行Ⅱ期、Ⅲ期临床试验或仅进行Ⅲ期临床试验。各期临床试验的目的和主要内容如下:

Ⅰ期临床试验:初步的临床药理学及人体安全性评价试验。其目的是观察人体对于药物的耐受程度和药代动力学,为制定给药方案提供依据。本期临床试验除麻醉药品和第一类精神药品品种外,一般选择健康人为受试对象。各类新药临床试验的最低病例组数 20~30 例。

Ⅱ期临床试验:治疗作用初步评价阶段。其目的是初步评价该药物对目标适应证患者的治疗作用和安全性,也包括为Ⅲ期临床试验研究设计和给药剂量方案的确定提供依据。此阶段的研究设计可以根据具体的研究目的,采用多种形式,包括随机盲法对照临床试验。各类新药临床试验

（除预防用生物制品）最低病例组数为 100 例；预防用生物制品最低病例组数为 300 例；根据实际情况还应设对照组病例数。

Ⅲ期临床试验：治疗作用确证阶段。其目的是进一步验证该药物对目标适应证患者的治疗作用和安全性，评价利益与风险关系，最终为药物注册申请的审查提供充分的依据。试验一般应为具有足够样本量的多中心随机盲法对照试验。各类新药临床试验（除预防用生物制品）最低病例组数为 300 例；预防用生物制品最低病例组数为 500 例。

Ⅳ期临床试验：新药上市后应用研究阶段。其目的是考察在广泛使用条件下的药物的疗效和不良反应，评价在普通或特殊人群中其使用的利益与风险关系以及改进给药剂量等。中药、天然药物、化学药最低病例组数为 2 000 例，不设对照组。生物等效性试验，是指用生物利用度研究的方法，以药代动力学参数为指标，比较同一种药物的相同或者不同剂型的制剂，在相同的试验条件下，其活性成分吸收程度和速度有无统计学差异的人体试验，一般为 18～24 例。一般仿制药的研制需要进行生物等效性试验。生物利用度是保证药品内在质量的重要指标，而生物等效性则是保证含同一药物的不同制剂质量一致性的主要依据。生物等效性研究的目的是比较等量同一药物的不同制剂生物利用度是否相同，以评价使用时不同制剂是否具有相同的有效性和安全性。

学习小结

1. 学习内容

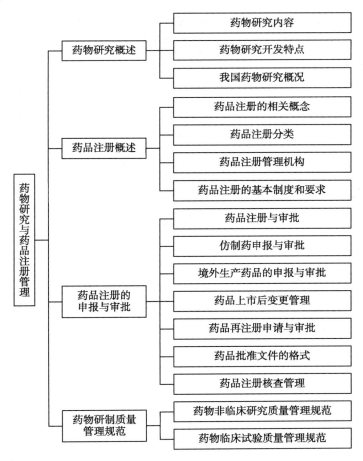

2. 学习方法

本章要通过阅读相应的药事管理法规文件，结合实例重点理解我国新药研究管理的基本内容，药品注册管理的相关概念及各类药品注册的程序和规定。根据教学大纲要求，建议学生在了解我国药物研究与药品注册管理的概况的基础上，结合《药品注册管理办法》等相关法律法规，学习并掌握新药的定义和分类、药品注册申请的类型、药品的申报与审批程序和要求、药品加快上市注册程序、药物临床前研究内容、药物临床研究的分期和要求、药品批准文号的格式、药品注册标准等相关理论知识，并结合相关案例分析、参阅申报与审批相关文件帮助学生进一步掌握药品注册管理环节中可能遇到的问题，对比各类药品注册申请的异同，对药品注册管理系统深入的了解。

复习思考题

1. 根据药品注册申报资料的要求，药品临床前研究包含哪些方面的内容？
2. 简述药品注册的类型及其概念。
3. 简述实施 GLP 和 GCP 的重要意义及其主要内容。
4. 分析讨论在临床试验中如何加强受试者的权益保护？

第六章同步练习

（翟永松　王一硕）

第七章 药品生产管理

第七章课件

学习目的

通过本章学习,同学们可以了解药品生产和药品生产企业的概念、特点以及药品生产管理的内涵,我国药品生产管理的概况,药用辅料和药包材的生产管理,中药材、中药饮片生产质量管理,化学药品原料及制剂生产质量管理等。能应用药品生产管理知识和相关的法律法规从事药品生产活动,分析解决药品生产的实际问题,生产出安全、有效的合格药品。

学习要点

国家对药品生产企业管理的法定要求,开办药品生产企业应具备的基本条件及开办程序。

药品生产管理是药事管理的重要内容之一。药品生产管理是对药品生产系统进行的管理活动，包括生产政策与计划的制定、生产过程组织与劳动组织等多方面内容，涉及人员、设备、原材料、物料、工艺、生产环境等诸多因素。药品生产管理的目的是及时、足量、经济地生产出市场需要的符合法定质量标准的药品。

药品质量是在生产过程中形成的，因此，药品生产管理是保证和提高药品质量的关键环节，此外，药品生产管理既有与其他一般产品生产管理的共性，又必须把握和体现药品生产的特征。

第一节 药品生产管理概述

一、药品生产

（一）药品生产的概念

药品生产是指将药物原料加工制成能供医疗临床应用的各种剂型药品的过程。按照属性，药品通常分现代药和传统药两大类。现代药可分为原料药生产和制剂生产两大类。传统药生产可分为中药材、中药饮片、中成药等。

1. 原料药的生产 原料药是药物制剂生产的原料，一般包括植物、动物或其他生物产品、无机元素、无机化合物和有机化合物。原料药的生产根据原材料性质的不同、加工制造方法不同，大致可分为：

（1）生药的加工制造：主要对天然的植物类、动物类和矿物类中药材的药用部分进行加工处理。我国传统用中药的加工处理称为炮制，中药材经过蒸、炒、炙、煅等炮制操作制成中药饮片，在中成药生产及临床上有广泛的用途。

（2）药用无机元素和无机化合物的加工制造：主要采用无机化工方法生产药品，但药品质量要求严格，其生产方法与同品种化工产品并不完全相同。

（3）药用有机化合物的加工制造：可以分为，①从天然动植物提取分离制备，从天然资源制取的药品类别繁多，制备方法亦不同，主要包括有以植物为原料的药品的提取分离和以动物为原料的药品的提取分离；②用化学合成法制备药品，随着科学技术和生产水平的不断提高，许多早年以天然物为来源的药品，已逐渐改用合成法或半合成法进行生产，如维生素、甾体、激素等。随着药品技术的进步，这种药品生产方式会越来越普遍；③用生物技术生产药品，生物技术包括普通的或基因工程、细胞工程、蛋白质工程、发酵工程等，生物材料有微生物、细胞、各种动物和人源的细胞及体液等。采用先进适宜的生物技术对化学、中药、生化药品进行改造，可促进药品生产的升级。

2. 药物制剂的生产 由各种来源和不同方法制得的原料药，进一步制成适合于医疗或预防应用的形式（即药物剂型，如片剂、注射剂、胶囊剂、丸剂、栓剂、软膏剂、气雾剂等）的过程，称药物制剂的生产。各种不同的剂型有不同的加工制造方法。

3. 中药材的生产 药用植物的种植、栽培，药用动物的养殖，矿物药的采集以及采收加工。中药材是生产中药饮片的原料。

4．中药饮片的生产　将中药材按国家标准和地方标准，经过净选、切制、炮炙等加工，使之直接供中医临床调配处方用。中药饮片还是生产中成药供直接投料的原料形式。

5．中成药的生产　将中药饮片用制剂技术制造为药物剂型，如片剂、注射剂、胶囊剂、丸剂、栓剂、软膏剂、气雾剂等的过程。

知识拓展

中药配方颗粒已形成产业化，监管的法律法规正在不断完善中

1987年3月，卫生部、国家中医药管理局联合下发了《关于加强中药剂型研制工作的意见》，要求对常用中药饮片"进行研究和改革，如制成粉状、颗粒状等"。1993年国家中医药管理局发文将5家药企列为中药配方颗粒试生产企业。2001年，国家药品监督管理局下发《中药配方颗粒管理暂行规定》及附件《中药配方颗粒质量标准研究的技术要求》。该《规定》明确指出，中药配方颗粒从2001年12月1日起纳入中药饮片管理范畴，实行批准文号管理。在未启动实施批准文号管理前仍属科学研究阶段，该阶段主要是选择试点企业研究、生产，由试点临床医院使用。国家药品监督管理部门先后于2015年和2019年发布《中药配方颗粒管理办法（征求意见稿）》及《中药配方颗粒质量控制与标准制定技术要求（征求意见稿）》。配方颗粒的试点限制将被放开，中药生产企业目前只需经过所在地的省级食药监部门批准并履行相关程序即可生产。中药配方颗粒以其使用方便、计量精准的优势，近年的临床应用的增长速度超过传统中药饮片。

（二）药品生产应遵循的规定

1．药品生产遵循的依据和生产记录规定　生产新药或已有国家标准的药品（没有实施批准文号管理的中药材和中药饮片除外），须经国务院药品监督管理部门批准，并取得药品批准文号。实施批准文号管理的中药材和中药饮片，其品种目录由国务院药品监督管理部门会同国务院中医药管理部门制定。

药品生产（中药饮片的炮制除外）必须按照国家药品标准和国务院药品监督管理部门批准的生产工艺进行生产。药品生产企业改变影响药品质量的生产工艺的，必须报原批准部门审核批准。

《药品生产质量管理规范》（简称GMP，下同）第一百八十四条规定，所有药品的生产和包装均应当按照批准的工艺规程和操作规程进行操作并有相关记录，以确保药品达到规定的质量标准，并符合药品生产许可和注册批准的要求。

生产药品必须有生产记录，生产记录必须完整准确，不得编造。

2．对原辅料的规定　"原料"是指生产药品所需的原材料；"辅料"是指生产药品和调配处方时所用的赋形剂和附加剂。

《药品管理法》规定：生产药品所用原料、辅料必须符合药用要求、药品生产质量管理规范的有关要求。生产药品，应当按照规定对供应原料、辅料等的供应商进行审核，保证购进、使用的原料、辅料等符合前款规定要求。

《实施条例》对原料药作了更为详细的要求："药品生产企业生产药品所使用的原料药，必须具有国务院药品监督管理部门核发的药品批准文号或者进口药品注册证书、医药产品注册证书；但是未实施批准文号管理的中药材、中药饮片除外。"

GMP规定：药品生产所用的原辅料、与药品直接接触的包装材料应当符合相应的质量标准。

3．关于药品生产检验的规定　药品生产检验是药品生产企业对其生产的药品进行的检验，与药品监督检验性质不同，其目的是发现药品生产中的不合格品，使之不流入下道工序，确保出厂的药品达到国家药品标准。药品生产企业应当对药品进行质量检验。不符合国家药品标准的，不得出厂。

4．中药饮片生产　中药饮片必须按照国家药品标准炮制；国家药品标准没有规定的，必须按照省、自治区、直辖市人民政府药品监督管理部门制定的炮制规范炮制。省、自治区、直辖市人民政府药品监督管理部门制定的炮制规范应当报国务院药品监督管理部门备案。不符合国家药品标准或者不按照省、自治区、直辖市人民政府药品监督管理部门制定的炮制规范炮制的，不得出厂、销售。

二、药品生产企业

国家食品药品监督管理总局发布的 2018 年度统计年报称，截至 2018 年 11 月底，全国共有原料药和制剂生产企业 4 441 家，医疗器械生产企业 1.7 万家。药品生产企业的生产条件和生产过程直接决定所生产药品的质量，是保证药品质量的关键环节。因此，药品生产企业承担着保证药品质量的首要责任。为了保证药品生产质量，药品生产企业必须具备必要的条件，遵循必要的行为规则。

（一）药品生产企业的概念

药品生产企业是应用现代科学技术，获准进行药品的生产和经营活动，以营利为目的，实行自主经营、独立核算、自负盈亏、照章纳税、具有法人资格的经济组织。药品生产企业分专营企业和兼营企业。

（二）药品生产企业的类型

药品生产企业是我国国民经济的重要组成部分。按所有制类型可分为公有制企业和非公有制企业，后者如私营企业、股份公司、合资企业、外资企业等；按企业承担经济责任的不同可分为无限责任公司、有限责任公司、股份有限公司；按企业的规模可分为特大型制药企业、大型制药企业、中型制药企业、小型制药企业；按所生产的产品大致可分为化学药生产企业（包括原料和制剂）、中成药生产企业、生化制药企业、中药饮片生产企业、医用卫生材料生产企业、生物制品生产企业等。

三、药品生产管理

（一）药品生产管理是药事管理的重要内容之一

药品生产管理是对药品生产系统进行的管理活动，包括生产政策与计划的制订、生产过程组织与劳动组织等多方面内容,涉及人员、设备、原材料、物料、工艺、生产环境等诸多因素。药品生产管理的目的是及时、足量、经济地生产出市场需要的符合法定质量标准的药品。药品质量是在生产过程中形成的,因此,药品生产管理是保证和提高药品质量的关键环节。此外,药品生产管理既有与其他一般产品生产管理的共性,又必须把握和体现药品生产的特征。首先,药品是商品,药品生产管理与一般商品生产的管理有着相同的基本内容和本质要求,应遵循经济理论和经济规律、遵循管理的基本原理。其次,药品是特殊商品,直接影响或决定着人的生命与健康,具有作用两重性、质量检验与判定的专业性、质量检验的破坏性等诸多特性,药品只有达到或符合特定的标准,才能保证其质量可靠。应坚持质量第一、预防为主的原则,执行强制性的质量标准,实行规范化的生产。因此,世界上绝大多数国家都采用法律手段对药品生产过程实行规范化管理。

(二)药品生产管理的原则

人类工业化生产过程中,对产品质量管理的发展大体经历了以下阶段:质量检验阶段、统计质量管理阶段、全面质量管理阶段。全面质量管理(total quality management)是集质量管理思想、理念、手段、方法于一体的综合体系,开始于 20 世纪 60 年代,至今仍在不断完善中。其主要特点是"三全"的质量管理即:全面的质量管理;全过程的质量管理;全员参与的质量管理。为质量管理标准化的发展,奠定了理论和实践的基础,全面质量管理是当今世界的现代质量管理的方式。ISO 9000 族国际标准为国际标准化组织(英文简称 ISO)颁布,适用于绝大部分商品。对药品、食品、医疗器械等商品国际上通用 GMP 标准。这两种标准的基础都是全面质量管理。

知识拓展

欧洲药典适用性证书介绍

欧洲药典适用性证书(certificate of suitability,COS),是由欧洲药典委员会颁发的用以证明原料药品的质量是按照欧洲药典有关各论描述的方法严格控制的,其产品质量符合欧洲药典标准的一种证书。

美国药物主文件档案(drug master file,DMF),是指提交给 FDA 的用于提供关于人用药品的生产设备、工艺或生产、工艺处理、包装和储存中使用的物料的详细的和保密的信息。

第二节　药品生产质量管理规范(GMP)

药品生产质量管理规范以生产为基础,有生产才有质量。药品的质量是生产出来的,而不是检验出来的。因此说,生产管理是相当重要的。现代质量管理的基本原则是系统管理原则、顾客至上原则、预防为主原则、注重质量成本原则、以人为本原则、持续改进原则。药品质量的重要性早已得到世界各国的公认。随着社会的进步和科学技术的发展,各国对药品质量重要性的认识能力和认识程度日益提高。为了确保药品质量,世界上绝大多数国家和地区,特别是发达国家和地区对药品生产过程中的质量保证问题都给予了足够的重视,进行严格的管理和有关法律、规章的约束。

一、GMP 概述

GMP 是《药品生产质量管理规范》的简称,其原名为"good practice in the manufacturing and quality control of drugs",简称"good manufacturing practice"。以后人们称此制度为 GMP。GMP 是在药品生产过程中,用科学、合理、规范化的条件和方法来保证生产符合预期标准的优良药品的一整套系统的、科学的管理规范,是药品生产和质量管理的基本准则,是在药品生产全过程实施质量管理,保证生产出优质药品的一整套科学的、系统的管理规范,是药品进入国际医药市场的"准入证",适用于药品制剂生产的全过程和原料药生产中影响成品质量的关键工序。GMP 即优良药品制造规范,是药品生产质量保障体系,强调的是制药时,应该经过专业人员,在合乎规定条件的场所,用合乎既定规格的原料、材料,依照规定的方法和步骤,有效预防和控制生产全过程中的各种风险,制造出品质均一而符合既定规格的产品。严格执行药品 GMP,是为了最大限度地避免药品生产过程中的污染和交叉污染,降低各种差错的发生,是提高药品质量的重要措施。药品生产企业是否实现了 GMP 已成为判定药品质量有无保证的先决条件。

GMP 在各自的国度内施行并具有法律意义。世界卫生组织(WHO)也制定了 GMP,作为世界医药工业生产和药品质量要求的指南,是加强国际医药贸易、监督与检查的统一标准。GMP 三大目标要素是将人为的差错控制在最低的限度,防止对药品的污染,保证高质量产品的质量管理体系。GMP 总的要求是:所有医药工业生产的药品,在投产前,对其生产过程必须有明确规定;所有必要设备必须经过校验;所有人员必须经过适当培训;厂房建筑及装备应合乎规定;使用合格原料;采用经过批准的生产方法;还必须具有合乎条件的仓储及运输设施;对整个生产过程和质量监督检查过程应具备完善的管理操作系统,并严格付诸执行。

(一)GMP 的产生与发展

GMP 是社会发展过程中对药品生产实践的经验、教训的总结和人类智慧的结晶。

药品的特殊性使得世界各国政府对药品生产及质量管理都给予了特别的关注,对药品生产进行严格的管理和有关法规的约束,并先后以药典标准作为药品基本的、必须达到的质量标准。这些管理方法与措施的采用,严格规范了药品生产的出厂质量检验关,使药品质量得到了基本保证。然而,上述管理方式尚处于质量管理发展所经历的三大阶段中的质量检验阶段,未能摆脱"事后把关"的范畴。为促进药品质量管理水平的不断提高,美国于 20 世纪 50 年代末开始进行了在药品生产过程中如何有效地控制和保证药品质量的研究,并于 1963 年率先制定并作为法令正式颁布 GMP,要求本国的药品生产企业按 GMP 的规定规范化地对药品的生产过程进行控制。否则,就认为所生产的药品为劣药。GMP 的实施,使药品在生产过程中的质量有了切实的保证,效果显著。

继美国颁布、实施 GMP 后,一些发达国家和地区纷纷仿照美国的先例先后制定和颁布了本国和本地区的 GMP。1969 年世界卫生组织（WHO）在第 22 届世界卫生大会上，建议各成员国的药品生产管理采用 GMP 制度，以确保药品质量。1975 年，WHO 的 GMP 正式颁布。1977 年，WHO 在第 28 届世界卫生组织大会上再次向其成员国推荐采用 GMP，并确定将 WHO 的法规收载于《世界卫生组织正式记录》中。但 WHO 的 GMP 对各国仅具有指导意义，无法律约束。此后，世界上有越来越多的国家开始重视并起草本国 GMP。早在 1980 年，世界上颁布了本国 GMP 的国家就已达 63 个。截至目前，已有包括很多第三世界国家在内的 100 多个国家和地区制定、实施了 GMP，而且 GMP 的有关条款与规定也在与时俱进地不断修改和完善。

1999 年日本和欧盟开始实行 cGMP（current good manufacturing practice），也称"动态药品生产质量管理规范"或译为"现行药品生产质量管理规范"。2001 年美国 FDA 也开始实行，并且和欧盟签订了相关协议，承诺从 2002 年开始，用 3 年的时间对欧盟 cGMP 认证检查官进行培训，实现 cGMP 认证的双边互认。cGMP 是目前美欧日等国执行的 GMP 标准，也被称作"国际 GMP 标准"。2006 年 2 月欧盟推出 API（active pharmaceutical ingredients）GMP 指南，以实现 GMP 检查互认，包括 15 个欧盟国家以及澳大利亚、加拿大、新西兰和瑞典。

随着对 GMP 重要作用的认识的不断加深，世界上已有越来越多的国家将 GMP 法制化，赋予其法律效力。

（二）GMP 的内容

GMP 的内容很广泛，人们从不同角度来概括其内容。

1. 从专业性管理的角度概括

（1）质量控制：对原材料、中间产品、成品质量的系统控制。主要办法是对这些物质进行质量检验，并随之产生了一系列工作质量管理。

（2）质量保证：对影响药品质量的所有因素进行系统严格管理，避免和减少生产过程中易产生的人为差错和污物异物引入，以保证生产合格药品。

2. 从系统的角度概括

（1）硬件系统：指药品生产的总体布局，生产环境及设备设施。良好的厂房、设备，完善的设施是生产合格药品的基础条件。在实践中硬件系统需要财物的投入，必然涉及较多的经费，涉及该国、该企业的经济能力。许多发展中国家推行 GMP 制度初期，往往采用对硬件提出最低标准要求，而侧重于抓软件的办法。

（2）软件系统：指完整的管理体系、规范企业行为的一系列标准，包括组织机构、组织工作、生产工艺、记录、制度、方法、文件化程序、培训等，可概括为以智力为主的投入产出。药品质量是设计和制造出来的，遵循标准进行操作和管理可以实现产品的质量目标。因此具有实用性、可行性的软件是产品质量的保证。软件系统反映出该国、该企业的管理和技术水平。

（3）人员系统：指从事药品生产管理、检验和各类操作的人员。人员是软、硬件系统的制定者和执行者，对于优良的设备和科学的操作规程，只有高素质的人去操作才有意义，产品质量的优劣是全体员工工作质量的反映，具有高素质的人员是实施药品 GMP 的关键。

二、我国药品GMP实施情况

我国在1982年由当时负责行业管理的中国医药工业公司制定了《药品生产质量管理规范(试行本)》。1985年经修改,由国家医药管理局作为《药品生产质量管理规范》推行本颁发。由中国医药工业公司等编制了《药品生产管理规范实施指南》(1985年版),并于当年12月颁发。1988年3月国家卫生部正式颁布《药品生产质量管理规范》,此为我国第1版GMP。1992年修订颁布了第2版。国家药品监督管理局十分重视药品GMP的修订工作,1999年8月1日颁发了《药品生产质量管理规范(1998年修订)》。此为第3版GMP,其内容共14章88条具体标准与要求。国家药监部门规定,至2004年7月1日以后强制执行GMP,即尚未通过GMP认证的药品生产企业一律停止生产。实现了所有原料药和制剂均在符合药品GMP的条件下生产的目标。但从总体看,推行药品GMP的力度还不够,药品GMP的部分内容与发达国家有较大差距,急需做相应修改。历经10多年修订和广泛公开征求意见的《药品生产质量管理规范(2010年修订)》(以下简称新版GMP),由国家卫生部于2011年1月17日颁布,2011年3月1日起施行,此为我国第4版也是现行版的GMP。

我国实施药品GMP以来,针对药品生产的全过程,采取了分阶段、分步骤实施的规划。从1988年颁布第1版GMP到2004年7月1日强制执行,首先要求中国境内所生产的化学原料药、药品制剂包括中成药全部符合GMP规定和要求。2003年1月30日国家药品监督管理局颁布《中药饮片、医用氧GMP补充规定》,2004年10月26日颁布《中药饮片GMP认证检查项目》,作为中药饮片生产实施GMP的补充,并规定自2008年1月1日起,所有中药饮片生产企业必须在符合GMP的条件下生产。《中药材生产质量管理规范(试行)》(good agricultural practice, GAP)颁布,自2002年6月1日起施行。2004年7月20日颁布了《药包材生产现场考核通则》(也称药包材GMP),2006年3月23日颁布了《药用辅料生产质量管理规范》(简称药用辅料GMP)。初步形成对药品生产全过程的GMP管理。

三、我国GMP简介

GMP共14章、313条。

第一章 总则(1~4条,共4条)

明确制定药品GMP的依据是《中华人民共和国药品管理法》《中华人民共和国药品管理法实施条例》;明确了药品GMP是药品生产和质量管理的基本要求;明确药品GMP的实施旨在最大限度地降低药品生产过程中污染、交叉污染以及混淆、差错等风险,确保持续稳定地生产出符合预定用途和注册要求的药品。

第二章 质量管理(5~15条,共11条)

为质量管理方面的规定与要求。规定药品生产企业的质量管理部门应配备与药品生产规模、品种、检验要求相适应的一定数量的质量管理和检验人员、场所、仪器、设备等资源,在企业负责人的直接领导下,负责药品全过程的质量管理和检验,并明确规定了质量管理部门的主要职责。

第三章　机构和人员(16～37条,共22条)

规定药品生产企业应建立生产和质量管理机构,并有组织机构图。各级机构和人员职责应明确,并配备一定数量的与药品生产相适应的具有专业知识、生产经验及组织能力的管理人员和技术人员。

1.机构　机构是药品生产和质量管理的组织保证,药品生产企业在机构设置的过程中要遵循因事设岗、因岗配人的原则,使全部质量活动能落实到岗位、人员。各部门既要有明确的分工,又要相互协作、相互制约。药品生产企业的内部机构设置一般为:质量管理部门、生产管理部门、工程部门、供应部门、销售部门、研究开发部门、人事部门。各机构职能分别是:

(1)质量管理部门:负责企业质量管理体系运行过程中的质量协调、监督、审核和评价工作;负责药品生产全过程的质量检验和质量监督工作;开展质量审核,在企业内部提供质量保证。

(2)生产管理部门:负责生产质量管理文件的编写、修订、实施;制订生产计划,下达生产指令;负责或参与质量管理文件的编写、修订、实施;对产品制造、工艺规程、卫生规范等执行情况进行监督管理;解决生产过程中所遇到的技术问题;会同有关部门进行生产工艺等的验证;做好技术经济指标的统计和管理工作。

(3)工程部门:负责企业设备、设施的维修、保养和管理;组织设备、设施的验证工作;保证计量器具的准确性;保证提供符合生产工艺要求的水、电、气、风、冷等。

(4)供应部门:严格按物料的质量标准要求供货;对供应商进行管理,保证供货渠道的畅通;配合质量管理部门进行供应商质量体系的评价工作。

(5)销售部门:负责市场开发工作;确保药品售后的可追踪性;负责将产品质量问题、用户投诉信息及时反馈给质量管理部门和生产管理部门。

(6)研究开发部门:制定成品的质量规格和检验方法;确定中间控制项目、方法与标准;确定生产过程;选择合适的包装形式并制定包装材料的质量规格;确定药品的稳定性等。

(7)人事部门:根据GMP对人员的任职要求,负责各类人员的配置工作;负责编制员工培训计划,组织实施、检查、考核。

2.人员　人员是药品生产和质量管理的执行主体,是药品生产和推行GMP的首要条件,是GMP中最关键、最根本的因素。新版GMP将企业的全职人员,包括企业负责人、生产管理负责人、质量管理负责人和质量受权人概括为关键人员。质量管理负责人和生产管理负责人不得互相兼任。质量管理负责人和质量受权人可以兼任。应当制定操作规程确保质量受权人独立履行职责,不受企业负责人和其他人员的干扰。GMP对各类人员要求如下:

(1)企业负责人:企业负责人是药品质量的主要责任人,全面负责企业日常管理。为确保企业实现质量目标并按照本规范要求生产药品,企业负责人应当负责提供必要的资源,合理计划、组织和协调,保证质量管理部门独立履行其职责。

(2)生产管理负责人:生产管理负责人应当至少具有药学或相关专业本科学历(或中级专业技术职称或执业药师资格),具有至少三年从事药品生产和质量管理的实践经验,其中至少有一年的药品生产管理经验,接受过与所生产产品相关的专业知识培训。

(3)质量管理负责人:质量管理负责人应当至少具有药学或相关专业本科学历(或中级专业技术职称或执业药师资格),具有至少五年从事药品生产和质量管理的实践经验,其中至少一年的药品质量管理经验,接受过与所生产产品相关的专业知识培训。

(4)质量受权人:质量受权人应当至少具有药学或相关专业本科学历(或中级专业技术职称或执业药师资格),具有至少五年从事药品生产和质量管理的实践经验,从事过药品生产过程控制和质量检验工作。质量受权人应当具有必要的专业理论知识,并经过与产品放行有关的培训,方能独立履行其职责。

第四章　厂房与设施(38~70条,共33条)

规定药品生产企业必须有整洁的生产环境,厂区的地面、路面及运输等不应对药品的生产造成污染;厂区和厂房均应合理布局;厂房的设计和建设应便于进行清洁工作;生产区和储存区应有与生产规模相适应的面积和空间,以最大限度地减少差错和交叉污染;洁净室(区)的空气必须净化,并根据生产工艺要求划分空气洁净级别;洁净室(区)的照度为300Lx,温度18~26℃,相对湿度控制在45%~65%;洁净室(区)内的各种设施应避免出现不易清洁的部位,不得对药品产生污染;不同空气洁净度级别的洁净室(区)之间的人员及物料出入,应有防止交叉污染的措施;生产特殊性质的药品,如高致敏性药品(如青霉素类)或生物制品(如卡介苗或其他用活性微生物制备而成的药品),必须采用专用和独立的厂房、生产设施和设备。青霉素类药品产尘量大的操作区域应当保持相对负压,排至室外的废气应当经过净化处理并符合要求,排风口应当远离其他空气净化系统的进风口;生产β-内酰胺结构类药品、性激素类避孕药品必须使用专用设施(如独立的空气净化系统)和设备,与其他药品生产区严格分开,并装有独立的专用的空气净化系统;生产某些激素类、细胞毒性类、高活性化学药品应当使用专用设施(如独立的空气净化系统)和设备;特殊情况下,如采取特别防护措施并经过必要的验证,上述药品制剂则可通过阶段性生产方式共用同一生产设施和设备;放射性药品的生产、包装和储存应使用专用的、安全的设备,排气应符合国家关于辐射防护的要求与规定。

第五章　设备(71~101条,共31条)

为避免或减少污染,要求设备的设计、选型、安装应符合生产要求,易于清洗、消毒或灭菌,便于生产操作和维修、保养,不与药品发生化学变化,不对药品造成污染;为防止差错,要求与设备直接连接的主要固定管道应标明管内物料名称、流向,生产设备应有明显的状态标志,并定期维修、保养和验证;用于生产和检验的仪器、仪表、量具、衡器等的适用范围和精密度应符合生产和检验要求,并定期校验,有明显的合格标志;纯化水、注射用水的制备、储存和分配应能防止微生物的滋生和污染,储罐和输送管道应无毒、耐腐蚀并定期清洗、灭菌;生产、检验设备均应有使用、维修、保养记录,并由专人管理。

第六章　物料与产品(102~137条,共36条)

物料与产品的处理应当按照操作规程或工艺规程执行,并有记录。要求对药品生产所用物料的购入、储存、发放、使用等制定管理制度;药品生产所用的物料应符合有关标准,不得对药品的质量产生不良影响,应从符合规定的单位购进,并按规定入库,将待验、合格、不合格物料设有易于识别的明显标志,进行严格管理;按物料的存放要求控制温度、湿度及其他有关条件;特殊管理的药品及易燃、易爆和其他危险品的验收、储存和保管要严格执行国家有关的规定;药品的标签、使用说明书必须与药品监督管理部门批准的内容、式样、文字相一致,应有专人保管,按品种、规格设有专柜或专库存放,并计数发放,印有批号的残损或剩余标签由专人负责计数销毁,且标签的发放、使用和销毁应有记录。成品放行前应当待验贮存,成品的贮存条件应当符合药品注册批准的要求。麻醉药品、精神药品、医疗用毒性药品(包括药材)、放射性药品、药品类易制毒化学品及易燃、易爆和其他危险品的验收、贮存、管理应当执行国家有关的规定。不合格的物料、中间产品、待包装产品和成品的每个包装容器上均应当有清晰醒目的标志,并在隔离区内妥善保存。不合格的物料、中间产品、待包装产品和成品的处理应当经质量管理负责人批准,并有记录。

第七章 确认与验证(138～149条,共12条)

企业应当确定需要进行的确认或验证工作,以证明有关操作的关键要素能够得到有效控制。确认或验证的范围和程度应当经过风险评估来确定。企业的厂房、设施、设备和检验仪器应当经过确认,应当采用经过验证的生产工艺、操作规程和检验方法进行生产、操作和检验,并保持持续的验证状态。应当建立确认与验证的文件和记录。采用新的生产处方或生产工艺前,应当验证其常规生产的适用性。生产工艺在使用规定的原辅料和设备条件下,应当能够始终生产出符合预定用途和注册要求的产品。当影响产品质量的主要因素,如原辅料、与药品直接接触的包装材料、生产设备、生产环境(或厂房)、生产工艺、检验方法等发生变更时,应当进行确认或验证。必要时,还应当经药品监督管理部门批准。确认或验证应当按照预先确定和批准的方案实施,并有记录。确认或验证工作完成后,应当写出报告,并经审核、批准。确认或验证的结果和结论(包括评价和建议)应当有记录并存档。

第八章 文件管理(150～183条,共34条)

文件是质量保证系统的基本要素。要求药品生产企业应有产品生产管理文件(主要有生产工艺规程、岗位操作法或标准操作规程、批生产记录)和产品质量管理文件(主要有药品的申请与审批文件,物料、中间产品和成品质量标准及其检验操作规程,产品质量稳定性考察,批检验记录);应有厂房、设施和设备的使用、维护、保养、检修等制度和记录;应有物料验收、生产操作、检验、发放、成品销售和用户投诉等制度和记录;应有不合格品管理、物料退库和报废、紧急情况处理等制度和记录;应有环境、厂房、设备、人员等卫生管理制度和记录;以及本规范和专业技术培训等制度和记录。同时要求各种文件的制定、审查和批准的责任应明确,并有责任人签名。每批药品应当有批记录,包括批生产记录、批包装记录、批检验记录和药品放行审核记录等与本批产品有关的记录。批记录应当由质量管理部门负责管理,至少保存至药品有效期后一年。质量标准、工艺规程、操作规程、稳定性考察、确认、验证、变更等其他重要文件应当长期保存。

第九章 生产管理(184～216条,共33条)

要求产品生产管理文件不得任意更改,如需更改,应按其制定时的程序办理修订、审批手续;每批产品应进行物料平衡检查,以确认无潜在质量事故;批生产记录应真实、完整,不得撕毁和任意涂改,应按批号归档保存至有效期后一年;生产前应确认无上次生产遗留物,生产操作应防止尘埃的产生和扩散,不同产品品种、规格的生产操作不得在同一生产操作间同时进行,应防止生产过程中物料及产品所产生的气体、蒸汽等引起的交叉污染,对生产操作间以及生产用设备、容器应进行状态标志管理;拣选后药材的洗涤应分品种使用流动水进行;工艺用水应符合质量标准,并定期检验、记录;产品应有批包装记录;每批药品的每一生产阶段完成后必须清场,并填写清场记录(归入批生产记录)。

第十章　质量控制与质量保证（217～277条，共61条）

质量控制实验室的人员、设施、设备应当与产品性质和生产规模相适应。企业通常不得进行委托检验，确需委托检验的，应当按照第十一章中委托检验部分的规定，委托外部实验室进行检验，但应当在检验报告中予以说明。应当分别建立物料和产品批准放行的操作规程，明确批准放行的标准、职责，并有相应的记录。质量控制实验室的检验人员至少应当具有相关专业中专或高中以上学历，并经过与所从事的检验操作相关的实践培训且通过考核。

质量控制实验室应当至少有下列详细文件：

1. 质量标准。

2. 取样操作规程和记录。

3. 检验操作规程和记录（包括检验记录或实验室工作记事簿）。

4. 检验报告或证书。

5. 必要的环境监测操作规程、记录和报告。

6. 必要的检验方法验证报告和记录。

7. 仪器校准和设备使用、清洁、维护的操作规程及记录。

质量管理部门应当对所有生产用物料的供应商进行质量评估，会同有关部门对主要物料供应商（尤其是生产商）的质量体系进行现场质量审计，并对质量评估不符合要求的供应商行使否决权。主要物料的确定应当综合考虑企业所生产的药品质量风险、物料用量以及物料对药品质量的影响程度等因素。企业法定代表人、企业负责人及其他部门的人员不得干扰或妨碍质量管理部门对物料供应商独立作出质量评估。应当按照操作规程，每年对所有生产的药品按品种进行产品质量回顾分析，以确认工艺稳定可靠，以及原辅料、成品现行质量标准的适用性，及时发现不良趋势，确定产品及工艺改进的方向。应当考虑以往回顾分析的历史数据，还应当对产品质量回顾分析的有效性进行自检。当有合理的科学依据时，可按照产品的剂型分类进行质量回顾，如固体制剂、液体制剂和无菌制剂等。回顾分析应当有报告。

第十一章　委托生产与委托检验（278～292条，共15条）

为确保委托生产产品的质量和委托检验的准确性和可靠性，委托方和受托方必须签订书面合同，明确规定各方责任、委托生产或委托检验的内容及相关的技术事项。委托生产或委托检验的所有活动，包括在技术或其他方面拟采取的任何变更，均应当符合药品生产许可和注册的有关要求。

委托方应当向受托方提供所有必要的资料，以使受托方能够按照药品注册和其他法定要求正确实施所委托的操作。委托方应当使受托方充分了解与产品或操作相关的各种问题，包括产品或操作对受托方的环境、厂房、设备、人员及其他物料或产品可能造成的危害。委托方应当对受托生产或检验的全过程进行监督。委托方应当确保物料和产品符合相应的质量标准。

受托方必须具备足够的厂房、设备、知识和经验以及人员，满足委托方所委托的生产或检验工作的要求。受托方应当确保所收到委托方提供的物料、中间产品和待包装产品适用于预定用途。受托方不得从事对委托生产或检验的产品质量有不利影响的活动。

第十二章　产品发运与召回（293～305条，共13条）

要求每批成品都应有销售记录，且销售记录能追查每批药品的售出情况，必要时能全部追回；销售记录保存至药品有效期后一年。要求药品生产企业建立药品退货和收回的书面程序和记录；因质量原因退货和收回的药品制剂应在质量管理部门的监督下销毁，并同时处理所涉及的其他批号的药品。产品召回负责人应当独立于销售和市场部门；如产品召回负责人不是质量受权人，则应当向质量受权人通报召回处理情况。因产品存在安全隐患决定从市场召回的，应当立即向当地药品监督管理部门报告。已召回的产品应当有标识，并单独、妥善贮存，等待最终处理决定。召回的进展过程应当有记录，并有最终报告。产品发运数量、已召回数量以及数量平衡情况应当在报告中予以说明。应当定期对产品召回系统的有效性进行评估。

第十三章　自检（306～309条，共4条）

为自检方面的规定与要求。要求药品生产企业按预定的程序，对人员、厂房、设备、文件、生产、质量控制、药品销售、用户投诉和产品收回的处理等项目定期组织自检，以证实符合本规范的要求。自检要有记录，并形成报告。

第十四章　附则（310～313条，共4条）

为附则部分。对规范中一些用语的含义作出界定与解释；将不同类别药品的生产质量管理特殊要求列入本规范附录作出补充规定；指出本规范由国家食品药品监督管理局负责解释，本规范自2011年3月1日起施行。

第三节　药品生产监督管理

为加强药品生产的监督管理，规范药品生产活动，国家市场监督管理总局2020年1月22日修订公布《药品生产监督管理办法》（2004年8月5日颁布）。药品生产监督管理是指药品监督管理部门依法对药品生产许可、生产管理、监督检查、等管理规范及相应的法律责任。

一、开办药品生产企业的申请与审批

（一）开办药品生产企业的条件

除应当符合国家制定的药品行业发展规划和产业政策外，开办药品生产企业还应当符合以下条件：

1．有依法经过资格认定的药学技术人员、工程技术人员及相应的技术工人，法定代表人、企业负责人、生产管理负责人（以下称生产负责人）、质量管理负责人（以下称质量负责人）、质量受权人及其他相关人员符合《药品管理法》《疫苗管理法》规定的条件。

2．有与药品生产相适应的厂房、设施、设备和卫生环境。

3．有能对所生产药品进行质量管理和质量检验的机构、人员。

4．有能对所生产药品进行质量管理和质量检验的必要的仪器设备。

5．有保证药品质量的规章制度，并符合药品生产质量管理规范要求。

从事疫苗生产活动的，还应当具备下列条件：

1．具备适度规模和足够的产能储备。

2．具有保证生物安全的制度和设施、设备。

3．符合疾病预防、控制需要。

国家有关法律、法规对生产麻醉药品、精神药品、医疗用毒性药品、放射性药品、药品类易制毒化学品等另有规定的，依照其规定。

（二）开办药品生产企业的申请人，应当向拟办企业所在地省、自治区、直辖市食品药品监督管理部门提出申请，并提交以下材料：

1．申请人的基本情况及其相关证明文件。

2．拟办企业的基本情况，包括拟办企业名称、生产品种、剂型、设备、工艺及生产能力；拟办企业的场地、周边环境、基础设施等条件说明以及投资规模等情况说明。

3．工商行政管理部门出具的拟办企业名称预先核准通知书，生产地址及注册地址、企业类型、法定代表人或者企业负责人。

4．拟办企业的组织机构图（注明各部门的职责及相互关系、部门负责人）。

5．拟办企业的法定代表人、企业负责人、部门负责人简历、学历和职称证书；依法经过资格认定的药学及相关专业技术人员、工程技术人员、技术工人登记表，并标明所在部门及岗位；高级、中级、初级技术人员的比例情况表。

6．拟办企业的周边环境图、总平面布置图、仓储平面布置图、质量检验场所平面布置图。

7．拟办企业生产工艺布局平面图（包括更衣室、盥洗间、人流和物流通道、气闸等，并标明人、物流向和空气洁净度等级），空气净化系统的送风、回风、排风平面布置图，工艺设备平面布置图。

8．拟生产的范围、剂型、品种、质量标准及依据。

9．拟生产剂型及品种的工艺流程图，并注明主要质量控制点与项目。

10．空气净化系统、制水系统、主要设备验证概况；生产、检验仪器、仪表、衡器校验情况。

11．主要生产设备及检验仪器目录。

12．拟办企业生产管理、质量管理文件目录。

申请人应当对其申请材料全部内容的真实性负责。

（三）开办药品生产企业的审批程序

《药品生产监督管理办法》还明确规定了开办药品生产企业的审批程序。

从事制剂、原料药、中药饮片生产活动，申请人应当按照本办法和国家药品监督管理局规定的申报资料要求，向所在地省、自治区、直辖市药品监督管理部门提出申请。

委托他人生产制剂的药品上市许可持有人，应当具备《药品生产监督管理办法》第六条第一款第一项、第三项、第五项规定的条件，并与符合条件的药品生产企业签订委托协议和质量协议，将相关协议和实际生产场地申请资料合并提交至药品上市许可持有人所在地省、自治区、直辖市药品监督管理部门。

申请人应当对其申请材料全部内容的真实性负责。

省、自治区、直辖市药品监督管理部门收到申请后，应当根据下列情况分别作出处理：申请事项依法不属于本部门职权范围的，应当即时作出不予受理的决定，并告知申请人向有关行政机关申请；申请事项依法不需要取得行政许可的，应当即时告知申请人不受理；申请材料存在可以当场更正的错误的，应当允许申请人当场更正；申请材料不齐全或者不符合形式审查要求的，应当当场或者在五日内发给申请人补正材料通知书，一次性告知申请人需要补正的全部内容，逾期不告知的，自收到申请材料之日起即为受理；申请材料齐全、符合形式审查要求，或者申请人按照要求提交全部补正材料的，予以受理。省、自治区、直辖市药品监督管理部门受理或者不予受理药品生产许可证申请的，应当出具加盖本部门专用印章和注明日期的受理通知书或者不予受理通知书。

省、自治区、直辖市药品监督管理部门应当自受理之日起三十日内，作出决定。经审查符合规定的，予以批准，并自书面批准决定作出之日起十日内颁发药品生产许可证。省、自治区、直辖市药品监督管理部门按照药品生产质量管理规范等有关规定组织开展申报资料技术审查和评定、现场检查；不符合规定的，作出不予批准的书面决定，并说明理由。同时告知申请人享有依法申请行政复议或者提起行政诉讼的权利。

二、药品生产许可证的管理

1. 药品生产许可证有效期为五年，分为正本和副本。药品生产许可证样式由国家药品监督管理局统一制定。药品生产许可证电子证书与纸质证书具有同等法律效力。

2. 药品生产许可证应当载明许可证编号、分类码、企业名称、统一社会信用代码、住所（经营场所）、法定代表人、企业负责人、生产负责人、质量负责人、质量受权人、生产地址和生产范围、发证机关、发证日期、有效期限等项目。

企业名称、统一社会信用代码、住所（经营场所）、法定代表人等项目应当与市场监督管理部门核发的营业执照中载明的相关内容一致。

药品生产许可证载明事项分为许可事项和登记事项。许可事项是指生产地址和生产范围等。登记事项是指企业名称、住所（经营场所）、法定代表人、企业负责人、生产负责人、质量负责人、质量受权人等。

3. 变更事项　变更药品生产许可证许可事项的，向原发证机关提出药品生产许可证变更申请。未经批准，不得擅自变更许可事项。

原发证机关应当自收到企业变更申请之日起十五日内作出是否准予变更的决定。不予变更的，应当书面说明理由，并告知申请人享有依法申请行政复议或者提起行政诉讼的权利。

变更生产地址或者生产范围，药品生产企业应当按照规定及相关变更技术要求，提交涉及变更内容的有关材料，并报经所在地省、自治区、直辖市药品监督管理部门审查决定。原址或者异地新建、改建、扩建车间或者生产线的，应当符合相关规定和技术要求，提交涉及变更内容的有关材料，并报经所在地省、自治区、直辖市药品监督管理部门进行药品生产质量管理规范符合性检查，检查结果应当通知企业。检查结果符合规定，产品符合放行要求的可以上市销售。有关变更情况，应当在药品生产许可证副本中载明。

上述变更事项涉及药品注册证书及其附件载明内容的，由省、自治区、直辖市药品监督管理部门批准后，报国家药品监督管理局药品审评中心更新药品注册证书及其附件相关内容。

变更药品生产许可证登记事项的,应当在市场监督管理部门核准变更或者企业完成变更后三十日内,向原发证机关申请药品生产许可证变更登记。原发证机关应当自收到企业变更申请之日起十日内办理变更手续。

药品生产许可证变更后,原发证机关应当在药品生产许可证副本上记录变更的内容和时间,并按照变更后的内容重新核发药品生产许可证正本,收回原药品生产许可证正本,变更后的药品生产许可证终止期限不变。

4. 期满换证的规定 药品生产许可证有效期届满,需要继续生产药品的,应当在有效期届满前六个月,向原发证机关申请重新发放药品生产许可证。原发证机关结合企业遵守药品管理法律法规、药品生产质量管理规范和质量体系运行情况,根据风险管理原则进行审查,在药品生产许可证有效期届满前作出是否准予其重新发证的决定。符合规定准予重新发证的,收回原证,重新发证;不符合规定的,作出不予重新发证的书面决定,并说明理由,同时告知申请人享有依法申请行政复议或者提起行政诉讼的权利;逾期未作出决定的,视为同意重新发证,并予补办相应手续。

5. 注销生产许可证的规定 有下列情形之一的,药品生产许可证由原发证机关注销,并予以公告:主动申请注销药品生产许可证的;药品生产许可证有效期届满未重新发证的;营业执照依法被吊销或者注销的;药品生产许可证依法被吊销或者撤销的;法律、法规规定应当注销行政许可的其他情形。

任何单位或个人不得伪造、变造、买卖、出租、出借药品生产许可证。省、自治区、直辖市药品监督管理部门应当将药品生产许可证核发、重新发证、变更、补发、吊销、撤销、注销等办理情况,在办理工作完成后十日内在药品安全信用档案中更新。

三、药品委托生产管理

药品上市许可持有人委托生产药品的,应当符合药品管理的有关规定。

药品上市许可持有人委托符合条件的药品生产企业生产药品的,应当对受托方的质量保证能力和风险管理能力进行评估,根据国家药品监督管理局制定的药品委托生产质量协议指南要求,与其签订质量协议以及委托协议,监督受托方履行有关协议约定的义务。委托方应当向受托方提供所有必要的资料,以使受托方能够按照药品注册和其他法定要求正确实施所委托的操作。委托方应当使受托方充分了解与产品或操作相关的各种问题,包括产品或操作对受托方的环境、厂房、设备、人员及其他物料或产品可能造成的危害。委托方应当对受托生产或检验的全过程进行监督。

受托方必须具备足够的厂房、设备、知识和经验以及人员,满足委托方所委托的生产或检验工作的要求。应当确保所收到委托方提供的物料、中间产品和待包装产品适用于预定用途。受托方不得将接受委托生产的药品再次委托第三方生产。经批准或者通过关联审评审批的原料药应当自行生产,不得再行委托他人生产。

药品委托生产申请,由委托双方所在地省、自治区、直辖市药品监督管理部门负责受理和审批。

疫苗制品、血液制品以及国家药品监督管理部门规定的其他药品不得委托生产。

麻醉药品、精神药品、医疗用毒性药品、放射性药品、药品类易制毒化学品的委托生产按照有关法律法规规定办理。

根据《关于加强中药生产中提取和提取物监督管理的通知》（食药监药化监〔2014〕135号），自2016年1月1日起，中药提取物不得委托加工。

医疗机构配制中药制剂可以委托取得药品生产许可证的药品生产企业或取得医疗机构制剂许可证的其他医疗机构配制。

"药品委托生产批件"有效期不得超过2年，且不得超过该药品批准证明文件规定的有效期限。"药品委托生产批件"有效期届满需要继续委托生产的，委托方应当在有效期届满30日前，提交有关材料，办理延期手续。委托生产合同终止的，委托方应当及时办理"药品委托生产批件"的注销手续。

委托生产药品的质量标准应当执行国家药品质量标准，其处方、生产工艺、包装规格、标签、使用说明书、批准文号等应当与原批准的内容相同。在委托生产的药品包装、标签和说明书上，应当标明委托方企业名称和注册地址、受托方企业名称和生产地址。

药品生产企业接受境外制药厂商的委托在中国境内加工药品的，应当在签署委托生产合同后30日内向所在地省、自治区、直辖市药品监督管理部门备案。所加工的药品不得以任何形式在中国境内销售、使用。

四、药品生产监督检查

《药品生产监督管理办法》明确规定，省、自治区、直辖市药品监督管理部门负责本行政区域内药品上市许可持有人，制剂、化学原料药、中药饮片生产企业的监督管理，建立实施监督检查的运行机制和管理制度。还应当对原料、辅料、直接接触药品的包装材料和容器等供应商、生产企业开展日常监督检查，必要时开展延伸检查。

国家药品监督管理部门可以直接对药品生产企业进行监督检查，并对省、自治区、直辖市药品监督管理部门的监督检查工作进行监督和抽查。

药品上市许可持有人和受托生产企业不在同一省、自治区、直辖市的，由药品上市许可持有人所在地省、自治区、直辖市药品监督管理部门负责对药品上市许可持有人的监督管理，受托生产企业所在地省、自治区、直辖市药品监督管理部门负责对受托生产企业的监督管理。省、自治区、直辖市药品监督管理部门应当加强监督检查信息互相通报，及时将监督检查信息更新到药品安全信用档案中，可以根据通报情况和药品安全信用档案中监管信息更新情况开展调查，对药品上市许可持有人或者受托生产企业依法作出行政处理，必要时可以开展联合检查。

药品监督管理部门应当建立健全职业化、专业化检查员制度，明确检查员的资格标准、检查职责、分级管理、能力培训、行为规范、绩效评价和退出程序等规定，提升检查员的专业素质和工作水平。检查员应当熟悉药品法律法规，具备药品专业知识。

药品生产监督检查的主要内容包括：药品上市许可持有人、药品生产企业执行有关法律、法规及实施药品生产质量管理规范、药物警戒质量管理规范以及有关技术规范等情况；药品生产活动是否与药品品种档案载明的相关内容一致；疫苗储存、运输管理规范执行情况；药品委托生产质量协议及委托协议；风险管理计划实施情况；变更管理情况。

监督检查包括许可检查、常规检查、有因检查和其他检查。

应当根据药品品种、剂型、管制类别等特点,结合国家药品安全总体情况、药品安全风险警示信息、重大药品安全事件及其调查处理信息等,以及既往检查、检验、不良反应监测、投诉举报等情况确定检查频次:对麻醉药品、第一类精神药品、药品类易制毒化学品生产企业每季度检查不少于一次;对疫苗、血液制品、放射性药品、医疗用毒性药品、无菌药品等高风险药品生产企业,每年不少于一次药品生产质量管理规范符合性检查;对上述产品之外的药品生产企业,每年抽取一定比例开展监督检查,但应当在三年内对本行政区域内企业全部进行检查;对原料、辅料、直接接触药品的包装材料和容器等供应商、生产企业每年抽取一定比例开展监督检查,五年内对本行政区域内企业全部进行检查。

组织监督检查时,应当制订检查方案,明确检查标准,如实记录现场检查情况,需要抽样检验或者研究的,按照有关规定执行。检查结论应当清晰明确,检查发现的问题应当以书面形式告知被检查单位。需要整改的,应当提出整改内容及整改期限,必要时对整改后情况实施检查。

监督检查时,药品上市许可持有人和药品生产企业应当根据检查需要说明情况、提供有关材料:

1. 药品生产场地管理文件以及变更材料。

2. 药品生产企业接受监督检查及整改落实情况。

3. 药品质量不合格的处理情况。

4. 药物警戒机构、人员、制度制定情况以及疑似药品不良反应监测、识别、评估、控制情况。

5. 实施附条件批准的品种,开展上市后研究的材料。

6. 需要审查的其他必要材料。

现场检查结束后,应当对现场检查情况进行分析汇总,并客观、公平、公正地对检查中发现的缺陷进行风险评定并作出现场检查结论。派出单位负责对现场检查结论进行综合研判。

国家药品监督管理局和省、自治区、直辖市药品监督管理部门通过监督检查发现药品生产管理或者疫苗储存、运输管理存在缺陷,有证据证明可能存在安全隐患的,应当依法采取相应措施:

1. 基本符合药品生产质量管理规范要求,需要整改的,应当发出告诫信并依据风险相应采取告诫、约谈、限期整改等措施。

2. 药品存在质量问题或者其他安全隐患的,药品监督管理部门根据监督检查情况,应当发出告诫信,并依据风险相应采取暂停生产、销售、使用、进口等控制措施。

药品存在质量问题或者其他安全隐患的,药品上市许可持有人应当依法召回药品而未召回的,省、自治区、直辖市药品监督管理部门应当责令其召回。

开展药品生产监督检查过程中,发现存在药品质量安全风险的,应当及时向派出单位报告。药品监督管理部门经研判属于重大药品质量安全风险的,应当及时向上一级药品监督管理部门和同级地方人民政府报告。发现存在涉嫌违反药品法律、法规、规章的行为,应当及时采取现场控制措施,按照规定做好证据收集工作。药品监督管理部门应当按照职责和权限依法查处,涉嫌犯罪的移送公安机关处理。

监管信息归入到药品安全信用档案管理,并保持相关数据的动态更新。监管信息包括药品生产许可、日常监督检查结果、违法行为查处、药品质量抽查检验、不良行为记录和投诉举报等内容。

国家药品监督管理局和省、自治区、直辖市药品监督管理部门在生产监督管理工作中,不得妨碍药品上市许可持有人、药品生产企业的正常生产活动，不得索取或者收受财物，不得谋取其他利益。个人和组织发现药品上市许可持有人或者药品生产企业进行违法生产活动的，有权向药品监督管理部门举报，药品监督管理部门应当按照有关规定及时核实、处理。

对有不良信用记录的药品上市许可持有人、药品生产企业，应当增加监督检查频次，并可以按照国家规定实施联合惩戒。

五、相关法律责任

未取得药品生产许可证生产药品的，依据《药品管理法》第一百一十五条责令关闭，没收违法生产的药品和违法所得，并处违法生产的药品货值金额十五倍以上三十倍以下的罚款；货值金额不足十万元的，按十万元计算。

生产假药的，依据《药品管理法》第一百一十六条没收违法生产药品和违法所得，责令停产停业整顿，吊销药品批准证明文件，并处违法生产药品货值金额十五倍以上三十倍以下的罚款；货值金额不足十万元的，按十万元计算；情节严重的，吊销药品生产许可证，十年内不受理其相应申请；药品上市许可持有人为境外企业的，十年内禁止其药品进口。

生产劣药的，依据《药品管理法》第一百一十七条没收违法生产药品和违法所得，并处违法生产药品货值金额十倍以上二十倍以下的罚款；违法生产药品货值金额不足十万元的，按十万元计算；情节严重的，责令停产停业整顿直至吊销药品批准证明文件、药品生产许可证。生产的中药饮片不符合药品标准，尚不影响安全性、有效性的，责令限期改正，给予警告；可以处十万元以上五十万元以下的罚款。

生产假药，或者生产劣药且情节严重的，依据《药品管理法》第一百一十八条对法定代表人、主要负责人、直接负责的主管人员和其他责任人员，没收违法行为发生期间自本单位所获收入，并处所获收入百分之三十以上三倍以下的罚款，终身禁止从事药品生产活动，并可以由公安机关处五日以上十五日以下的拘留。对生产者专门用于生产假药、劣药的原料、辅料、包装材料、生产设备予以没收。

伪造、变造、出租、出借、非法买卖许可证或者药品批准证明文件的，依据《药品管理法》第一百二十二条没收违法所得，并处违法所得一倍以上五倍以下的罚款；情节严重的，并处违法所得五倍以上十五倍以下的罚款，吊销药品生产许可证或者药品批准证明文件，对法定代表人、主要负责人、直接负责的主管人员和其他责任人员，处二万元以上二十万元以下的罚款，十年内禁止从事药品生产经营活动，并可以由公安机关处五日以上十五日以下的拘留；违法所得不足十万元的，按十万元计算。

提供虚假的证明、数据、资料、样品或者采取其他手段骗取药品生产许可的，依据《药品管理法》第一百二十三条撤销相关许可，十年内不受理其相应申请，并处五十万元以上五百万元以下的罚款；情节严重的，对法定代表人、主要负责人、直接负责的主管人员和其他责任人员，处二万元以上二十万元以下的罚款，十年内禁止从事药品生产经营活动，并可以由公安机关处五日以上十五日以下的拘留。

未取得药品批准证明文件生产药品；使用采取欺骗手段取得的药品批准证明文件生产药品；

使用未经审评审批的原料药生产药品;应当检验而未经检验即销售药品;生产国务院药品监督管理部门禁止使用的药品;编造生产、检验记录;未经批准在药品生产过程中进行重大变更的,依据《药品管理法》第一百二十四条,没收违法生产药品和违法所得以及专门用于违法生产的原料、辅料、包装材料和生产设备,责令停产停业整顿,并处违法生产药品货值金额十五倍以上三十倍以下的罚款;货值金额不足十万元的,按十万元计算;情节严重的,吊销药品批准证明文件直至吊销药品生产许可证,对法定代表人、主要负责人、直接负责的主管人员和其他责任人员,没收违法行为发生期间自本单位所获收入,并处所获收入百分之三十以上三倍以下的罚款,十年直至终身禁止从事药品生产经营活动,并可以由公安机关处五日以上十五日以下的拘留。

使用未经审评的直接接触药品的包装材料或者容器生产药品;使用未经核准的标签、说明书的,依据《药品管理法》第一百二十五条,没收违法生产药品和违法所得以及包装材料、容器,责令停产停业整顿,并处五十万元以上五百万元以下的罚款;情节严重的,吊销药品批准证明文件、药品生产许可证,对法定代表人、主要负责人、直接负责的主管人员和其他责任人员处二万元以上二十万元以下的罚款,十年直至终身禁止从事药品生产经营活动。

药品上市许可持有人、药品生产企业未遵守药品生产质量管理规范的,依据《药品管理法》第一百二十六条责令限期改正,给予警告;逾期不改正的,处十万元以上五十万元以下的罚款;情节严重的,处五十万元以上二百万元以下的罚款,责令停产停业整顿直至吊销药品批准证明文件、药品生产许可证,对法定代表人、主要负责人、直接负责的主管人员和其他责任人员,没收违法行为发生期间自本单位所获收入,并处所获收入百分之十以上百分之五十以下的罚款,十年直至终身禁止从事药品生产经营等活动。

未按照规定建立并实施药品追溯制度;未按照规定提交年度报告;未按照规定对药品生产过程中的变更进行备案或者报告;未制定药品上市后风险管理计划的,依据《药品管理法》第一百二十七条责令限期改正,给予警告;逾期不改正的,处十万元以上五十万元以下的罚款。

除依法应当按照假药、劣药处罚的外,药品包装未按照规定印有、贴有标签或者附有说明书,标签、说明书未按照规定注明相关信息或者印有规定标志的,依据《药品管理法》第一百二十八条责令改正,给予警告;情节严重的,吊销药品注册证书。

《药品管理法》第一百三十七条规定,有下列行为之一的,在本法规定的处罚幅度内从重处罚:以麻醉药品、精神药品、医疗用毒性药品、放射性药品、药品类易制毒化学品冒充其他药品,或者以其他药品冒充上述药品;生产以孕产妇、儿童为主要使用对象的假药、劣药;生产的生物制品属于假药、劣药;生产假药、劣药,造成人身伤害后果;生产假药、劣药,经处理后再犯;拒绝、逃避监督检查,伪造、销毁、隐匿有关证据材料,或者擅自动用查封、扣押物品。

案例分析

企业如何应对"唯低价中标"的药品招投标模式?

案例:西南某制药公司在业界有"普药大王"之称,拥有国药准字品种 200 多个、8 个普药拳头品种。2010 年,销售额几十亿元。据悉,在各省的基本药物集中招标采购中,该企业的中标价几乎都仅是最高零售价的 1/4 ~ 1/3。2010 年 8 月 30 日公布的一批中标结果中,该企业 10g×20 袋规格的板蓝根颗粒中标价为 2.35 元,而国家指导价为 10.8 元。

2011 年 4 月,SFDA 和省食药监局现场检查中发现该公司的复方黄连素片、川贝枇杷糖浆未按 SFDA 批准的生产工艺生产,"如缩短川贝渗漉时间,使有效成分没有完全沁出。"为此,SFDA 于 2011 年 5 月 3 日发布《关于深入开展基本药物生产和质量监督检查工作的通知》,将强化基本药物生产和质量监管,保障基本药物质量安全作为当前药品监管工作的重点,现场监督检查过程中,如发现弄虚作假、以次充好、以假充真、偷工减料、随意替代投料、提取物成分添加勾兑等违法行为的,必须一查到底,依法严处,决不姑息。

分析:该企业违反 GMP 相关规定应界定为生产劣药,省食品药品监督管理局收回了该企业中药 GMP 证书,并要求企业中药生产线停产整改,责令其召回 2010 年 1 月至 2011 年 3 月期间生产销售的上述药品。并处以罚款 600 多万元的行政处罚。

第四节　药用辅料和药包材的生产管理

一、药用辅料生产管理

药用辅料,是指在生产药品和调配处方时使用的赋形剂和附加剂。药用辅料除了赋形、充当载体、提高稳定性外,还具有增溶、助溶、缓控等重要功能,是可能会影响到制剂的质量、安全性和有效性的重要成分。品质优良的辅料不但可以增强主药的稳定性,延长药品的有效期,调控主药在体内外的释放速度,还可以改变药物在体内的吸收,增加其生物利用度等。

我国传统药用辅料品种约有近千种。但大多数是由化工、食品加工等非药品企业、乃至农副产品企业生产,较少有专业的、规模化的药用辅料生产厂家。产品质量、生产工艺、技术水平等相对比较落后,且大多缺乏统一的质量标准,导致不同企业生产的同一产品质量相差较大。我国药用辅料国家标准数量少、项目不齐全。已公布的国家药用辅料标准占所使用药用辅料的量不足一半,远远不能满足实际的需要。由辅料质量导致的药品质量事故已发生过多起,给消费者健康造成极大的损害。这反映出我国在药用辅料管理上存在着不足,也使我们充分认识到加强药用辅料监管的重要性。我国正在逐年完善相关的国家政策、法律法规,进一步健全药用辅料的管理制度,强化药用辅料国家质量标准体系,并将药用辅料生产纳入 GMP 管理这一规范体系之中来。

1. 管理立法　《药品管理法》第四十五条明确规定:"生产药品所需的原料、辅料必须符合药用要求、药品生产质量管理规范的有关要求。"

2. 注册管理　2004 年 6 月,国务院发布了《国务院对确需保留的行政审批项目设定行政许可的决定》(国务院令第 412 号),明确保留了"药用辅料注册",并设定为行政许可项目。

2005 年 6 月 21 日,国家食品药品监督管理局药品注册司发布《关于印发药用辅料注册申报资料要求的函》(食药监注函〔2005〕61 号),在对药用辅料实施批准文号管理的基础上,规定了对药用辅料实施注册申报管理。

3. 生产质量管理　加强药用辅料的生产质量管理，保证药用辅料质量，国家食品药品监督管理局于 2006 年 3 月 23 日颁布了《药用辅料生产质量管理规范》(简称药用辅料 GMP)，从机构、人员、设备、物料、卫生、验证、生产、质量控制与保证、销售及自检等方面对药用辅料的生产和质量控制进行了规范，旨在确定药用辅料生产企业实施质量管理的基本范围和要点，以确保辅料具备应有的质量和安全性，并符合使用要求。

4. 国家标准管理　为满足药品生产需要，在没有药用辅料国家级标准之前，我国一些省市地区制定了部分药用辅料质量标准。但这些标准受当时技术发展水平的制约，都相对比较简单。但这些药用辅料标准中，如果没有国家级标准的，到现在仍然可以使用。我国 2010 年版《中国药典》在制剂通则中新增了药用辅料的总体要求，并收载了 135 种药用辅料标准。2015 年版《中国药典》将 2010 年版《中国药典》的附录整合为通则，并与药用辅料单独成卷作为《中国药典》的第四部，2015 年版《中国药典》四部共收载药用辅料 270 种，其中新增 137 种、修订 97 种、不收载 2 种。2020 年版《中国药典》药用辅料收载 335 种，其中新增 65 种、修订 212 种。

5. 监督管理　为进一步加强药用辅料生产和使用管理，保证药品质量，国家食品药品监督管理局于 2012 年 8 月 1 日颁发了《加强药用辅料监督管理的有关规定》，主要内容包括规定了药品制剂生产企业必须保证购入药用辅料的质量、药用辅料生产企业必须保证产品的质量、药品监督管理部门对药用辅料实施分类管理(对新的药用辅料和安全风险较高的药用辅料实行许可管理，对其他辅料实行备案管理)、药品监督管理部门必须加强药用辅料生产使用全过程监管、注重基础数据建设和建立诚信管理机制。

6. 具体规定　药用辅料必须符合药用要求；必须按照药监部门批准的生产条件和生产工艺生产；用于不同给药途径对质量的要求不同；其微生物限度、残留等应符合制剂的相应要求；包装上必须注明"药用辅料"。

二、药包材的生产管理

药品包装材料是指直接接触药品的包装材料和容器(简称"药包材"，下同)。药包材是药品上市必不可少的组成部分，其质量的优劣直接影响着药品质量和临床用药安全。目前，全国共有 3 000 多个药包材注册证，涉及 11 大类药包材 500 多个品种规格，有生产企业数量 1 500 多家。

由于药包材对保证药品质量和保障人体用药安全具有重要的作用，因此，我国政府历来高度重视、并持续强化对药包材的管理。

1. 明确进行立法管理　《中华人民共和国药品管理法》已将药包材纳入药品监督管理的范畴，明确规定了对药包材的监督管理内容："直接接触药品的包装材料和容器，应当符合药用要求，符合保障人体健康、安全的标准。"

2. 制定了药包材相关的国家标准　在 2015 年版《中国药典》中，药包材首次被以通则的形式收录其中，包括《药包材通用要求指导原则》和《药用玻璃材料和容器指导原则》。2015 年，国家药品监督管理部门对原有药包材标准进行重新修订，并发布了包含 130 项药包材的新《国家药包材国家标准》。

3. 制定了专门的监管办法　国家食品药品监督管理局 2004 年 7 月 20 日颁布了《直接接触药

品的包装材料和容器管理办法》,并随之颁发了《药包材生产现场考核通则》。2016 年 8 月,为进一步深化审评审批制度改革,提高药品注册质量和效率,本着药包材"用到再报"的原则,国家食品药品监督管理总局发布《关于药包材药用辅料与药品关联审评审批有关事项的公告》,规定将药包材由原来的单独注册审批改为与药品注册申请关联申报和审评审批,各级药品监督管理部门不再单独受理药包材注册申请,不再单独核发相关注册批准证明文件。2017 年 11 月国家食品药品监督管理总局发布《关于调整原料药、药用辅料和药包材审评审批事项的公告》。2019 年 7 月,国家药品监督管理局发布《关于进一步完善药品关联审评审批和监管工作有关事宜的公告》(2019年第 56 号)、《重新明确药用辅料登记资料要求(试行)》《药包材登记资料要求(试行)》《可免登记的产品目录(2019 年版)》《药用原辅料、药包材年度报告基本要求》。

一系列管理文件的制定和实施,为建立并推进"以药品制剂(以下简称制剂)质量为核心,以药品上市许可持有人为责任主体,以原料药、药用辅料及药包材(以下简称原辅包)为质量基础,制剂持有人与原辅包企业共同建立授权使用和监督"的关联审评审批制度的规范化实施,提供政策和制度保障。

4. 加强了对药包材各个环节的监督管理

(1)强化了药包材国家注册:国家制定药包材注册目录,并对目录中的产品实施生产和进口注册管理。具体管理办法详见国家药品监督管理局相关管理文件。

(2)增加了对药包材监督检查的内容,包括对药包材的抽验、生产管理、使用等各个环节的约束,以更全面地保证药品质量。把辖区内药包材生产企业的监督管理纳入药品质量安全目标责任考核,进一步加强药包材生产企业的日常监督管理,加大药包材生产企业日常监督检查的力度和频次,督促药包材生产企业提高企业质量意识和诚信意识,依法生产,保障产品质量安全。

(3)加强药包材产品质量监督检查,监督企业不断完善药包材生产企业质量管理,保证质量管理体系的正常运行。

(4)实施药包材生产质量年度报告制度,并定期上报《药包材生产企业年度自查报告》,结合日常监管的要求,督促落实整改情况。

(5)明确药包材企业对所生产的产品质量负责,与药品上市许可持有人建立供应链质量管理制度,持续稳定地供应符合制剂质量的原药包材产品。

第五节　中药材生产质量管理

一、《中药材生产质量管理规范》的实施发展过程

中药材、中药饮片、中成药构成中药的三大支柱产业,中药材则是生产中药饮片和中成药的基础原料。

2002 年 4 月 17 日,国家药品监督管理局发布《中药材生产质量管理规范(试行)》(good agricultural practice, GAP),自 2002 年 6 月 1 日起施行。

2016 年 3 月 17 日,国家食品药品监督管理总局发布《关于取消中药材生产质量管理规范认

证有关事宜的公告》，明确自公告之日起，不再开展中药材 GAP 认证工作，不再受理相关申请，实质取消中药材生产质量管理规范的认证。但公告同时表明，总局将继续做好取消认证后中药材 GAP 的监督实施工作，对已经通过认证的中药材生产企业应继续按照中药材 GAP 规定，切实加强全过程质量管理，保证持续合规。同时，药品监督管理部门将加强中药材 GAP 的监督检查，发现问题依法依规处理，保证中药材质量。

2017 年 10 月 25 日，为进一步推进实施中药材生产质量管理规范，保证中药材质量安全和稳定，根据《中华人民共和国药品管理法》《中华人民共和国药品管理法实施条例》及有关规定，国家食品药品监督管理总局组织起草了《中药材生产质量管理规范（修订稿）》，并向社会公开征求意见。

上述过程表明，我国目前虽然暂停了《中药材生产质量管理规范》的认证申请及认证，但对中药材生产质量的管理，仍然切实贯彻严格管理的精神。

二、《中药材生产质量管理规范（修订稿）》的主要内容

《中药材生产质量管理规范（修订稿）》（以下简称《修订稿》）主要是对选择适宜的中药材生产环境及场地、种质资源的选育、种植过程质量规范化控制、严格控制药材农药及重金属指标、规范加工、贮运标准化等的组织管理、工作方法和有关条件进行规定，目的在于提高中药材质量，确保安全用药。《修订稿》共十四章计一百四十五条，较 2002 年 6 月 1 日原国家药品监督管理局发布实施的《中药材生产质量管理规范（试行）》增加了 4 章 89 条。《修订稿》贯穿高标准、严要求的思路，尤其是在重大质量环节；同时也兼顾当前生产技术水平。《修订稿》强调对中药材质量有重大影响的关键环节实施重点管理，同时对影响中药材质量的各环节管理尽可能地进行细化和明确规定。《修订稿》内容涵盖了中药材生产的全过程，适用于中药材生产企业生产中药材（含植物药及动物药）的全过程。

《修订稿》在原来的基础上主要增加内容有："质量管理"一章要求企业整体树立全过程关键环节质量管理理念，同时强化风险管控，其中 8 条明确要求"企业应当明确中药材生产批次，保证每批中药材质量的一致性和可追溯"，这也是首次提出中药材生产实行可追溯的要求；"质量检验"一章明确检验资质和留样等要求，突出检验可操作性和规范性；"自检"一章提出企业要开展自我质量监控和审计。《修订稿》中还明确规定，产地一般要选择传统道地产区；不允许使用转基因品种、多倍体品种等可能影响中药材质量而数据不明确的种质；禁止使用壮根灵、膨大素等生长调节剂；在产地初加工和贮藏环节禁止硫熏，不得使用国家禁用的高毒性熏蒸剂。

《中药材生产质量管理规范（修订稿）》具体内容包括：

第一章 总则	第二章 质量管理
第三章 机构与人员	第四章 设施、设备与工具
第五章 生产基地	第六章 种子种苗与种源
第七章 种植与养殖	第八章 采收与产地初加工
第九章 包装、放行与储运	第十章 文件
第十一章 质量检验	第十二章 自检
第十三章 投诉与召回	第十四章 附则

第六节　中药饮片生产管理

中药饮片是指中药材按照中医药理论、国家及省市炮制规范炮制后,直接用于中医临床配方和中药制剂生产的中药。根据国家食品药品监督管理总局的统计,截至 2017 年 9 月底,国家及各省药监部门发放中药饮片生产 GMP 证书共 1 808 张。发展至今,中药饮片类型除了包括传统中药饮片外,还出现了精制中药饮片、中药颗粒饮片、直接口服中药饮片、超微粉饮片等多种类型中药饮片。中药饮片是国家基本药物目录品种,质量优劣直接关系到临床医疗效果和消费者的健康。

一、中药饮片生产管理的有关规定

中药饮片是中药三大支柱产业之一。自 2008 年起,我国对中药饮片生产过程实施 GMP 管理,标志着数千年来以农副产品形态存在的中药材及饮片开始过渡到工业产品形态的巨大转变。GMP 管理是中药饮片行业走向科学化、标准化和规范化发展道路的重要里程碑。虽然我国自2015 年底已实现了对所有中药饮片生产企业实施 GMP 管理,但近年来发生了多家中药饮片生产企业被国家或省级药品监督管理部门吊销 GMP 证书的情况,这反映出了中药饮片生产企业在生产质量管理方面存在诸多薄弱环节。健全中药饮片质量管理体系、强化中药饮片生产质量管理已刻不容缓。

1. 引导推进中药饮片生产的 GMP 监督管理阶段　国家药品监督管理局 2003 年 1 月 30 日发布《中药饮片、医用氧 GMP 补充规定》,决定开始推进中药饮片 GMP 监督管理工作,并明确要求"自 2008 年 1 月 1 日起,所有中药饮片生产企业必须在符合 GMP 的条件下生产",引导中药饮片生产企业逐步实施 GMP 管理。

2. 强制实施中药饮片生产的 GMP 监督管理阶段　2008 年 2 月 1 日,国家食品药品监督管理局发布《关于加强中药饮片生产监督管理的通知》强制推行 GMP 监督管理,要求所有中药饮片生产企业必须在符合 GMP 的条件下开展生产,并明确规定:"自 2008 年 1 月 1 日起,未获得'药品GMP 证书'的中药饮片生产企业一律不得从事中药饮片的生产经营活动。"2011 年 1 月 5 日,国家食品药品监督管理局再次发布《关于加强中药饮片监督管理的通知》,要求提高加强中药饮片监管重要性的认识、加强中药饮片生产经营行为监管、严禁违规违法生产、经营中药饮片,坚决杜绝中药饮片生产、经营中的各种违法违规行为。

3. 强制推行实施新版 GMP 的监督管理阶段　2011 年 1 月 17 日,卫生部发布《药品生产质量管理规范(2010 年修订)》,自 2011 年 3 月 1 日起开始在我国药品生产企业强制推行实施修订版《药品生产质量管理规范》;2014 年 6 月 27 日,国家食品药品监督管理总局发布《药品生产质量管理规范(2010 年修订)》"附录 1 中药饮片",规定所有中药饮片生产企业必须在 2015 年底达到新版 GMP 规范的要求。

4. 2019 年 8 月 26 日,《中华人民共和国药品管理法》修订通过,GMP 认证制度取消,但中药饮片生产依然按照 GMP 规范开展,进一步加强质量控制。

二、对中药饮片生产质量管理的主要内容

《药品生产质量管理规范(2010年修订)》及其"附录1中药饮片"对中药饮片生产行为监管的主要规定内容如下:

1. 中药饮片的质量与中药材质量、炮制工艺密切相关,应当对中药材质量、炮制工艺严格控制。

2. 中药饮片炮制、贮存和运输过程中,应当采取措施控制污染,防止变质,避免交叉污染、混淆、差错。

3. 必须严格执行国家药品标准和地方中药饮片炮制规范、工艺规程。

4. 必须以中药材为起始原料,使用符合药用标准的中药材,并应尽量固定药材产地。

5. 对中药饮片生产企业的质量受权人、生产部门负责人、质量部门负责人的资格、经历、职责进行了明确的规定。

6. 明确规定了对中药饮片生产过程、生产用水的管理。

7. 生产厂房、设备必须进行确认,生产工艺必须进行验证,并保持持续的确认和验证状态。

8. 明确规定了对中药饮片检验及检验过程、样品处理、偏差处理、实验室管理等的管理。

9. 明确规定了质量标准、生产工艺、批生产记录、批检验记录、批包装记录必须包含的内容项目。

10. 明确规定了对物料供应商、物料采购、物料验收储存、在库管理及养护、取样的管理。

11. 明确规定了中药饮片包装必须符合保证中药饮片质量的要求和标识内容。

三、毒性中药饮片生产管理的有关规定

毒性中药材属于医疗用毒性药品管理。医疗用毒性药品管理(以下简称毒性药品)是指毒性剧烈、治疗剂量与中毒剂量相近、使用不当会致人中毒或死亡的药品。毒性中药饮片是指毒性中药材按照国家炮制规范标准炮制后可直接用于中医临床的中药饮片。

我国政府高度重视毒性中药材及其饮片的管理。1964年4月20日卫生部、商业部、化工部发布了《管理毒药、限制性剧药暂行规定》;1964年12月7日卫生部、商业部发布了《管理毒性中药的暂行办法》;1979年6月30日卫生部、国家医药管理总局发布了《医疗用毒药、限制性剧药管理规定》。

我国对毒性中药饮片生产管理的主要内容如下:

1. 制定了毒性中药材及饮片目录 1988年12月27日,国务院颁布实施了《医疗用毒性药品管理办法》(中华人民共和国国务院令第23号)。办法中,明确了属于医疗用毒性药品管理的药品目录,将27种中药材纳入医疗用毒性药品管理。

2. 对毒性中药材的生产制定了相应规范 2002年10月14日,国家药品监督管理局发布《关于切实加强医疗用毒性药品监管的通知》,要求对医疗用毒性药品切实加强管理。毒性药材等有特殊要求的饮片生产应符合国家有关规定,并有专用设备及生产线,毒性中药饮片的生产不得与非毒性饮片的生产使用同一生产线。

3．从事毒性药材等有特殊要求的生产操作人员，应具有相关专业知识和技能，并熟知相关的劳动保护要求。

4．毒性药材等有特殊要求的药材应设置专库或专柜。

5．从事对人体有毒、有害操作的人员应按规定着装防护。其专用工作服与其他操作人员的工作服应分别洗涤、整理，并避免交叉污染。

6．毒性饮片包装上的醒目位置，必须印有或贴有毒性药材和饮片的专有标志。

7．毒性药材等有特殊要求的药材生产操作应有防止交叉污染的特殊措施。

8．毒性中药饮片生产所产生的废水、废气、废渣必须经过处理合格后，无害排放。

学习小结

1. 学习内容

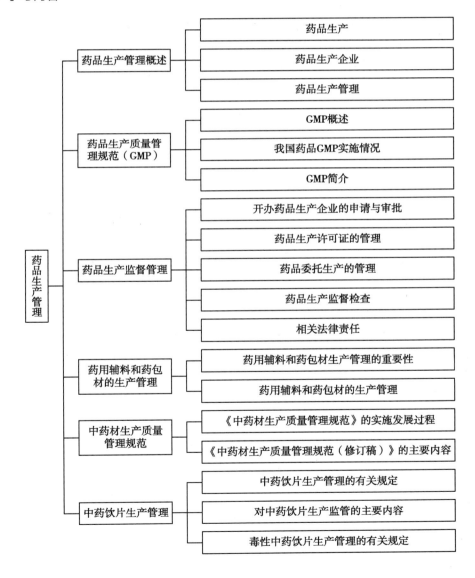

2. 学习方法

药品生产管理是保证和提高药品质量的关键环节，为了更好地掌握药品生产管理的理论基础及药品生产管理规范的实践效果，可通过理论学习、案例分析、实地参观制药企业 GMP 厂房及参阅相关生产文件，帮助学生树立以药品质量为核心的药品生产管理意识，使学生掌握在药品生产环节中保证药品质量的管理实践、面临问题与发展趋势，并在今后的药品生产实践中理解并自觉遵循 GMP 等有关法律法规，解决实际问题，以保证药品质量。

复习思考题

1．开办药品生产的企业应当符合哪些条件？

2．GMP 中对保证药品生产质量提出硬件系统和软件系统主要内容是什么？

3．GMP 在药品生产企业中规定哪些人是关键人员？

4．医疗用毒性药品的概念是什么？《医疗用毒性药品管理办法》规定的毒性中药一共有多少种？

5．生产假药、劣药的法律责任包括哪些主要内容？

第七章同步练习

（聂久胜　郑　林）

第八章　药品经营管理

学习目的

　　药品经营是药事活动过程中极其重要的环节,通过学习药品流通与经营的基本理论与相关药事管理法规规范,使学生在充分理解药品经营管理的基本理论基础上,掌握药品经营质量管理规范及相关法规政策,并具备运用法规解决药品经营中实际问题的能力。

学习要点

　　药品经营许可证制度、药品经营质量管理规范、药品流通监督管理的主要规定、中药经营管理的特殊性、互联网药品交易服务管理规定。

在商品生产条件下,药品生产企业生产的药品,不是为了自己消费,而是为了满足医疗保健市场的需要,只有通过流通与经营过程,才能实现价值,保证药品生产企业再生产过程顺利进行。药品的流通和经营对药品质量及群众用药的合理、安全、有效具有重要的影响。因此,为了保障药品质量,保证人民用药安全,政府主管部门必须依法加强对药品经营全过程的监督管理。

第一节　药品经营管理概述

一、药品经营管理的概念

经营的概念有广义和狭义之分。广义的经营,包括企业的经营目标、经营方针、经营思想、经营战略、经营体制在内的供产销全过程的一切经济管理活动。狭义的经营,专指市场营销活动,是在经营目标、经营方针、经营思想、经营战略指导下的市场营销机制及与其直接有关的购销活动。

药品经营(handling of drugs),是指药品的购销活动,包括药品批发和药品零售。它根据发展医药经济的内在要求和市场供求规律,将药品生产企业生产出来的药品,通过购进、储存、销售、储运等经营活动,供应给医疗单位、消费者,完成药品从生产领域向消费者领域的转移,从而满足人民防病治病、康复保健和防疫救灾的用药要求,实现药品的使用价值,以达到提高经济效益的过程。

药品经营管理有两层涵义,一是指医药企业根据客观经济规律的要求,按照科学的原则和方法,对医药企业的人力、物力、财力等各要素,进行有效的计划、组织、指挥、监督和调节,以取得最佳经济效益和社会效益的管理活动,即药品经营管理(drug management);另一层涵义是指药品经营的监督管理(drug administration)是指药品监督管理行政机关依照法律法规的授权,依据相关法律法规的规定,对药品经营活动进行管理的过程。

二、药品经营活动的特点

药品作为商品具有特殊性。药品经营活动的特点主要体现为专业性、政策性、综合性。

1. 专业性强　药品流通与经营企业经营的品种多、规格多、数量大、流动性大,参与药品流通的机构人员多,其过程较一般商品复杂。由于药品购进、储存、销售的过程中,易出差错和产生污染,所以对药品经营企业提出了严格的要求:必须具备符合《药品经营质量管理规范》规定的经营场所、仓储条件、运输条件及一系列质量保证的管理制度,同时必须配备具有依法经过资格认定的药学专业技术人员,确保药品在流通过程中的质量。

2. 政策性强　为加强药品监督管理,保证药品质量,保障人体用药安全,维护人民身体健康和用药的合法权益,国家自 1985 年 7 月 1 日起实施《药品管理法》,并于 2019 年 8 月 26 日通过新修订的《药品管理法》,对药品的生产、经营、使用、监督管理等作出了法律规定,将于 2019 年 12 月 1 日起施行。国务院有关部门还制定了一系列有关流通管理的法规及规范性文件。

3. 综合性强　药品经营企业开展经营活动,除了药品的购进、储存、销售,还要同金融、交通运输、医院药房、社会药房等各行业及医师、药师、患者等联系。既有专业技术性工作又有事务性工作;既要处理好经济效益和社会效益之间的关系,又要处理好国家、集体、个人之间的关系。

三、药品流通的特殊性

流通是商品的运动过程。广义的流通是商品买卖行为以及相互联系、相互交错的各个商品形态变化所形成的循环的总过程,它使社会生产过程永不停息、周而复始地运动。狭义的流通是商品从生产领域向消费领域的运动过程,它是社会再生产的前提和条件。流通不创造价值,却是创造和实现价值必要的条件。

(一) 药品流通

药品流通(drugs distribution),是指药品从生产者转移到消费者手中的整个过程和途径,包括药品生产企业的销售、药品经营的全过程、医疗机构的采购等。药品流通渠道由一系列销售机构所组成,这些销售机构通过分工协作,完成各自任务,最终在满足用户需要的同时各得其所。药品流通渠道有四种类型:第一种是药品生产企业自己的销售体系,它们在法律上和经济上并不独立,财务和组织受企业控制,并且只能经销本企业生产的药品,不得销售其他企业的药品,不得从事药品批发业务。第二种是独立的销售系统,它们在法律上和经济上都是独立的具有独立法人资格的经济组织。必须首先以自己的资金购买药品,取得药品的所有权,然后才能出售。医药批发公司和社会药房便是这种机构。第三种是没有独立法人资格,经济上由医疗机构统一管理的医疗机构药房。它们以自有资金购买药品,取得药品的所有权,然后凭医师处方分发出售给患者。例如医院药房、初级医疗卫生保健机构的药房或调配室。第四种是受企业约束的销售系统,它们在法律上是独立的,但经济上通过合同形式受企业约束,如医药代理商。

(二) 药品流通过程的特点

1. 过程复杂　药品经营企业根据用户的需要,将来自不同地点、众多药品生产企业的药品经过组合又重新分送到其他批发、零售企业和医疗单位,在药品的购进、销售这个集散过程中,质量安全风险随时有可能发生。

2. 环境敏感性　药品在运输过程中会遇到气候变化和其他一些物理的因素带来的不利影响,容易引起药品质量的变化。药品流通过程中应尽量创造良好条件以使不利影响减少到最低限度。

3. 标识性强　药品在流通过程中均以包装的状态出现,其质量情况的识别,多数依靠外观、包装标志,文字所提示的品名、规格、有效期、批号、储存条件等作为管理的依据。非处方药、麻醉药品、精神药品、医疗毒性药品、外用药品、放射性药品必须在包装上有相应的强制性标识。

4. 仓储要求高　药品从生产出来到使用之前,大部分时间是在仓库里存放、流转,仓库的温度、湿度、摆放等条件对药品质量会产生不可忽视的影响。

5. 运输标准严格　药品运输应根据药品的特性选用适宜的运输工具,防止出现破损、污染等问题。在冷藏、冷冻药品运输途中,应当实时监测并记录冷藏车、冷藏箱或者保温箱内的温度数据,确保冷链过程不断链。

影响药品质量的因素在整个流通环节随时可能发生,必须有一套严格的管理程序来预防、控制流通过程中可能出现的一些不利因素,保证药品的安全性、有效性和稳定性不受影响。

(三)药品的消费特点

药品流通的特殊性还表现在消费方式不同于其他消费品:

1. 药品消费具有较强的被动性 大部分药品消费者缺乏医药知识,在处方药的使用上需要遵医嘱,由医师或药师来决定用药的品种、数量和方式。而购买非处方药时常受药品广告、宣传和他人的影响,使用时需按说明书或在药师指导下。

2. 一定时空范围内的应急性 药品是用于防病治病的,而疾病往往具有突发性特征,必须让"药等病"而不能"病等药",特别是一旦有灾情或疫情,药品的消费需求会激增,因而必须有必要的储备以应急需。

3. 疾病对药品的特异选择性 疾病对药品的特异性选择决定了其功能的专属性,这种特殊的选择作用无法替代,因而要求药品品种齐全、产销齐全,防止生产经营的盲目性。

(四)药品的价格形成机制

药品的价格不仅关系到人民群众的医疗费用支出,也关系到政府部门的医保经费开支,实践证明,单纯通过政府部门进行药品价格管理存在诸多弊端。根据党的十八届三中全会精神和医药卫生体制改革的总体要求,国家发展改革委、国家卫生计生委、人力资源和社会保障部、工业和信息化部、财政部、商务部、食品药品监管总局于 2015 年 5 月 4 日联合发布了《推进药品价格改革的意见》,总体目标是按照使市场在资源配置中起决定性作用和更好发挥政府作用的要求,逐步建立以市场为主导的药品价格形成机制,最大限度减少政府对药品价格的直接干预。坚持放管结合,强化价格、医保、招标采购等政策的衔接,充分发挥市场机制作用,同步强化医药费用和价格行为综合监管,有效规范药品市场价格行为,促进药品市场价格保持合理水平。

从 2015 年 6 月 1 日起,取消除麻醉和第一类精神药品外的 2 000 多种药品政府定价,通过完善药品采购机制,制定医保支付标准、强化价格行为监管等综合措施,引导药品价格主要由市场竞争形成,逐步建立以市场为主导的药品价格形成机制。

全部取消药品加成。采取分步推进的模式,从基层医疗卫生机构起步,逐步延伸到县级公立医院、城市公立医院,渐进式取消了药品加成。截至 2017 年 9 月 9 日,已全部取消公立医疗机构药品加成,同步调整医疗服务价格,将原来医疗机构运行由药品加成、服务收入和财政补助三个补偿渠道,改为只由服务收入和财政补助两个渠道,一举结束了 60 多年"以药补医"的历史,初步建立了公立医院科学补偿新机制。

2019 年初,《国务院办公厅关于印发国家组织药品集中采购和使用试点方案的通知》发布,北京、上海等 11 个城市开展了国家药品集中采购和使用试点。据了解,11 个试点城市目前已全部启动了试点工作。发挥以量换价的优势,试点地区中标药品价格降幅明显,非试点地区价格联动,部分未中选品种企业主动降价争取试点以外的市场,药价整体呈明显降低趋势。

四、我国药品流通管理体制的沿革

新中国的建立至我国《药品管理法》出台,医药流通体制基本上是集中统一管理模式。传统医药站始建于 20 世纪 50 年代初,最初设立是因为在计划经济体制下,药品紧缺,产品供不应求,国家出于宏观调控、合理分配药品资源的目的,在北京、广州、上海、天津和沈阳这五个制药企业相对集中的中心城市成立了一级药品采购供应站,并直属中国医药公司管理。中国医药公司是当时全国医药商业的行政主管单位。同时在其他省会城市、地级市和县市设立二级或三级批发站,药品供应的唯一渠道就是通过各级医药站层层下达指标、层层调拨。进口药品统一掌握,由一级批发站进口后,再层层分配。这种四级批发模式造成了整个医药流通渠道的效率低下。而药品按照国家计划生产,统购统销,价格上实行统一控制,分级管理。在这段时期,国民经济得到了巩固,形成了较为完整的经营网络和供应体系,基本上保证了这一时期医药市场的需要。

进入 20 世纪 80 年代,我国开始从计划经济向市场经济转换,特别是到了 20 世纪 90 年代,医药商业管理体制发生了一系列深刻的变化。购销政策放开,企业自主权扩大,逐步形成了一个开放式、多渠道、少环节和跨地区跨层次收购供应的医药商品新流通体制。其内涵主要是:①调整政企关系,扩大企业自主权;②调整产销关系,打破统购包销的老办法;③调整购销关系,打破医药商业二三级界限;④开放区域范围,打破地区封锁和条块分割;⑤开放渠道选择,实行医药为主,多种经营;⑥放开价格,除国家和省管价格外,实行工商协商定价等。在这一时期,流通体制增强了企业活动,扩大了医药商品的流通,促进了医药经济的发展。但是,流通领域内无序竞争和过度竞争现象严重。全国的医药批发企业由计划经济时代的 2 000 家迅速发展到 17 000 余家。医药商业公司迅速发展,给传统医药产品带来了巨大的冲击。一些贸易公司也加入药品批发企业行列,许多国有医药公司及其经营部被集团或个人承包,经营方式灵活,对国有医药站形成很大挑战。因此各地医药站实际上处于竞争状态,医药企业的效益大幅度滑坡,使整个医药行业面临困难。

1998 年以后,我国政府对医药行业加强了改革力度,尤其是在加入 WTO 之后,医药行业面临的挑战更加严峻,医药市场真正成为买方市场,医药市场化的进程加快。以提高经济、社会效益为中心,以保证人民用药安全、有效、可及为目的,按照大医药、大市场、大流通的要求,进一步转变观念,转变经营机制,转变增长方式;努力实现资产一体化、经营集约化、零售连锁化;大力推行总经销、总代理制,实现集团化、规模化、专业化、连锁化、多元化经营;搞好资本运营,实行企业组织结构和资本结构的重组,组建大型医药集团,优化经营要素配置,增强企业发展实力。总之,通过进一步深化改革,基本建立起布局合理、规模经营、服务高效、竞争有序、适应社会主义市场经济规律的医药流通体制,大大加快了医药行业的改革与发展。

随着我国药品流通领域的发展变化,为了加强药品经营质量的管理,保证人民用药安全有效,国家出台了一系列法律、法规及政策规划或行业自律措施来规范和发展药品流通市场。主要有:《药品经营质量管理规范》(2000 年)及其《实施细则》《处方药与非处方药流通管理暂行规定》(2000 年)、《药品经营质量管理规范认证管理办法》(2003 年)、《优良药房工作规范》(2003 年)、《药品经营许可证管理办法》(2004 年)、《关于做好处方药与非处方药分类管理实施工作的通知》(2005 年)、《药品流通监督管理办法》(2007 年)、《医疗机构药品集中采购工作规范》(2010 年)、

《药品集中采购监督管理办法》(2010年)、《城镇职工基本医疗保险定点零售药店管理暂行办法》(1999年)、《城镇职工基本医疗保险用药范围管理暂行办法》(1999年)、《关于加强药品监督管理促进药品现代化物流发展的意见》(2005年)、《关于加强药品流通行业管理的通知》(2009年)、《国家食品药品监督管理总局关于修改〈药品经营质量管理规范〉的决定》(2016年)、《全国药品流通行业发展规划纲要》(2016—2020年)、《关于进一步改革完善药品生产流通使用政策的若干意见》(2017年)。

美国药品批发企业的分类及运作模式

根据企业的规模、经营范围以及主营业务,美国的药品批发企业可以分为以下几类:大型药品批发企业、小型药品批发企业以及非主流药品批发企业。

大型药品批发企业的业务通常是将从生产企业大规模购进的药品贮运在自己的仓库中,然后再根据客户的需要,直接将药品销往大型零售企业(如:连锁药店,或大型的医院等)。大型药品批发企业的客户主要包括:医疗中心、独立药房、连锁药店以及其他的一些单位(诊所、小型卫生机构,以及全科医生诊所)。

小型药品批发企业主要为那些不能直接向大型批发商采购的小的独立药房或诊所服务。

非主流药品批发企业,除了药品经营以外还经营许多其他产品,这些企业通常拥有庞大的现金流,广泛便捷的市场网络,而其业务往往只涉及打折药品的销售。其营销方式通常是向其潜在客户发送产品价目单以及现货数量。由于它们提供的药品价格往往比生产企业提供的还要低,所以大型的批发企业在打折品种的购买上,会更倾向于购买这类企业的药品。

全国药品流通市场销售规模稳步增长。2019年,全国七大类医药商品销售总额23 667亿元,同比增长8.6%,其中,零售市场4 733亿元,同比增长9.9%。此外,截至2020年底,全国有药品经营许可证持证企业57.33万家,其中,零售药店24.10万家,占经营企业数量的42.03%,零售连锁企业和门店数量31.92万家,占比55.68%,批发企业1.31万家,占比2.29%。

我国药品流通行业药品经营企业规模小、行业集中度不够,竞争能力不强和低水平重复建设比较突出,不适应体制改革和市场发展的要求。为进一步加强药品流通行业管理,规范药品流通行业经营行为,促进药品流通行业健康发展,保障国家医药卫生体制改革的顺利实施,2009年11月,国务院将药品流通管理职能划归商务部门,2016年12月26日,商务部正式对外发布了《全国药品流通行业发展规划纲要(2016—2020)》,明确到2020年,药品流通行业发展基本适应全面建成小康社会的总体目标和人民群众不断增长的健康需求,形成统一开放、竞争有序、网络布局优化、组织化程度和流通效率较高、安全便利、群众受益的现代药品流通体系。为达到此目标,需从以下几个方面进行任务推进:一是合理规划行业布局,健全药品流通网络;二提升流通管理水平,打造现代医药供应商;三创新行业经营模式,拓展行业服务功能;四是"引进来"与"走出去"相结合,提升行业开放水平;五是加强行业基础建设,提高行业服务能力。

可以预见,未来我国药品流通行业规模将进一步优化,医药物流向专业化、智能化及社会化方向发展,创新服务模式将成为行业发展的新引擎,医药电子商务有望形成新的药品流通行业供应链体系,推动医药健康大数据的应用,进一步提高药品流通行业的服务能力和管理水平。

第二节　药品经营企业的管理

一、药品经营许可证制度

国家对药品经营企业实行许可证制度,并对申请药品经营企业的程序作了规定,"从事药品批发活动,应当经所在地省、自治区、直辖市人民政府药品监督管理部门批准,取得药品经营许可证。从事药品零售活动,应当经所在地县级以上地方人民政府药品监督管理部门批准,取得药品经营许可证。无药品经营许可证的,不得经营药品。"《药品管理法》及其实施条例对药品经营许可证的管理作了明确规定,有必要专门规定一个规章,对法律、法规的规定进行细化、补充和完善。为此,国家食品药品监督管理局发布《药品经营许可证管理办法》于2004年4月1日起施行,根据 2017 年 11 月 17 日国家食品药品监督管理总局令第 37 号《国家食品药品监督管理总局关于修改部分规章的决定》修正。

《药品经营许可证管理办法》共六章，三十五条，主要内容是：

1. 适用范围　凡属药品经营许可证发证、换证、变更及监督管理均适用。

2. 申领药品经营许可证的条件　开办药品批发企业应符合合理布局的要求和设置标准，开办药品零售企业应符合当地常住人口数量、地域、交通状况和实际需要的要求，符合方便群众购药的原则和设置规定，开办药品批发企业、药品零售企业验收实施标准并对药品经营企业经营范围的核定。

3. 申领药品经营许可证的程序　申领药品经营许可证的程序分为三个步骤，第一步申请筹建：拟开办药品批发企业向所在地的省、自治区、直辖市药品监督管理部门提出筹建申请；开办药品零售企业向所在地设区的市级食品药品监督管理机构或省、自治区、直辖市药品监督管理部门直接设置的县级药品监督管理部门提出筹建申请，获准后进行筹建。第二步申请验收：申办人完成筹建后，向原批准筹建的部门、机构提出验收申请，并提交规定材料。第三步受理申请：药品监督管理部门在规定的时限内组织验收，符合条件的发给药品经营许可证；不符合条件的，应当书面通知申办人并说明理由，同时告知申办人享有依法申请行政复议或提起诉讼的权利。

4. 药品经营许可证应当载明的项目　药品经营许可证应当载明企业名称、法定代表人或企业负责人姓名、经营方式、经营范围、注册地址、仓库地址、药品经营许可证证号、流水号、发证机关、发证日期、有效期限等。药品经营许可证包括正本、副本，均具有同等法律效力，由国家药品监督管理部门统一制定。

5. 药品经营许可证的变更与换发　药品经营许可证变更分为许可事项变更和登记事项变更。许可事项变更是指经营方式、经营范围、注册地址、仓库地址（包括增减仓库）、企业法定代表人或负责人以及质量负责人的变更。

依照程序，药品经营企业依法变更药品经营许可证的许可事项或登记事项后，重新核发药品经营许可证正本，变更后的药品经营许可证有效期不变，并依法向工商行政管理部门办理企业注册登记的变更手续。

许可证的有效期为 5 年，有效期届满，需要继续经营药品的，持证企业应在有效期届满前 6 个月内，向原发证机关申请换发许可证。

6. 药品监督管理部门对持证企业监督检查　监督检查采用书面检查、现场检查、书面检查与现场检查相结合的方式。监督检查的内容为：①药品经营许可证载明的事项的执行和变动情况；②企业经营设施设备及仓储条件变动情况；③企业实施药品经营质量管理规范的情况；④发证机关需要审查的其他有关事项。

7. 对监督检查中违法行为的依法处理　对监督检查中发现有违反《药品经营质量管理规范》要求的经营企业，由发证机关责令限期进行整改。

有下列情形之一的，药品经营许可证可由原发证机关注销：药品经营许可证有效期届满未换证的；药品经营企业终止经营药品或者关闭的；药品经营许可证被依法撤销、撤回、吊销、收回、缴销和宣布无效的；不可抗力导致药品经营许可证的许可事项无法实施的；法律、法规规定的应当注销行政许可的其他情形。

药品监督管理部门注销药品经营许可证的,应当自注销之日起 5 个工作日内通知有关工商行政管理部门。

二、药品流通的监督管理

药品流通的监督管理主要包括对药品生产、经营企业购销药品的监督管理、医疗机构购进、储存药品的监督管理等。为加强药品流通领域的监督管理,规范药品流通秩序,2007 年 1 月国家食品药品监督管理局颁布了《药品流通监督管理办法》,自 2007 年 5 月 1 日起施行。

(一)药品流通监督管理部门及其职责

商务主管部门作为药品流通行业的管理部门,负责研究制定药品流通行业发展规划、行业标准和有关政策,配合实施国家基本药物制度,提高行业组织化程度和现代化水平;药品监督管理部门负责对药品经营企业进行准入管理,制定药品经营质量管理规范并监督实施,监管药品质量安全;组织查处药品经营的违法违规行为。

(二)药品生产、经营企业购销药品应遵守的规定

1. 药品生产、经营企业对其药品购销行为负责,对其销售人员或设立的办事机构以本企业名义从事的药品购销行为承担法律责任。

2. 加强药品销售人员管理 药品生产、经营企业应当对销售人员培训,建立培训档案;加强管理,对其销售行为做出具体规定。药品生产、经营企业违反此规定的,给予警告,责令限期改正。

3. 关于购销药品的场所、品种的规定 药品生产、经营企业不得在核准的地址以外的场所储存或者现货销售药品;不得为他人以本企业的名义经营药品提供场所或资质证明文件;不得以展示会、博览会、交易会、订货会、产品宣传会等方式现货销售药品;禁止非法收购药品。

药品生产企业只能销售本企业生产的药品,不得销售本企业受委托生产的或者他人生产的药品。

药品经营企业应当按照药品经营许可证许可的经营范围经营药品,未经审核同意,不得改变经营方式;不得购进和销售医疗机构配制的制剂。

4. 资质证明文件和销售凭证 药品生产企业、药品批发企业销售药品时,应当提供下列资料:加盖本企业原印章的药品生产许可证或药品经营许可证和营业执照的复印件,所销售药品的批准证明文件复印件;销售人员授权书复印件。授权书原件应当载明授权销售的品种、地域、期限,注明销售人员的身份证号码,并加盖本企业原印章和企业法定代表人印章(或者签名)。销售人员应当出示授权书原件及本人身份证原件,供药品采购方核实。

药品生产企业、经营企业(包括零售企业)销售药品时应当开具销售凭证(标明供货单位名称、药名、生产厂商、批号、数量、价格等)。采购药品时,应索要、查验、留存资质证明文件,索取留存销售凭证,应当保存至超过药品有效期 1 年,不得少于 3 年。

5. 其他规定

(1)药品生产、经营企业不得为从事无证生产、经营药品者提供药品。

（2）药品零售企业应当凭处方销售处方药；当执业药师或者其他依法认定的药学技术人员不在岗时，停止销售处方药和甲类非处方药。

（3）药品说明书要求低温、冷藏储存的药品应按规定运输、储存。

（4）药品生产、经营企业不得向公众赠送处方药或者甲类非处方药。不得采用邮售、互联网交易等方式直接向公众销售处方药。

（三）医疗机构购进、储存药品的规定

1. 购进、储存药品的要求

（1）医疗机构购进药品时，应当索取、查验、保存供货企业有关证件、资料、票据。

（2）医疗机构购进药品，必须建立并执行进货检查验收制度，并建有真实完整的药品购进记录。药品购进记录必须注明药品的通用名称、生产厂商（中药材标明产地）、剂型、规格、批号、生产日期、有效期、批准文号、供货单位、数量、价格、购进日期。药品购进记录必须保存至超过药品有效期1年，但不得少于3年。

（3）医疗机构储存药品，应当制定和执行有关药品保管、养护的制度，并采取必要的冷藏、防冻、防潮、避光、通风、防火、防虫、防鼠等措施，保证药品质量。

2. 不得从事的行为

（1）医疗机构和计划生育技术服务机构不得未经诊疗直接向患者提供药品。

（2）医疗机构不得采用邮售、互联网交易等方式直接向公众销售处方药。

（四）法律责任

《药品流通监督管理办法》对违反药品流通监督管理规定各种违法行为的处罚做出明确规定，使整顿药品流通秩序有法可依。药品生产、经营企业非法收购药品的、购进或者销售医疗机构配制的制剂的和为他人以本企业的名义经营药品提供场所，或者资质证明文件，或者票据等便利条件的违法行为分别按照《药品管理法》第一百一十六条、一百二十三的规定予以处罚。药品生产、经营企业在经药品监督管理部门核准的地址以外的场所储存药品的，按照《药品管理法实施条例》第一百二十条的规定予以处罚。

案例分析

药品零售企业无证批发药品的处理

案例：某区药监局执法人员执法检查中首次发现某零售药店涉嫌批发经营药品，现场查获当事人销售票据40张，其中有20张票据标示药品货值金额为4 300元，其药品均销售给村卫生站和零售药店。经调查证实，该药店持有的药品经营许可证的经营方式为零售。

分析：《药品流通监督管理办法》第十七条规定："未经药品监督管理部门审核同意，药品经营企业不得改变经营方式。"该药店经营方式在未经批准的情况下，由零售改变为批发，很显然违反了上述规定，应按照擅自改变经营方式查处。《药品流通监督管理

办法》第三十二条规定,擅自改变经营方式依照《药品管理法》第七十三条规定,没收违法销售的药品和违法所得,并处违法销售的药品货值金额二倍以上五倍以下的罚款。

三、互联网药品经营管理

随着互联网的普及,"互联网+"在我国药品交易中开始迅速发展,互联网药品交易是药品流通新的发展方向。互联网药品交易,是指药品生产者、经营者、使用者,通过信息网络系统,以电子数据信息交换的方式进行并完成各种商务活动或服务活动。

(一)互联网药品交易服务

互联网药品交易服务,是指通过互联网提供药品(包括医疗器械、直接接触药品的包装材料和容器)交易服务的电子商务。为加强药品监督管理,规范互联网药品信息服务活动,保证互联网药品信息的真实、准确,2004年7月8日,国家食品药品监督管理局发布了《互联网药品信息服务管理办法》,允许取得互联网药品信息服务资格证书的网站可以发布经过审查符合相关规定的药品信息。为了全面贯彻《国务院办公厅关于加快电子商务发展的若干意见》的精神,规范互联网药品购销行为,加强对互联网药品交易服务活动的监督管理,以保证人们用药安全、有效、可及,2005年9月,国家食品药品监督管理局制定了《互联网药品交易服务审批暂行规定》,共37条,主要内容包括:互联网药品交易服务的定义、类别和审批部门;各类别企业应具备的条件;申报审批程序;法律责任。2017年11月17日国家食品药品监督管理总局令第37号《国家食品药品监督管理总局关于修改部分规章的决定》对《互联网药品信息服务管理办法》进行修正,施行后《互联网药品信息服务管理暂行规定》同时废止。

(二)互联网药品经营许可

2017年1月21日,国务院印发了《关于第三批取消39项中央指定地方实施的行政许可事项的决定》,提出,"取消互联网药品交易服务企业(第三方平台除外)审批",这意味着,实体药店及医药批发企业开展互联网药品交易服务的时候,不再需要通过省级药品经营监督管理部门的审批。取消审批后,药品监督管理部门要强化"药品生产企业许可""药品批发企业许可""药品零售企业许可",对互联网药品交易服务企业严格把关,要建立网上信息发布系统,方便公众查询,指导公众安全用药,同时建立网上售药监测机制,加强监督检查,依法查处违法行为。

(三)互联网药品经营管理的相关规定

2017年4月7日,国家食品药品监督管理总局发布了"关于落实《国务院第三批取消中央指定地方实施行政许可事项的决定》有关工作的通知"(以下简称《通知》),《通知》明确指出,正式取消互联网药品交易B证和C证,这意味着医药电商的正式放开。

已取得互联网药品交易服务资质的企业,应严格按照《药品经营质量管理规范》及有关文件要求从事互联网药品交易服务,强化储存、配送等有关制度,落实管理责任,保证所售药品的质量安全。对于之前还未取得互联网药品交易服务资质的企业,如"药品生产企业、药品批发企业可以通过自身网站与其他企业进行互联网药品交易,但不得向个人消费者提供互联网药品交易服务";连锁药店"可以向个人消费者提供互联网药品交易服务。"药品网络交易第三方平台提供者应当按照国务院药品监督管理部门的规定,向所在地省、自治区、直辖市人民政府药品监督管理部门备案。

对于处方药,《通知》强调,"不得在网站交易相关页面展示、销售处方药以及国家有专门管理要求的非处方药品。"

在互联网医疗器械交易方面,《通知》指出:"从事互联网医疗器械交易服务的企业,应当依法取得经营许可或者办理备案,并按照许可或备案的范围从事经营活动,并及时将企业名称、住所、法定代表人、网址、医疗器械经营许可或备案凭证编号等信息书面告知所在地设区的市级药品监督管理部门。"在具体经营方面,互联网医疗器械交易与互联网药品交易类同。

各级药品监管部门要继续做好互联网药品、医疗器械交易监管工作,规范互联网药品交易的主体和行为,采取有效监督措施,严厉打击互联网违法销售药品、医疗器械等行为。

第三节　药品经营质量管理规范

《药品经营质量管理规范》(GSP)是针对药品计划采购、购进验收、储存养护、销售及售后服务等环节而制定的保证药品符合质量标准的一项管理制度。其核心是通过严格的管理制度来约束企业的行为,对药品经营全过程进行质量控制,保证向用户提供优质的药品。

1982年,日本药品经营企业制定的《医药品供应管理规范》被介绍到我国。

1984年,国家医药管理局制定了《医药商品质量管理规范(试行)》,在医药行业内试行,即医药行业的GSP。

1992年,国家医药管理局正式颁布了《医药商品质量管理规范》,这标志着我国GSP已经成为政府规章。

1993年,国家医药管理局质量司制定《医药商品质量管理规范达标企业(批发)验收细则(试行)》,并于1994年在全国医药批发企业中开展GSP达标企业的验收试点工作,进而把医药批发、零售企业的达标验收及合格验收工作推向了全国。

2000年,国家药品监督管理局以第20号局令发布了《药品经营质量管理规范》。2000年7月1日起施行,同年11月,又制定了《药品经营质量管理规范实施细则》和《药品经营质量管理规范(GSP)认证管理办法(试行)》。2013年1月卫生部以第90号卫生部令发布了新修订的《药品经营质量管理规范》。为进一步加强药品经营质量管理,保障药品安全,2016年6月30日,国家食品药品监督管理总局局务会议审议通过《关于修改〈药品经营质量管理规范〉的决定》,自公布之日起施行。

一、GSP 概述

GSP 是国家药品监督管理部门发布的一部在推行上具有强制性的规章制度。它对药品批发企业、药品零售企业的质量要求分别作了详细的阐述和解释,引入风险管理理念,在药品的购进、储运、销售等环节实行严格质量管理,技术要求更为具体化,提高了可操作性。

GSP 共四章 184 条。第一章总则,共 4 条,阐明了 GSP 制定的目的和依据、基本要求以及适用范围。第二章药品批发的质量管理,共 14 节 115 条,主要包括:质量管理体系、组织机构与质量管理职责、人员与培训、质量管理体系文件、设施与设备、校准与验证、计算机系统、采购、收货与验收、储存与养护、销售、出库、运输与配送、售后管理等内容。第三章药品零售的质量管理,共 8 节 58 条,主要包括:质量管理与职责、人员管理、文件、设施与设备、采购与验收、陈列与储存、销售管理、售后管理。第四章附则,共 7 条,包括附录制定、用语含义、施行时间等。

二、药品批发的质量管理

(一)对质量管理体系的规定

药品批发企业(包括零售连锁企业总部,下同)应当依据有关法律法规要求建立质量管理体系,确定质量方针,制定质量管理体系文件,开展质量策划、质量控制、质量保证、质量改进和质量风险管理等活动。质量管理体系应当与其经营范围和规模相适应,包括组织机构、人员、设施设备、质量管理体系文件及相应的计算机系统等。质量方针文件应当明确企业总的质量目标和要求,并贯彻到药品经营活动的全过程。企业应当定期以及在质量管理体系关键要素发生重大变化时,组织开展内审。对内审的情况进行分析,依据分析结论制定相应的质量管理体系改进措施,不断提高质量控制水平,保证质量管理体系持续有效运行。采用前瞻或者回顾的方式,对药品流通过程中的质量风险进行评估、控制、沟通和审核。

(二)对质量管理职责的规定

应依法按照批准的经营方式和范围从事经营活动。企业负责人是药品质量的主要责任人,全面负责企业日常管理,负责提供必要的条件,保证质量管理部门和质量管理人员有效履行职责,确保企业实现质量目标。企业质量负责人应当由高层管理人员担任,全面负责药品质量管理工作,独立履行职责,在企业内部对药品质量管理具有裁决权。企业应当设立质量管理部门,有效开展质量管理工作。

GSP 对药品批发企业的质量管理制度也作了具体要求,其主要包括的内容有:①质量管理体系内审的规定;②质量否决权的规定;③质量信息的管理;④供销单位及人员的资格审核的规定;⑤药品进销存的管理;⑥特殊管理药品的管理;⑦有效期药品、不合格药品、药品退货、药品召回和药品销毁的管理;⑧质量查询、质量事故、质量投诉的管理;⑨药品不良反应报告的规定;⑩环境卫生、人员健康的规定;⑪质量方面的教育、培训及考核的规定;⑫设施设备保管和维护、验证和校准的管理;⑬记录和凭证的管理;⑭计算机系统的管理;⑮药品追溯的规定。

(三)对人员与培训的要求

药品批发企业的企业负责人应当具有大学专科以上学历或者中级以上专业技术职称,经过基本的药学专业知识培训,熟悉有关药品管理的法律法规。质量负责人应当具有大学本科以上学历、执业药师资格和 3 年以上药品经营质量管理工作经历,在质量管理工作中具备正确判断和保障实施的能力。质量管理部门负责人应当具有执业药师资格和 3 年以上药品经营质量管理工作经历,能独立解决经营过程中的质量问题。

从事质量管理工作的,应当具有药学中专或者医学、生物、化学等相关专业大学专科以上学历或者具有药学初级以上专业技术职称;从事验收、养护工作的,应当具有药学或者医学、生物、化学等相关专业中专以上学历或者具有药学初级以上专业技术职称;从事中药材、中药饮片验收工作的,应当具有中药学专业中专以上学历或者具有中药学中级以上专业技术职称;从事中药材、中药饮片养护工作的,应当具有中药学专业中专以上学历或者具有中药学初级以上专业技术职称;直接收购地产中药材的,验收人员应当具有中药学中级以上专业技术职称。从事疫苗配送的,还应当配备 2 名以上专业技术人员专门负责疫苗质量管理和验收工作。专业技术人员应当具有预防医学、药学、微生物学或者医学等专业本科以上学历及中级以上专业技术职称,并有 3 年以上从事疫苗管理或者技术工作经历。

企业对直接接触药品的人员应当进行岗前及年度健康检查,并建立健康档案。患有传染病或者其他可能污染药品的疾病的,不得从事直接接触药品的工作。身体条件不符合相应岗位特定要求的,不得从事相关工作。

(四)对硬件设施的规定

1. 对经营场所的要求 企业应当具有与其药品经营范围、经营规模相适应的经营场所和库房。库房的选址、设计、布局、建造、改造和维护应当符合药品储存的要求,防止药品的污染、交叉污染、混淆和差错。

2. 仓库环境及库区的要求

(1)库区环境:药品仓库内、外环境良好,无污染源,库区地面平整、无积水和杂草。库区要与办公区、生活区分开。

(2)库房分类:按下列原则对药品库房分类管理。

1)一般管理要求:仓库分为待验库(区)、合格品库(区)、发货库(区)、不合格库(区)、退货库(区)等专用场所,经营中药饮片还应划分零货称取专库(区),各库区设有明显标志。

2)按药品储存温度、相对湿度管理要求:其冷库温度为 2～10℃;阴凉库温度不高于 20℃、常温库温度为 10～30℃;各库房相对湿度应保持在 35%～75%。

3)按特殊管理要求分为麻醉品库、一类精神药品库、毒性药品库、放射性药品库(包括专用设施)。

(3)仓库设施:有效调控温湿度及室内外空气交换的设备;自动监测、记录库房温湿度的设备;避光、通风、防潮、防虫、防鼠等设备;保持药品与地面距离的设施,货架防尘、防鼠、防虫、防盗、防火设施,符合储存作业要求的照明设备;经营特殊管理的药品有符合国家规定的储存设施;经营中药材、中药饮片的,应当有专用的库房和养护工作场所,直接收购地产中药材的应当设置中药样品室(柜)。

(4)冷链设施:储存、运输冷藏、冷冻药品的冷藏车及车载冷藏箱、保温箱应当符合药品运输过程中对温度控制的要求。冷藏车具有自动调控温度、显示温度、存储和读取温度监测数据的功能;冷藏箱及保温箱具有外部显示和采集箱体内温度数据的功能。

3. 计算机系统的要求 企业应当建立能够符合经营全过程管理及质量控制要求的计算机系统,实现药品可追溯。计算机系统应当符合以下要求:①有支持系统正常运行的服务器和终端机;②有安全、稳定的网络环境,有固定接入互联网的方式和安全可靠的信息平台;③有实现部门之间、岗位之间信息传输和数据共享的局域网;④有药品经营业务票据生成、打印和管理功能;⑤有符合 GSP 要求及企业管理实际需要的应用软件和相关数据库。各类数据的录入、修改、保存等操作应当符合授权范围、操作规程和管理制度的要求,保证数据原始、真实、准确、安全和可追溯。

(五)对药品经营过程的质量管理

1. 采购管理 采购药品应按照可以保证药品质量的进货质量管理程序进行。购进的药品必须符合:①合法企业所生产和经营的药品;②该药品具有法定的质量标准、批准文号和生产批号(未实行批准文号管理的中药饮片除外);③药品生产或进口批准证明文件;④包装和标识符合有关规定和储运要求;⑤中药材应标明产地;⑥签订的合同应有明确的质量条款;⑦实施电子监管的药品,包装上应具有符合规定的中国药品电子监管码标识。

采购中涉及的首营企业、首营品种,采购部门应当填写相关申请表格,经过质量管理部门和企业质量负责人的审核批准。必要时应当组织实地考察,对供货单位质量管理体系进行评价。首营企业应当查验加盖其公章原印章的以下资料:药品生产许可证或药品经营许可证复印件;营业执照、税务登记、组织机构代码的证件复印件,及上一年度企业年度报告公示情况;药品生产质量管理规范认证证书或者药品经营质量管理规范认证证书复印件;相关印章、随货同行单(票)样式;开户户名、开户银行及账号。首营品种应当审核药品的合法性,索取加盖供货单位公章原印章的药品生产或者进口批准证明文件复印件并予以审核。

2. 收货与验收 企业应当按照规定的程序和要求对到货药品逐批进行收货、验收,防止不合格药品入库。

(1)收货:药品到货时,收货人员应当核实运输方式是否符合要求,并对照随货同行单(票)和采购记录核对药品,做到票、账、货相符。冷藏、冷冻药品到货时,应当对其运输方式及运输过程的温度记录、运输时间等质量控制状况进行重点检查并记录。不符合温度要求的应当拒收。随货同行单(票)应当包括供货单位、生产厂商、药品的通用名称、剂型、规格、批号、数量、收货单位、收货地址、发货日期等内容,并加盖供货单位药品出库专用章原印章。

(2)验收:药品验收依据为法定质量标准及合同规定的质量条款。对购进的药品要求逐批验收,验收包括药品外观的性状检查和药品内外包装标识的检查。验收抽取样品应具有代表性:同一批号药品整件数量在 2 件及以下的,应全部抽样;整件数量在 2~50 件的,至少抽样 3 件;整件数量在 50 件以上的,每增加 50 件至少增加抽样 1 件,不足 50 件的按 50 件计。开箱检查应从每整件的上、中、下不同位置随机抽样至最小包装,每整件药品中至少抽取 3 个最小包。对特殊管理的药品,应实行双人验收制度。验收应做好验收记录,包括药品的通用名称、剂型、规格、批准文号、批号、生产日期、有效期、生产厂商、供货单位、到货数量、到货日期、验收合格数量、验收结果等内容。中药材验收记录应当包括品名、产地、供货单位、到货数量、验收合格数量等内容。中药饮片验收记录应当包括品名、规格、批号、产地、生产日期、生产厂商、供货单位、到货数量、验收合格数量等内容,实施批准文号管理的中药饮片还应当记录批准文号。验收记录应保存至超过药品有效期1年,但不得少于5年。企业按规范规定进行药品直调的,可委托购货单位进行药品验收。购货单位应当严格按照规范的要求验收药品,并建立专门的直调药品验收记录。验收当日应当将验收记录相关信息传递给直调企业。

3．储存与养护

（1）药品分类储存保管：依据不同属性实行分区分类摆放,做到以下标准,药品与非药品、内服药与外用药、处方药与非处方药之间应分开存放;易串味的药品、中药材、中药饮片以及危险品等与其他药品分开存放;特殊管理的药品,如麻醉药品、一类精神药品、医疗用毒性药品、放射性药品、危险品、不合格药品、退货药品等,应专库(区)储存。

（2）堆垛要求：按批号堆放,便于先进先出,垛间距不小于5cm,与库房内墙、顶、温度调控设备及管道等设施间距不小于30cm,与地面间距不小于10cm。

（3）色标管理：待验药品库(区)、退货药品库(区)为黄色;合格药品库(区)、零货称取库(区)、待发药品库(区)为绿色;不合格药品库(区)为红色。

（4）养护和检查：养护人员应当根据库房条件、外部环境、药品质量特性等对药品进行养护,主要内容有,检查并改善储存条件、防护措施、卫生环境;对库房温湿度进行有效监测、调控;按照养护计划对库存药品的外观、包装等质量状况进行检查,并建立养护记录;对储存条件有特殊要求的或者有效期较短的品种应当进行重点养护;对中药材和中药饮片应当按其特性采取有效方法进行养护并记录,所采取的养护方法不得对药品造成污染;发现有问题的药品应当及时在计算机系统中锁定和记录,并通知质量管理部门处理;定期汇总、分析养护信息。

4．出库与运输

（1）出库管理：药品出库应遵循"先产先出""近期先出"和"按批号发货"的原则。药品出库应进行复核和质量检查。麻醉药品、一类精神药品、医疗用毒性药品应建立双人核对制度。确保出库药品数量准确无误,质量完好,包装牢固、标志清楚、防止有问题药品流入市场。药品出库复核应当建立记录,包括购货单位、药品的通用名称、剂型、规格、数量、批号、有效期、生产厂商、出库日期、质量状况和复核人员等内容。冷藏、冷冻药品的装箱、装车等项作业,应当由专人负责并符合以下要求,车载冷藏箱或者保温箱在使用前应当达到相应的温度要求;应当在冷藏环境下完成冷藏、冷冻药品的装箱、封箱工作;装车前应当检查冷藏车辆的启动、运行状态,达到规定温度后方可装车;启运时应当做好运输记录,内容包括运输工具和启运时间等。

（2）运输管理：做好运输发运时核对交接手续,防止错发。搬运、装卸按外包装标志进行。运输药品,应当根据药品的包装、质量特性并针对车况、道路、天气等因素,选用适宜的运输工具,采取相应措施防止出现破损、污染等问题。在冷藏、冷冻药品运输途中,应当实时监测并记录冷藏车、冷藏箱或者保温箱内的温度数据。企业委托运输药品应当与承运方签订运输协议,明确药品质量责任、遵守运输操作规程和在途时限等内容,并应当有记录,实现运输过程的质量追溯。

5．销售与售后服务

（1）企业销售药品,应当如实开具发票,做到票、账、货、款一致。销售记录应当包括药品的通用名称、规格、剂型、批号、有效期、生产厂商、购货单位、销售数量、单价、金额、销售日期等内容。中药材销售记录应当包括品名、规格、产地、购货单位、销售数量、单价、金额、销售日期等内容；中药饮片销售记录应当包括品名、规格、批号、产地、生产厂商、购货单位、销售数量、单价、金额、销售日期等内容。销售票据和记录应保存至超过药品有效期1年，但不得少于5年。

（2）企业应当按照质量管理制度的要求，制定投诉管理操作规程，内容包括投诉渠道及方式、档案记录、调查与评估、处理措施、反馈和事后跟踪等。企业发现已售出药品有严重质量问题，应当立即通知购货单位停售、追回并做好记录，同时向药品监督管理部门报告。企业应当协助药品生产企业履行召回义务，按照召回计划的要求及时传达、反馈药品召回信息，控制和收回存在安全隐患的药品，并建立药品召回记录。企业质量管理部门应当配备专职或者兼职人员，按照国家有关规定承担药品不良反应监测和报告工作。

（3）销售特殊管理的药品以及国家有专门管理要求的药品，应严格按照国家有关规定执行。

三、药品零售的质量管理

（一）对管理职责的规定

药品零售企业（包括药品零售连锁企业的门店，下同）应按依法批准的经营方式和经营范围从事经营活动。企业负责人是药品质量的主要责任人。

药品零售企业应按企业规模和管理需要设置质量管理部门或者配备质量管理人员，具体负责企业质量管理工作。

GSP对药品零售企业的质量管理制度也作了具体要求，其主要包括的内容有：①药品采购、验收、储存、养护、陈列、销售等环节的管理规定；②供货单位和采购品种的审核；③处方药销售的管理；④药品拆零的管理；⑤特殊管理的药品和国家有专门管理要求的药品的管理；⑥记录和凭证的管理；⑦质量信息、质量事故、质量投诉的管理；⑧中药饮片处方审核、调配、核对的管理；⑨药品有效期、不合格药品、药品销毁的管理；⑩环境卫生、人员健康的规定；⑪提供用药咨询、指导合理用药等药学服务的管理；⑫人员培训及考核的规定；⑬药品不良反应报告的规定；⑭计算机系统的管理；⑮执行药品电子监管的规定。

（二）人员与培训

GSP对药品零售企业人员与培训的要求是：①企业法定代表人或者企业负责人应当具备执业药师资格；②质量管理、验收、采购人员应当具有药学或者医学、生物、化学等相关专业学历或者具有药学专业技术职称，从事中药饮片质量管理、验收、采购人员应当具有中药学中专以上学历或者具有中药学专业初级以上专业技术职称；③中药饮片调剂人员应当具有中药学中专以上学历或者具备中药调剂员资格；④企业应当按照培训管理制度制定年度培训计划并开展培训，使相关人员能正确理解并履行职责，培训工作应当做好记录并建立档案；⑤企业应当对直接接触药品岗位的人员进行岗前及年度健康检查，并建立健康档案。患有传染病或者其他可能污染药品的疾病的，不得从事直接接触药品的工作。

（三）经营场所

药品零售企业的营业场所应当与其药品经营范围、经营规模相适应，并与药品储存、办公、生活辅助及其他区域分开。营业场所应当具有相应设施或者采取其他有效措施,避免药品受室外环境的影响,并做到宽敞、明亮、整洁、卫生。

药品零售营业场所应有监测、调控温度的设备;经营中药饮片的,有存放饮片和处方调配的设备;经营冷藏药品的,有专用冷藏设备;经营第二类精神药品、毒性中药品种和罂粟壳的,有符合安全规定的专用存放设备。

企业设置库房的,应当做到库房内墙、顶光洁,地面平整,门窗结构严密;有可靠的安全防护、防盗等措施,并应有药品与地面之间有效隔离的设备;避光、通风、防潮、防虫、防鼠等设备;有效监测和调控温湿度的设备;符合储存作业要求的照明设备;经营冷藏药品的,有与其经营品种及经营规模相适应的专用设备。

(四)对药品经营过程的质量管理

1. 药品的采购与验收　严格执行 GSP 对药品采购与验收的质量管理制度。采购与验收的质量管理参照药品批发企业的相关规定进行。对购进药品,应建立完整的购进记录。购进票据和记录应保存至超过药品有效期1年,但不得少于2年。

2. 药品的陈列与储存　药品应按剂型或用途以及储存要求分类陈列,并设置醒目标志,类别标签字迹清晰、放置准确;处方药、非处方药分区陈列,并有处方药、非处方药专用标识;处方药不得采用开架自选的方式陈列和销售;外用药与其他药品分开摆放;拆零销售的药品集中存放于拆零专柜或者专区;第二类精神药品、毒性中药品种和罂粟壳不得陈列;冷藏药品放置在冷藏设备中,按规定对温度进行监测和记录,并保证存放温度符合要求;经营非药品应当设置专区,与药品区域明显隔离,并有醒目标志。中药饮片柜斗谱的书写应当正名正字;装斗前应当复核,防止错斗、串斗;应当定期清斗,防止饮片生虫、发霉、变质;不同批号的饮片装斗前应当清斗并记录。

企业应当定期对陈列、存放的药品进行检查,重点检查拆零药品和易变质、近效期、摆放时间较长的药品以及中药饮片。发现有质量疑问的药品应当及时撤柜,停止销售,由质量管理人员确认和处理,并保留相关记录。

3. 药品的销售与服务　企业应当在营业场所的显著位置悬挂药品经营许可证、营业执照、执业药师注册证等。营业人员应当佩戴有照片、姓名、岗位等内容的工作牌,是执业药师和药学技术人员的,工作牌还应当标明执业资格或者药学专业技术职称。在岗执业的执业药师应当挂牌明示。

销售药品时,处方要经执业药师或具有药师以上(含药师和中药师)职称的人员审核后方可调配和销售。对处方所列药品不得擅自更改和代用。对有配伍禁忌和超剂量的处方,应当拒绝调配,但经处方医师更正或者重新签字确认的,可以调配;调配处方后经过核对方可销售;审核调配或销售人员均应在处方上签字或盖章,并按照有关规定保存处方或者其复印件;销售近效期药品应当向顾客告知有效期;销售中药饮片做到计量准确,并告知煎服方法及注意事项;提供中药饮片代煎服务,应当符合国家有关规定。企业销售药品应当开具销售凭证,内容包括药品名称、生产厂商、数量、价格、批号、规格等,并做好销售记录。

药品拆零销售应当符合以下要求:人员经过专门培训;拆零的工作台及工具保持清洁、卫生,防止交叉污染；做好拆零销售记录，内容包括拆零起始日期、药品的通用名称、规格、批号、生产厂商、有效期、销售数量、销售日期、分拆及复核人员等；拆零销售应当使用洁净、卫生的包装，包装上注明药品名称、规格、数量、用法、用量、批号、有效期以及药店名称等内容；提供药品说明书原件或者复印件；拆零销售期间，保留原包装和说明书。

除药品质量原因外，药品一经售出，不得退换。药品零售企业应当在营业场所公布药品监督管理部门的监督电话，设置顾客意见簿，及时处理顾客对药品质量的投诉。并按照有关规定收集、报告药品不良反应信息，采取措施追回有严重质量问题的药品，协助药品召回等。

四、GSP 证书管理

国家食品药品监督管理局于 2003 年制定了《药品经营质量管理规范认证管理办法》，其中规定："药品 GSP 认证是国家对药品经营企业药品经营质量管理进行监督检查的一种手段，是对药品经营企业实施 GSP 情况的检查认可和监督管理的过程。"对认证合格的企业，药品监督管理部门向企业颁发药品经营质量管理规范认证证书，证书有效期 5 年。可以说，在一定时期内，GSP 认证对推动我国医药商业质量管理的现代化、国际化，加强药品流通领域监督管理以及保证人民用药安全有效做出了重要贡献。

随着 2019 年版《药品管理法》的发布。其中的第五十三条明确了从事药品经营活动，应当遵守药品经营质量管理规范，建立健全药品经营质量管理体系，保证药品经营全过程持续符合法定要求。将药品经营行政许可与药品经营质量管理规范（GSP）认证整合为一项行政许可，提高行政许可的门槛，使新设企业"入行"难度增加。GSP 认证的取消，并非意味着对企业的要求降低，反而针对药品经销的飞行检查的频率与力度会不断增加。

根据国家药监局关于贯彻实施《中华人民共和国药品管理法》有关事项的公告（2019 年第 103 号），自 2019 年 12 月 1 日起，取消药品 GMP、GSP 认证，不再受理 GMP、GSP 认证申请，不再发放药品 GMP、GSP 证书。2019 年 12 月 1 日以前受理的认证申请，按照原药品 GMP、GSP 认证有关规定办理。2019 年 12 月 1 日前完成现场检查并符合要求的，发放药品 GMP、GSP 证书。凡现行法规要求进行现场检查的，2019 年 12 月 1 日后应当继续开展现场检查，并将现场检查结果通知企业；检查不符合要求的，按照规定依法予以处理。

第四节　中药材与中药饮片的经营管理

目前我国药材的鉴定标准分为三级，即一级国家药典标准；二级部颁标准；三级地方标准。其中《中国药典》是国家对药品质量标准及检验方法所作的技术规定，是药品生产、供应、使用、检验、管理部门共同遵循的法定依据。我国《药品管理法》规定，中药饮片必须按照国家药品标准炮制；国家药品标准没有规定的，必须按照省、自治区、直辖市药品监管部门制定的炮制规范炮制。我国根据质量标准的依据和相关的法律法规，对中药材与中药饮片的经营活动进行严格的管理。

一、中药材市场管理

（一）《药品管理法》有关中药材管理规定

《药品管理法》明确指出："国家发展现代药和传统药，充分发挥其在预防、医疗和保健中的作用。""国家保护野生药材资源和中药品种，鼓励培育道地中药材。"

"中药材的种植、采集和饲养的管理办法，由国务院另行制定。""在中国境内上市的药品，应当经国务院药品监督管理部门批准，取得药品注册证书；但是，未实施审批管理的中药材和中药饮片除外。实施批准文号管理的中药材、中药饮片品种目录由国务院药品监督管理部门会同国务院中医药管理部门制定。"

"药品经营企业销售中药材，应当标明产地。""城乡集市贸易市场可以出售中药材，国务院另有规定的除外。"

"地区性民间习用药材的管理办法，由国务院药品监督管理部门会同国务院中医药主管部门制定。"

（二）中药材专业市场监督管理

1. 中药材专业市场的审批程序　设立中药材专业市场须写出申请经所在地的省、自治区、直辖市药品监督管理部门、工商行政管理部门审查同意后，报国家中医药管理局、国家药品监督管理部门分别审定同意后，由国家工商行政管理部门核准，发放市场登记证并分别抄送国家中医药管理局、国家药品监督管理部门备案。

2. 中药材专业市场应具备的条件

（1）设立中药材专业市场，必须依据国务院有关管理部门的总体规划，建在中药材主要品种产地或传统的中药材集散地、交通便利、布局合理。

（2）具有与所经营中药材规模相适应的营业场所、营业设施和仓储运输及生活服务设施等配套条件。

（3）具有专业市场的管理机构和管理人员，中药材专业市场的管理人员必须是经县以上主管部门认定的主管中药师、相当于主管中药师以上技术职称的人员或有经验的老药工。

（4）具有与经营中药材规模相适应的质量检测人员和基本检测仪器、设备，以负责对进入市场交易的中药材商品进行检查和监督。

3. 进入中药材专业市场经营中药材者应具备的条件

（1）具有与所经营中药材规模相适应的药学技术人员，或经县级以上主管部门认定的，熟悉并能鉴别所经营中药材药性的人员。要求了解国家有关法规、中药材商品规格标准和质量标准。

（2）进入中药材专业市场固定门店从事药材批发业务的企业和个体工商户，必须依照法定程序取得药品经营许可证和营业执照。取得证照的法定程序为：在中药材专业市场固定门店专门从事中药材批发业务的企业和个体工商户，向中药材专业市场所在地省级药品监督管理部门申请并取得药品经营许可证，然后，持证向工商行政部门办理营业执照。

（3）进入中药材专业市场租用摊位从事自产中药材的经营者，必须经所在中药材专业市场管理机构审查和批准后，方可经营中药材。

（4）在中药材专业市场从事中药材批发和零售业务的企业和个体工商户，必须遵纪守法，明码标价、照章纳税。

4. 中药材专业市场严禁进场交易的药品　①需要经过炮制加工的中药饮片；②中成药；③化学原料药及其制剂、抗生素、生化药品、放射性药品、血清疫苗、血液制品、诊断用药和有关医疗器械；④罂粟壳，27种毒性中药材品种（见第五章　特殊管理药品的管理）；⑤国家重点保护的42种野生动植物药材品种（家种、家养除外）；⑥国家法律、法规明令禁止上市的其他药品。

5. 中药材专业市场的监督管理

（1）中药材专业市场所在地的药品监督管理部门要制定该市场的质量检查制度，对该市场经营品种组织抽验。发现中药材质量有问题，依据《药品管理法》进行处罚。

（2）各级工商行政管理部门要指导市场开办单位建立各项市场管理制度，规范经营行为，严禁国家规定禁止进入市场的药品进入市场，查处制售假冒伪劣的行为，维护市场经营秩序。

二、中药饮片的质量管理

中药饮片是国家基本药物目录品种，质量优劣直接关系到中药的疗效。为了加强中药饮片的质量管理，保证人民用药的安全、有效，国家对中药饮片的生产、经营、使用制定了相应的管理办法。1996年，国家中医药管理局发布《药品零售企业中药饮片质量管理办法》，2007年国家中医药管理局和卫生部发布《医院中药饮片管理规范》，2011年1月，国家食品药品监督管理局、卫生部、国家中医药管理局发布《关于加强中药饮片监督管理的通知》，强调应加强中药饮片生产、经营行为监管，严禁生产企业外购中药饮片半成品或成品进行分包装或改换包装标签等行为；严禁经营企业从事饮片分包装、改换标签等活动；严禁从中药材市场或其他不具备饮片生产经营资质的单位或个人采购中药饮片；医疗机构必须按照《医院中药饮片管理规范》的规定使用中药饮片，保证在储存、运输、调剂过程中的饮片质量。《药品管理法》规定"中药饮片生产企业履行药品上市许可持有人的相关义务，对中药饮片生产、销售实行全过程管理，建立中药饮片追溯体系，保证中药饮片安全、有效、可追溯。中药饮片应当按照国家药品标准炮制；国家药品标准没有规定的，应当按照省、自治区、直辖市人民政府药品监督管理部门制定的炮制规范炮制。省、自治区、直辖市人民政府药品监督管理部门制定的炮制规范应当报国务院药品监督管理部门备案。不符合国家药品标准或者不按照省、自治区、直辖市人民政府药品监督管理部门制定的炮制规范炮制的，不得出厂、销售"。

这里对《药品零售企业中药饮片质量管理办法》予以介绍。

《药品零售企业中药饮片质量管理办法》明确指出："国家鼓励生产、经营优质饮片，并逐步实行优质优价。"同时还对人员管理、采购、检验、保管、调剂等作了具体要求：

1. 人员管理　药品零售企业必须配备专职和兼职质检人员，负责饮片进、销、存各个环节的质量管理和监督工作。要求：①从事质量管理、检验的人员，应熟练掌握中药饮片鉴别技术，有能力对经营各环节出现的质量问题作出正确判断和处理；②从事中药饮片采购的人员，必须掌握本企业所经营中药饮片和购进饮片的《中华人民共和国药典》标准和地方质量标准和行业标准；③从事中药饮片保管、养护的人员必须熟悉各种中药饮片的性质、掌握保管方法和养护手段；

④从事饮片调剂的人员，必须熟练掌握中药饮片调剂的基本知识和操作技能。

2. 采购　药品零售企业必须按照国家规定持有"证照"，对采购中药饮片，必须在保证质量的前提下，从持有药品生产经营证照的单位购进。不得从非法渠道购进中药饮片。购进的中药饮片，其质量必须符合《中华人民共和国药典》《全国中药炮制规范》、地方《中药炮制规范》和《中药饮片质量标准通则（试行）》要求。

3. 检验　药品零售企业必须配备与其经营品种相适应的中药饮片检验设施。并在建立健全以质量责任制为中心的各项管理制度的基础上，还必须建立各项中药饮片质量管理制度：①中药饮片进货验收、保管养护和出库复核制度；②中药饮片质量检查制度；③中药饮片炮制加工管理制度；④中药饮片质量事故报告制度。

4. 保管　药品零售企业应有与经营中药饮片品种、数量相适应的饮片库房，并与其他药品库分开。储存中药饮片应结合中药饮片的性质、分类存放于不同的容器中，注明品名、防止混淆。同时做到合理摆放，便于取货。使用的包装材料不得对饮片造成污染。

毒性中药饮片必须按照国家有关规定，实行专人、专库（柜）、专账、专用衡器、双人双锁保管，做到账、物、卡相符。

5. 调剂　药品零售企业必须制定中药饮片的调剂操作管理制度，并严格执行。药品零售企业要建立饮片清洁卫生制度。饮片装斗前必须经过筛簸，要坚持定期清理药斗，防止交叉污染，储存饮片的容器内不得有串药、生虫、霉变、走油、结串等现象。

中药饮片调剂应严格执行审方制度，对有配伍、妊娠禁忌以及违反国家有关规定的处方，应当拒绝调配。调剂后的处方必须有专人逐一进行复核并签字；发药时要认真核对患者姓名、取药凭证号码，以及药剂付数，防止差错。

调配用的计量器具应定期校验，并有合格标志。调配时应做到计量准确。

三、中药材与中药饮片的贮存与养护

中药材与中药饮片由于品种繁多、来源广泛、规格复杂、加工炮制方法各不相同，在贮存保管过程中，很容易受内外各种因素影响而造成变质，因此做好中药材、中药饮片储存与养护工作，采取相适应的有效措施，对确保中药材、中药饮片质量，保证中药的疗效，具有非常重要的意义。

（一）基本要求

《药品经营质量管理规范》《药品零售企业中药饮片质量管理办法》和《医院中药饮片管理规范》对中药的贮存与养护均做出了要求，主要有以下几点：

易串味的中药材、中药饮片应与其他药品分开存放。

饮片库房应选择地势较高、阴凉、干燥、通风的地方，并有相应的通风、调温、调湿设施以及防虫、防鼠、防毒、防潮、防污染的措施。

储存中药饮片应结合中药饮片的性质、分类存放于不同的容器内，注明品名，防止混淆。同时做到合理摆放，便于取货。

对中药材和中药饮片应按其特性和不同季节的气候特点,采取有效措施,如干燥、降氧、熏蒸等方法做好养护工作。

(二)中药品质变异及其原因

中药在运输、贮藏过程中,由于管理不当,在外界条件和自身性质的相互作用下,会逐渐发生物理和化学变化,出现霉变、虫蛀、变色、变味、泛油等现象,直接影响中药的质量和疗效,这种现象称为中药品质变异现象。

1.霉变　霉变又称发霉,是霉菌在中药表面或内部滋生的现象。我国地处温带,特别是长江以南地区,夏季炎热、潮湿,饮片最易发霉。开始时可见许多白色毛状、线状、网状物或斑点,继而萌发成黄色或绿色的菌丝,这些菌丝逐渐分泌一种酵素,溶蚀药材组织,使很多有机物分解,饮片霉烂变质、气味走失,而且有效成分也遭到很大的破坏,以致不能药用,如陈皮、独活、前胡、佛手等均容易发生霉变现象。中药霉变的主要原因:

(1)中药内含有养料可供霉菌的寄生:许多中药都含有蛋白质、淀粉、糖类及黏液质等,给霉菌的生长、繁殖提供了丰富的营养物质。

(2)受潮湿的影响:一般中药在储藏前虽经干燥,但在储藏的过程中仍易吸潮,特别是在梅雨季节,空气很潮湿,中药极易从外界吸收水分,从而提高了中药的含水量,此时的外界温度也适合霉菌的生长、繁殖,导致中药霉烂变质。

(3)生虫后引起发霉:中药被害虫蛀蚀后,害虫在生活的过程中要排泄代谢产物,散发热量,因此,中药的温度升高、湿度增加,从而给微生物创造了生活的条件,往往引起霉变。

此外,在储藏过程中,外界环境不清洁,也是中药发霉的主要原因之一。

2.虫蛀　虫蛀指昆虫侵入中药内部所引起的破坏作用。虫蛀使药材出现空洞、破碎,被虫的排泄物污染,甚至完全蛀成粉状,会严重影响中药疗效,以致不能使用。淀粉、糖、脂肪、蛋白质等成分,是有利于害虫生长繁殖的营养,故含上述成分较多的药材和饮片最易生虫,如白芷、北沙参、娑罗子、前胡、大黄、桑螵蛸等。害虫的主要来源:

(1)原药材在产地收取加工处理不善,在采收过程中受到污染,干燥时又未能完全杀灭害虫和虫卵,环境条件适宜时,虫卵即会孵化成虫。

(2)中药在运输过程中由于运输工具潜伏了害虫,或是未生虫与已生虫的药材一同运输,都会遭到感染。

(3)在贮藏过程中保管不当,外界害虫侵入或未能将已生虫的药材及时与正常药材分开,因而造成感染。

(4)贮藏药材的包装物或容器染有害虫或虫卵,未能及时杀灭。

(5)库房内外的清洁工作做得不好。

3.变色　变色指药材、饮片原有的色泽起了变化,如由浅变深或由鲜变暗等现象。如泽泻、白芷、山药、天花粉等颜色容易由浅变深,而红花、菊花、金银花等花类药容易由鲜变暗。变色往往使不少中药变质失效,不能再供药用。中药变色主要源于酶的作用,也可能因发热、霉变以及保管养护不当引起变色。

4.泛油　泛油又称走油,是指某些含油中药的油质溢于中药表面的现象。如含有脂肪油、挥发油、黏液质、糖类等较多的中药,在温度、湿度较高时出现的油润、发软、发黏、颜色变鲜等都被称为"走油"或"泛油"。中药泛油的原因:

（1）中药本身的性质影响:如含挥发油中药当归、丁香等常由于挥发油的加速外移聚集导致泛油变质,含脂肪油的柏子仁、桃仁、苦杏仁等则由于其中的脂肪酸变为游离型脂肪酸溢出表面而泛油变质。

（2）温度、湿度的影响:含糖量多的中药常因受潮造成返软而走油,如牛膝、麦冬、黄精等。

（3）贮藏保管不善。

5. 气味散失　气味散失指中药固有的气味淡薄或消失的现象。对于含有易挥发成分(如挥发油等)的中药,如肉桂、沉香、豆蔻、砂仁等,特别要注意气味散失的问题。引起药材挥散走气的原因,主要是由于受热、药材的温度升高,使内含的挥发性成分散失,或因包装不严,药材露置空气中挥发性成分的自然挥发,还可因发霉、泛油、变色等使中药气味散失。

6. 其他　中药材与中药饮片还有风化(含结晶水的无机盐类,如胆矾、硼砂、芒硝等)、潮解(固体饮片吸潮,如青盐、咸秋石、芒硝)、粘连(遇热发黏而粘接,如乳香、没药、鹿角胶)、腐烂(新鲜药材闷热而腐烂,如鲜生地、鲜芦根、鲜石斛)等变异现象。

（三）中药的贮存方法和注意事项

1. 中药材和饮片一般应贮存在通风干燥处,避免日光的直接照射,室温控制在25℃以内,相对湿度保持在75%以下。如含淀粉、糖分、黏液质多的中药材或饮片:桔梗、山药、肉苁蓉、熟地黄、党参等。

2. 含挥发油多的药材和饮片,如薄荷、当归、川芎等,为防止气味散失或泛油,应置阴凉干燥处贮存。

3. 炒制后的子仁类,如紫苏子、莱菔子等,为防虫害及鼠咬,应密闭贮藏。

4. 酒炙、醋炙、蜜炙中药,如当归、香附、款冬花等,应密闭贮藏,并置于阴凉干燥处保存。

5. 盐炙的知母、车前子、巴戟天等,很容易受空气中的湿气而受潮,若温度过高盐分就会从表面析出,故应密闭贮藏,并置通风干燥处保存。

6. 细(稀)贵品种,如人参、西洋参、麝香等,这类药材经济价值高,应与一般中药分开贮藏,专人管理,并注意防虫防霉。

7. 易燃品种,如硫黄、火硝、樟脑等,必须按照消防管理要求,贮存在空气流通干燥的安全地点。

8. 毒性中药的贮存和管理应根据国家关于毒品管理条例设专人负责,严格执行管理制度,防止意外发生。

（四）中药养护技术

中药养护是运用现代科学的方法研究中药保管和影响中药贮藏质量及其养护防患的一门综合性技术,现代中药养护以预防中药变化为主,近年还进一步研究防止中药在贮藏过程中的毒物污染,以符合21世纪无残毒、无公害绿色中药的要求。

1. 干燥养护技术　干燥可以除去中药中过多的水分,同时可杀死霉菌、害虫及虫卵,起到防治虫、霉，久贮不变质的效果。常用的干燥方法有摊晾法、石灰干燥法、木炭干燥法、翻垛通风法、密封吸潮法、除湿机除湿法、远红外加热干燥法以及微波干燥法等。

2．密封（密闭）养护技术　采用密封或密闭养护的目的是使中药与外界的温度、湿度、空气、光线、细菌、害虫等隔离，尽量减少这些因素对中药的影响，保持中药原有质量，以防虫蛀、霉变。但在密封前中药的水分不应超过安全值，且无变质现象，否则反而会有利于霉变虫蛀的发生。

3．高温养护技术　常用暴晒、烘烤、远红外干燥、微波干燥等方法。一般情况下温度高于40℃，害虫就停止发育繁殖，温度高于50℃时，害虫将在短时间内死亡。但必须注意，含挥发油的中药养护时温度不宜超过60℃。

4．低温养护技术　一般害虫在环境温度8～10℃停止活动，在−4～8℃进入冬眠状态，而低于−4℃经过一定时间，可使害虫致死，故采用低温（0℃以上，10℃以下）贮藏中药，可以有效防止不宜烘、晾中药的生虫、发霉、变色等变质现象发生。有些贵重中药也可以采用冷藏法。

5．对抗同贮养护技术　对抗同贮也称异性对抗驱虫养护，是利用不同品种的中药所散发的特殊气味、吸潮性能或特有驱虫去霉化学成分的性质来防止另一种中药发生虫、霉变质等现象的一种贮藏养护方法。如泽泻、山药与丹皮同贮防虫保色、藏红花防冬虫夏草生虫等。

6．气体灭菌养护技术　气体灭菌主要指环氧乙烷防霉技术及混合气体防霉技术。环氧乙烷可与细菌蛋白分子中氨基、羟基、酚基或巯基中的活泼氢原子起加成反应生成羟乙基衍生物，使细菌代谢受阻而产生不可逆的杀灭效果，有较强的扩散性和穿透力，能杀灭各种细菌、霉菌及昆虫、虫卵。但环氧乙烷有易燃易爆的危险，因此可用环氧乙烷混合气体技术。这些技术和方法的使用要注意化学药剂残留的问题。

7．无公害气调养护技术　气调养护法即在密闭条件下，人为调整空气的组成，造成一低氧的环境，抑制害虫和微生物的生长繁殖及中药自身的氧化反应，以保持中药品质的一种方法。该方法可杀虫、防霉。还可在高温季节里，有效地防止走油、变色等现象的发生，费用少、无残毒、无公害，是一项科学而经济的技术。

8．^{60}Co-γ射线辐射杀虫灭菌养护技术　应用放射性^{60}Co产生的γ射线或加速产生的β射线辐照中药时，附着的霉菌、害虫吸收放射能和电荷，很快引起分子电离，从而产生自由基。这种自由基经由分子内或分子间的反应过程，诱发射线化学的各种过程，使机体内的水、蛋白质、核酸、脂肪和碳水化合物发生不可逆变化，导致生物酶失活，生理生化反应延缓或停止，新陈代谢中断，霉菌和害虫死亡。该技术的特点：①效率高，效果最著；②不破坏中药外形；③不会有残留放射性和感生放射性物质，在不超过1 000Rad的剂量下，不会产生毒性物质和致癌物质；④有些药物辐射后会引起成分变化。

1. 学习内容

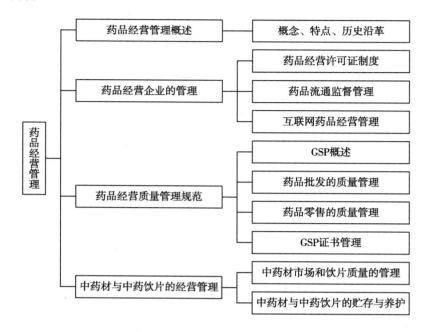

药品经营管理概述 —— 概念、特点、历史沿革

药品经营企业的管理 —— 药品经营许可证制度 / 药品流通监督管理 / 互联网药品经营管理

药品经营质量管理规范 —— GSP概述 / 药品批发的质量管理 / 药品零售的质量管理 / GSP证书管理

中药材与中药饮片的经营管理 —— 中药材市场和饮片质量的管理 / 中药材与中药饮片的贮存与养护

2. 学习方法

学习本章内容重点要理清药品流通与经营的渠道和环节,并掌握国家和相关部门对各流通环节、经营单位(传统药品经营企业及互联网药品交易企业)确保药品质量所做出的各项规定,尤其是 GSP 的内容(包括制度职责、机构人员、场地设备、程序记录等)应重点掌握。中药的经营管理需结合中药材和中药饮片的特殊性进行学习。

复习思考题

1. 简述申领药品经营许可证的程序。
2. 简述《药品经营质量管理规范》(GSP)的主要内容。
3. GSP 对药品批发企业储存与养护药品有何规定?
4. 试分析医疗机构药房是否有必要实施 GSP。
5. 简述《药品流通监督管理办法》的主要内容。

第八章同步练习

（王　力　黄兴振）

第九章 药品使用管理

第九章课件

学习目的

通过学习,学生了解药品使用管理的主要环节及其基本规律,掌握医疗机构药品使用环节的基本内容和基本方法,具备药品使用环节管理和监督的能力,并运用药事管理的理论和知识指导实践工作。

学习要点

医疗机构药事管理组织及人员配备,处方管理及调剂流程、医疗机构药品调剂管理及采购与库存管理,医疗机构静脉药物配置管理,中药饮片临方炮制业务管理,医疗机构制剂管理,中药煎药要求及方法。

通过学习,学生了解医疗机构药事活动的主要环节及其基本规律,掌握医疗机构药事管理的基本内容和基本方法,具备药品使用环节管理和监督的能力,并运用药事管理的理论和知识指导实践工作。

第一节　医疗机构药事管理概述

医疗机构药事管理(institutional pharmacy administration),是指医疗机构以服务患者为中心,以临床药学为基础,对临床用药全过程进行有效的组织实施与管理,促进临床科学、合理用药的药学技术服务和相关的药品管理工作。由此可见,我国医疗机构药事的管理模式正由以前以药品为中心、保障药品供应的传统管理模式向以患者为中心,保证病患安全、有效、经济、合理用药的系统性管理模式迈进。

医疗机构药事管理和药学工作是医疗工作的重要组成部分。医疗机构根据《医疗机构药事管理规定》以及本机构的临床工作实际需要设置负责日常工作的药学部门和监督、指导本机构科学管理、合理使用药品的药事管理委员会(组)。本节主要介绍医疗机构药事管理、我国医疗机构药学服务模式的发展以及医疗机构药事管理委员会(组)和药学部门三个方面的内容。

一、医疗机构的定义与药事管理的内容

各级各类医疗机构是药品主要的使用单位,只有做好医疗机构的药事管理工作才能保障药品在使用过程中的安全、有效、经济及合理性。

(一)医疗机构定义

医疗机构(medical institutions),是指依法定程序设立,以救死扶伤、防病治病、为公众健康服务为主旨的从事疾病诊断、治疗活动的卫生机构的总称,包括各级各类医院、专科医院、康复医院、妇幼保健院、城市社区卫生服务中心(站)、乡镇卫生院、疗养院、各类门诊部、诊所、医务室、急救中心、临床检验中心、护理院等诊疗机构。

我国对医疗机构实施属地化和全行业管理:所有医疗卫生机构,不论所有制、投资主体、隶属关系和经营性质,均由所在地卫生行政部门实行统一规划、统一准入、统一监管。中央、省级可以设置少量承担医学科研、教学功能的医学中心或区域医疗中心,以及承担全国或区域性疑难病症诊治的专科医院等医疗机构;县(市)主要负责举办县级医院、乡村卫生和社区卫生服务机构;其余公立医院由市负责举办。

(二)医疗机构药事管理的内容

为科学、规范医疗机构药事管理工作,保证用药安全、有效、经济的合理用药原则,2011年1月30日,卫生部、国家中医药管理局和总后勤部卫生部依据《药品管理法》和《医疗机构管理条例》,颁布了《医疗机构药事管理规定》,对医疗机构药事管理做了详细的规定,即以患者为中心,以临床药学为基础,对临床用药全过程进行有效的组织实施与管理,促进临床科学、合理用药的药学技术服务和相关的药品管理工作。

医疗机构药事管理工作是运用现代管理理论、方法和技术,组织、协调和监督医院使用药品

的各个组成部分和各个环节的全部活动,以合理的人力、物力、财力,取得最大的药品治疗效果、工作效率和经济效益。国家卫生健康委员会、国家中医药管理局负责全国医疗机构药事管理工作。县级以上地方卫生行政部门、中医药行政管理部门负责本行政区域内的医疗机构药事管理工作。

1.组织机构管理包括对医疗机构药事管理组织和药学部门的组织体制、人员配备、职责范围等方面的管理。

2.药物临床应用管理对医疗机构临床诊断、预防、治疗疾病用药全程实施监督管理,如临床药师的临床药学服务、药物使用的安全性、合理性、经济学评价与管理等。

3.药剂管理包括药品供应、处方调剂、静脉用药集中配置、制剂管理等内容。

4.药学专业技术人员配置及管理主要针对医疗机构药学专业技术人员的配备、资历、职责、培训等方面的管理。

二、我国医疗机构药学服务模式的发展

我国医疗机构药学服务模式从 20 世纪 50 年代开始逐步发生变化,共经历了调剂(配方)、制剂、临床药学三个阶段。50—60 年代,医疗机构药学服务模式是以调剂(配方)为主的工作模式。60 年代中期至 70 年代末,医疗机构药学服务模式由单纯的调剂(配方)工作扩展为调剂(配方)与制剂相结合的工作模式。医疗机构药学人员的主要任务是调剂(配方)、制剂、质量检验和药品供应与管理。由于此时国内制药工业发展水平相对落后,可生产的药品品种和数量十分有限,药品的研制、生产和供应远远不能满足临床需要,许多医疗机构积极扩建制剂室。医疗机构制剂作为医院临床用药的补充,促进了药品检验和药剂科研工作的进展,对医疗机构药学技术的发展起到了积极作用,培养了一批技术和管理型人才。

20 世纪 70 年代末至今,医疗机构药学服务模式逐步向以参与临床用药实践,促进合理用药为主的临床药学阶段过渡。医疗机构药学人员的主要任务转变为药物情报咨询、不良反应监测和报告、临床药物治疗、协助医师选药、开展治疗药物监测等,逐步形成医、药、护、技相互配合,共同服务于病患的局面。

20 世纪 90 年代起,美国首先兴起了"以患者为中心,提供全方位服务"的医疗机构药学服务模式,即药学监护(pharmaceutical care,PC),又译为全程化药学服务等。美国医院药剂师协会(ASHP)于 1992 年正式提出将 PC 作为药房工作质量标准,要求医院药房将组织机构与业务实践进行相应改革。并将 PC 定义为"为了获得改善患者生命质量的肯定结果而提供直接和负责任的药物相关治疗。"在 PC 模式中,药师直接对患者负责,对患者委托的药物治疗方案和结果负责。药师有固定的患者,面对面接触患者,直接参与患者药物治疗方案的制订、实施、监控和结果评价,与医师共同分担与患者用药有关的一切事务,并对药物治疗结果负有法定的责任。目前,我国正在积极开展药学保健的新模式,部分有条件的大、中型医疗机构也正在积极开展PC 工作。

美国卫生系统药师协会

美国卫生系统药师协会（American Society of Health-System Pharmacists，ASHP）成立于 1942 年，该协会是美国唯一的医院和卫生系统药剂师国家级组织，也是美国药师继续教育机构之一。协会在全世界拥有 35 000 多位成员，代表均在医院、卫生保健组织、用药监护部门、家庭保健及其他卫生系统工作的药剂师。ASHP 协会进行多种活动，具体包括：①举办会议、讨论会，提供特别课程；②提供继续教育；③制定美国官方的专门政策和实施标准；④住院药师和技术员培训认证；⑤提供信息服务，包括：美国医院药典服务系列产品，药学文摘，药物学期刊《美国卫生系统药房杂志》，多种临床和管理类参考书、教材等。

中医院的发展历程从无到有，从小到大经历了三个不同的发展阶段。第一阶段为自新中国成立至 1960 年左右的初创时期。1950 年时新全国仅有 4 所中医医院，平均 30 张病床 / 所，至 1960 年发展到 330 所。第二阶段是 1975 年至 2009 年的改革开放大发展时期，在这一阶段，中医医院迎来前所未有的大发展，由 1975 年的 160 所增至 2009 年的 2 141 所，并在全国 20 多个省市普及建立了县级中医院。第三阶段是回归公益阶段。2009 年以后新医改方案出台，在全国快速建立起了覆盖全民的基本医疗保障网，旨在更好的传承创新中医药，为人民提供安全、有效、共享的医疗卫生及健康保健服务，体现其公益性。2016 年，国家颁布了《"健康中国 2030"规划纲要》，以"共建共享、全民健康"为战略目标，该规划纲要成为推进健康中国建设的宏伟蓝图和行动纲领，从"五位一体"总体布局和"四个全面"战略布局出发，为更好地保障人民健康作出了制度性安排。在健康中国建设的大背景下，新战略必将推动全国中医院与时俱进的新发展，中医院必然主要以公益的健康服务为主要目标，以政府和市场两种动力来驱动，创建共生共享的健康、和谐的发展模式。

三、药事管理与药物治疗学委员会和药学部门

医疗机构根据临床工作的实际需要成立相应的药事管理与药物治疗学委员会（组）和药学部门。药事管理与药物治疗学委员会（组）促进临床合理用药、科学管理医疗机构药事工作，是具有学术研究性质的内部咨询机构，既不是行政管理部门，也不属于常设机构。药学部门在医疗机构负责人领导下，按照《药品管理法》及相关法律、法规和本单位管理的规章制度，具体负责本机构的药事管理工作，以及组织管理本机构临床用药和各项药学服务。

（一）药事管理与药物治疗学委员会

卫生部 2011 年 3 月 1 日开始实行的《医疗机构药事管理规定》中指出：二级以上的医院应成立药事管理与药物治疗学委员会，其他医疗机构应设药事管理与药物治疗学组。

1. 组成人员 药事管理委员会设主任委员 1 名，由医疗机构负责人担任，副主任委员若干名，由药学和医务部门负责人担任。

药事管理与药物治疗学委员会委员由具有高级技术职务任职资格的药学、临床医学、护理和医院感染管理、医疗行政管理等人员组成;药事管理与药物治疗学组由药学、医务、护理和医院感染、临床科室等部门负责人和具有药师、医师以上专业技术职务任职资格人员担任。

2.职责包括以下内容:

(1)贯彻执行医疗卫生及药事管理等有关法律、法规、规章。审核制定本机构药事管理和药学工作规章制度,并监督实施。

(2)制定本机构药品处方集和基本用药供应目录。

(3)推动药物治疗相关临床诊疗指南和药物临床应用指导原则的制定与实施,监测、评估本机构药物使用情况,提出干预和改进措施,指导临床合理用药。

(4)分析、评估用药风险和药品不良反应、药品损害事件,提供咨询与指导。

(5)建立药品遴选制度,审核本机构临床科室申请的新购入药品、调整药品品种或者供应企业和申报医院制剂等事宜。

(6)监督、指导麻醉药品、精神药品、医疗用毒性药品及放射性药品的特殊管理药品的临床使用与规范化管理。

(7)对医务人员进行有关药事管理法律法规、规章制度和合理用药的知识教育培训;向公众宣传安全用药知识。

(二)药学部门

医疗机构应根据本机构的功能、任务、规模,按照精简、高效原则设置相应的药学部门。随着新药开发和临床药学的发展,医院药房已经从医技科室逐步向临床职能型科室转换,形成集药品供应、制剂配置、临床药学、药学服务、科研、管理于一体的综合型科室。

三级医院设立药学部,并可根据实际情况设置二级科室;二级医院设置药剂科;其他医疗机构设置药房。药学部(药剂科)组织机构模式图如图9-1。

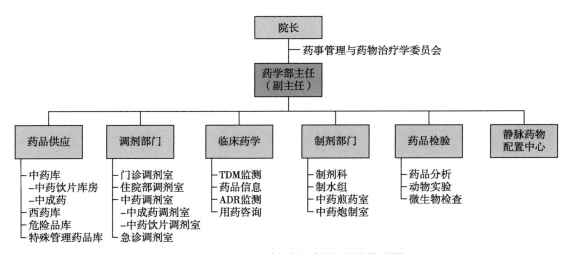

● 图9-1 药学部(药剂科)组织机构模式图

中医医院应设有中药饮片库房、中药饮片调剂室、中成药库房、中成药调剂室、周转库、中药煎药室,并严格执行《医院中药饮片管理规范》;对设有中药煎药室的,应有与本单位实际情况相适应的煎药室工作制度和相关设备的标准化操作程序,严格煎药的质量控制、监测工作。

1. 组成人员

(1)负责人条件要求:在《医疗机构药事管理规定》中明确规定,二级以上医院药学部门负责人应当具有高等学校药学专业或者临床药学专业本科以上学历,及本专业高级技术职务任职资格;除诊所、卫生所、医务室、卫生保健所、卫生站以外的其他医疗机构药学部门负责人应当具有高等学校药学专业专科以上或者中等学校药学专业毕业学历,及药师以上专业技术职务任职资格。

(2)药学专业技术人员配备:医疗机构药学专业技术人员按照有关规定取得相应的药学专业技术职务任职资格。

医疗机构药学专业技术人员不得少于本机构卫生专业人员的8%,建立静脉用药调配中心(室)的,应根据实际需要另行增加药学专业技术人员数量。

并且,应根据本机构性质、任务、规模配备适当数量临床药师,三级医院临床药师不少于5名,二级医院临床药师不少于3名。要求临床药师应当具有高等学校临床药学专业或者药学专业本科毕业以上学历,并应经过规范化培训。

二级以上中医医院内中药专业技术人员占药学专业技术人员的比例≥60%,二级医院应配有临床药师、三级中医医院应配备5名以上临床药师或每100张病床应配备至少0.6名以上的临床药师,提供中药咨询服务,促进中药合理使用。

对直接接触药品的药学人员,每年应进行健康检查。患有传染病或者其他可能污染药品的疾病的,不得从事直接接触药品的工作。

医疗机构应当加强对药学专业技术人员的培养、考核和管理,制订培训计划,组织药学专业技术人员参加毕业后规范化培训和继续医学教育,并作为考核、晋升专业技术职务任职资格、专业岗位竞聘的条件之一。

2. 药学部门的任务

(1)药品供应管理:医疗机构应当根据《国家基本药物目录》《处方管理办法》等相关文件制订本机构药品采购目录,编制药品采购计划,按规定购入药品;应制定药品采购工作流程;建立健全药品成本核算和账务管理制度;严格执行药品进货验收制度和药品保管制度,以保证药品质量。

对于中医医院中药饮片的采购供应,应严格执行《医院中药饮片管理规范》,建立中药饮片采购制度,采购程序符合相关规定,供应商资质齐全并对其定期评估;建立健全中药饮片验收、储存管理制度并落实到位,记录完整,并有保证质量的管理制度和设施条件,做到定期养护。

(2)药品调剂管理:药学专业技术人员应当严格按照药品调剂的法律法规、规章制度及技术操作规程,认真审核处方或者用药医嘱,经适宜性审核后调剂配发药品。

医疗机构根据临床需要建立静脉用药调配中心(室),实行集中调配供应。静脉用药调配中心(室)应当符合《静脉用药集中调配质量管理规范》,由所在地设区的市级以上卫生行政部门组织技术审核、验收,合格后方可集中调配静脉用药。

应按照临床需要配制制剂及加工炮制中药材。建立中药饮片处方调剂制度和操作规范,严格处方的审核和调剂复核,每剂重量误差应在±5%以内。

(3)医疗机构制剂管理:医疗机构制剂在一定程度上缓解了某些药品的市场供应短缺问题,

取得了良好的社会效益和经济效益。直接面向患者,灵活性和实用性强,也为新药开发提供有力的物质基础。

对中药制剂的配制应执行相关管理规定,属于委托加工的须经相应部门批准,按照相关的规定执行。

生产自配制剂的医疗机构必须取得医疗机构制剂许可证,且该制剂应取得批准文号方可生产;生产时应严格执行经批准的质量标准,对工艺、处方等内容不得擅自变更;应配备相适应的药品检验仪器、设施设备。

(4)临床用药管理:药物临床应用管理是对医疗机构临床诊断、预防和治疗疾病用药全过程实施监督管理。医疗机构应当建立由医师、临床药师和护士组成的临床治疗团队,开展临床合理用药工作;应配备临床药师,全职参与临床药物治疗工作,对患者进行用药教育,指导患者安全用药;应建立临床用药监测、评价和超常预警制度,对药物临床使用安全性、有效性和经济性进行监测、分析、评估,实施处方和用药医嘱点评与干预;应建立药品不良反应、用药错误和药品损害事件监测报告制度。

(5)科研与教学:药剂科首先应以解决日常工作中存在的问题为研究目标,课题多以提高制剂质量、工作效率、药物疗效为研究内容;其次,选择本机构、本专业具有前瞻性的研究课题,吸引和带领药学人员赶超医药学发展的步伐;药剂科还应积极承担医药院校学生实习、药学人员进修的任务。

医疗机构的任务将与时俱进,会有更多的新内容,但要始终坚持以患者为中心,为患者服务的宗旨。

第二节 药品采购与库存管理

医疗机构使用的药品,除了少量自配制剂外,绝大部分药品是从市场购进的。因此,采购合格的药品是医疗机构管理药品的首个环节,医疗机构应建立健全药品采购管理和进货验收制度,在采购过程中加强计划性,确保进货渠道的合法性以及药品质量的可靠性,严格执行药品采购的相关规定。医疗机构也应建立健全药品储存和养护管理制度,并严格执行,定期对贮存药品质量进行抽查,以保证药品质量。

2010年7月7日卫生部、国家食品药品监督管理局等国务院7部门联合颁布的《医疗机构药品集中采购工作规范》,进一步规范了药品采购工作;国家食品药品监督管理局于2011年10月11日颁布《医疗机构药品监督管理办法(试行)》,对医疗机构药品的购进、储存、调配及使用等行为进行规范。

一、采购与招标

采购药品管理的主要目标是依法、适时购进质量优良、价格合理的药品。

1. 药品采购管理规定 《医疗机构药品集中采购工作规范》中规定:实行以政府主导、以省

（区、市）为单位的医疗机构网上药品集中采购工作。医疗机构采购药品必须通过各省（区、市）政府建立的非营利性药品集中采购平台开展采购，实行统一组织、统一平台和统一监管（中药材、中药饮片暂不实行）。医疗机构必须从具有药品生产、经营资格的企业购进药品。

2. 药品采购部门　医疗机构应制定本机构《药品处方集》和《基本用药供应目录》，由药学部门统一制订药品采购年度计划、季度计划、月计划和临时计划。禁止医疗机构其他科室和医务人员自行采购。

3. 药品采购原则　医疗机构药品集中采购必须坚持质量优先、价格合理的原则，坚持公开、公平、公正的原则，确保不同地区、不同所有制的药品生产经营企业平等参与，公平竞争，禁止任何形式的地方保护。

4. 采购方式　各省（区、市）集中采购管理机构负责编制本行政区域内医疗机构药品集中采购目录。对纳入集中采购目录的药品，根据其普遍应用程度、采购批量和金额数量的大小等情况分别实行公开招标、邀请招标和直接采购等方式进行采购。

《医疗机构药品集中采购工作规范》要求，医疗机构使用的药品应当按照规定由专门部门统一采购，禁止医疗机构其他科室和医务人员自行采购；因临床急需进口少量药品的，应按有关规定办理；医疗机构配制的制剂只能供本单位使用，未经省级及以上药品监督管理部门批准，不得使用其他医疗机构配制的制剂，也不得向其他医疗机构提供本单位配制的制剂；医疗机构不得采用邮售、互联网交易、柜台开架自选等方式直接向公众销售处方药。

二、药品验收库存管理

1. 药品验收与入库　医疗机构必须建立并执行药品进货检查验收制度，在购进药品时必须有真实完整的药品购进、验收记录。经检验合格后方可入库。

购进药品时，应当查验供货单位的药品生产许可证或者药品经营许可证和营业执照、所销售药品的批准证明文件等相关证明文件，并核实销售人员持有的授权书原件和身份证原件。应当妥善保存首次购进药品加盖供货单位原印章的前述证明文件的复印件，保存期不得少于5年。

应当索取、留存供货单位的合法票据，并建立购进记录，做到票、账、货相符。合法票据包括税票及详细清单，清单上必须载明供货单位名称、药品名称、生产厂商、批号、数量、价格等内容，票据保存期不得少于3年。医疗机构接受捐赠药品、从其他医疗机构调入急救药品也应遵守此规定。

药品验收记录应当包括药品通用名称、生产厂商、规格、剂型、批号、生产日期、有效期、批准文号、供货单位、数量、价格、购进日期、验收日期、验收结论等内容。

验收记录必须保存至超过药品有效期1年，但不得少于3年。

《医疗机构药品监督管理办法（试行）》明确规定，医疗机构发现假药、劣药，应立即停止使用、就地封存并妥善保管，并及时向所在地药品监督管理部门报告；发现存在安全隐患的药品，应立即停止使用，通知药品生产企业或者供货商，并及时向所在地药品监督管理部门报告；需要召回的，医疗机构应当协助药品生产企业履行药品召回义务。

2. 药品的储存　医疗机构应当有专用的场所和设施、设备储存药品。药品的存放应当符合药品说明书标明的条件。需要在急诊室、病区护士站等场所临时存放药品的,应当配备符合药品存放条件的专柜。有特殊存放要求的,应当配备相应的设施设备。

储存药品时,应当按照药品属性和类别分库、分区、分垛存放,并实行色标管理。药品与非药品分开存放;中药饮片、中成药、化学药品分别储存、分类存放;应制定和执行药品保管、养护管理制度,并采取必要的控温、防潮、避光、通风、防火、防虫、防鼠、防污染等措施,保证药品质量;应配备药品养护人员,定期对储存药品进行检查和养护,监测和记录储存区域的温湿度,维护储存设施设备,并建立相应的养护档案;应建立药品效期管理制度,药品发放应当遵循"近效期先出"的原则;麻醉药品、精神药品、医疗用毒性药品、放射性药品应严格按照相关行政法规的规定存放,并具有相应的安全保障措施。

第三节　药品处方与调剂管理

医疗机构是药品使用的主要部门,是为公众提供医疗、预防保健等综合服务的社会组织。加强医疗机构的药品管理是体现保障公众用药安全、维护公众健康和用药合法的宗旨。

规范处方管理,提高处方质量,促进合理用药,保障医疗安全,是《处方管理办法》颁布的目的,处方管理中的调剂工作是体现这一目的的直接环节。

一、处方

(一) 处方定义

在卫生部 2007 年 2 月 14 日公布的《处方管理办法》中明确规定:处方(prescription)是指由注册的执业医师或执业助理医师(以下简称医师)在诊疗活动中为患者开具的、由取得药学专业技术职务任职资格的药学专业技术人员(以下简称药师)审核、调配、核对,并作为患者用药凭证的医疗文书。处方包括医疗机构病区用药医嘱单。医院中涉及的处方有法定处方、单方、验方和秘方、医师处方以及协定处方。

处方既是医师为预防和治疗疾病给患者开写的取药凭证,也是药师为患者调配和发放药品的依据,还是患者进行药物治疗和药品流向的原始记录。在法律、技术和经济层面上,处方均有着重要意义。在医疗工作中,处方反映了医、药、护各方在药物治疗活动中的法律权利和义务,并可以作为追查医疗事故责任的证据,具有法律上的意义;处方记录了医师对患者药物治疗方案的设计和对患者正确用药的指导,而且药剂人员调剂活动自始至终按照处方进行,具有技术上的意义;处方经济上的意义则表现在它是患者药费支出的详细清单,并可作为调剂部门统计特殊管理和贵重药品消耗的单据。

1. 处方的类型多样,主要有以下几种。

(1)法定处方:系指《中国药典》《局颁药品标准》或《部颁药品标准》所收载的处方,具有法律约束力。

(2)协议处方:系指医院医师与药房根据临床需要,互相协商所制定的处方。它可以大量配制成医院制剂,减少患者等候调配取药的时间。协议处方药剂的制备必需经上级主管部门批准,并只限于本单位使用。

(3)医师处方:系指医师对患者治病用药的书面文件。医师处方在发药后应留存一定的时间,备查。

(4)经方:系指《伤寒论》《金匮要略》等中医经典医籍中所记载的处方。

(5)古方:系泛指古典医籍中记载的处方。

(6)时方:从清代至今出现的处方称时方。

(7)单方、验方和秘方:单方一般是比较简单的处方,往往只有1~2味药。验方是民间和技师积累的经验处方,简单有效。秘方一般是指过去秘而不传的单方和验方。

2.处方组成　处方由处方前记、处方正文和处方后记三部分组成。

(1)处方前记包括医疗机构名称、费别、患者姓名、性别、年龄、门诊或住院病历号,科别或病区和床位号、临床诊断、开具日期等,可添列特殊要求的项目。麻醉药品和第一类精神药品处方还应当包括患者身份证明编号、代办人姓名及身份证明编号。

(2)处方正文以 Rp 或 R(拉丁文 Recipe "请取"的缩写)标示,分列药品名称、剂型、规格、数量、用法用量。

(3)处方后记包括医师签名或者加盖专用签章,药品金额以及审核、调配、核对、发药药师签名或者加盖专用签章。

医师利用计算机开具、传递普通处方时,应当同时打印出纸质处方,其格式与手写处方一致;打印的纸质处方经签名或者加盖签章后有效。药师核发药品时,应当核对打印的纸质处方,无误后发给药品,并将打印的纸质处方与计算机传递处方同时收存备查。

(二)处方规范性要求

处方书写必须符合下列规则:

(1)处方记载的患者一般项目应完整、清晰,并与病历中的记载相一致。

(2)每张处方只限于一名患者的用药。

(3)处方字迹应当清楚,不得涂改,如有修改,则必须在修改处签名及注明修改日期。

(4)处方一律用规范的中文或拉丁文名称书写。医疗机构或医师、药师不得自行编制药品缩写名或用代号。书写药品名称、剂量、规格、用法、用量时,要准确规范,不得使用"遵医嘱""自用"等含糊不清字句。

(5)年龄必须写实足年龄,婴幼儿写日、月龄,必要时,婴幼儿要注明体重。

(6)化学药和中成药可以分别开具处方,也可以开具一张处方,中药饮片、中药注射剂应当单独开具处方。化学药、中成药处方,每一种药品应另起一行。每张处方不得超过五种药品。

(7)中药饮片处方的书写,可按君、臣、佐、使的顺序排列;药物调剂、煎煮的特殊要求应注明在药品名称的后上方,并加括号,如布包、先煎、后下等;对药物的产地、炮制有特殊要求,应在药名之前写出。

(8)用量一般应按照药品说明书中的常用剂量使用,特殊情况需超剂量使用时,应注明原因并再次签名。

（9）为便于药学专业技术人员审核处方，医师在开具处方时，除特殊情况外必须注明临床诊断。

（10）开具处方后的空白处应画一斜线，以示处方完毕。

（11）处方医师的签名式样同专用签章必须与在药学部门留样备查的式样相一致，不得随意改动，否则应重新登记留样备案。

（12）处方所用的药品名称以《中国药典》（ChP）收载或药典委员会公布的《中国药品通用名称》或经国家批准的专利药品名为准，如无收载，可采用通用名或商品名。药名简写或缩写必须是国内通用写法。中成药和医疗机构制剂品名的书写应当与正式批准的名称相一致。

（13）药品剂量与数量一律用阿拉伯数字书写。剂量应使用公制单位：重量以克（g）、毫克（mg）、微克（μg）、纳克（ng）为单位；容量以升（L）、毫升（ml）为单位；以国际单位（IU）、单位（U）计算。片剂、丸剂、胶囊剂、颗粒剂分别以片、丸、粒、袋为单位；溶液剂以支、瓶为单位；软膏及霜剂以支、盒为单位；注射剂以支、瓶为单位，应注明含量；中药饮片以剂为单位。

（三）处方权的获得

经注册的执业医师在执业地点取得相应的处方权。医师应当在注册的医疗机构签名留样或者专用签章备案后，方可开具处方。

经注册的执业助理医师在医疗机构开具的处方，应当经所在执业地点执业医师签名或加盖专用签章后方有效。经注册的执业助理医师在乡、民族乡、镇、村的医疗机构独立从事一般的执业活动，可以在注册的执业地点取得相应的处方权。

医疗机构应当按照有关规定，对本机构执业医师和药师进行麻醉药品和精神药品使用知识和规范化管理的培训。执业医师经考核合格，取得麻醉药品和第一类精神药品的处方权后，方可在本机构开具麻醉药品和第一类精神药品处方，但不得为自己开具该类药品处方。药师经考核合格取得麻醉药品和第一类精神药品调剂资格后，方可在本机构调剂麻醉药品和第一类精神药品。

试用期人员开具处方，应当经所在医疗机构有处方权的执业医师审核、并签名或加盖专用签章后方有效。进修医师由接收进修的医疗机构对其胜任本专业工作的实际情况进行认定后授予相应的处方权。

此外，我国为了稳步推动医务人员的合理流动，促进不同医疗机构之间人才的纵向和横向交流，正在研究探索注册医师多点执业，相关的多点执业中的处方权限问题也在探索中。

（四）处方开具

1. 处方限量　急诊处方限量一般为3日量；门诊处方限量为7日量；慢性病或特殊情况经批准可适当延长，但医师必须注明理由。麻醉药品、精神药品、医疗用毒性药品、放射性药品的处方用量应严格执行国家相关规定，其处方限量见表9-1。

2. 处方有效时间　处方开具当日有效。特殊情况下需延长有效期的，由开具处方的医师注明有效期限，但有效期最长不得超过3天。

3. 处方用纸颜色　不同处方采用不同颜色，以区分处方类别，减少差错，保证患者用药安全。

普通处方的印刷用纸为白色；急诊处方印刷用纸为淡黄色，右上角标注"急诊"；儿科处方印刷用纸为淡绿色，右上角标注"儿科"；麻醉药品和第一类精神药品处方印刷用纸为淡红色，右上角标注"麻醉"或"精一"字样；第二类精神药品处方印刷用纸为白色,右上角标注"精二"。

表 9-1　特殊管理药品处方限量

| 分类 | 剂型 | 门诊患者 | | 住院患者 |
		一般患者	癌痛,慢性中、重度疼痛患者	
麻醉药品、第一类精神药品	注射剂	1次常用量	≤3日常用量	
	其他剂型	≤3日常用量	≤7日常用量	1日常用量
	缓控释制剂	≤7日常用量	≤15日常用量	
第二类精神药品	所有剂型	≤7日常用量,慢性病或特殊情形,可适当延长,医师应注明理由		
医疗用毒性药品	所有剂型	≤2日极量		
特别情形	哌甲酯	用于儿童多动症时,每张处方可≤15日常用量		
	二氢埃托啡	1次常用量,仅限二级以上医院内使用		
	盐酸哌替啶	1次常用量,仅限医疗机构内使用		

（五）处方保管

处方由医疗机构或药品零售企业妥善保存。普通处方、急诊处方、儿科处方保存 1 年,医疗用毒性药品、精神药品及戒毒药品处方保留 2 年,麻醉药品处方保存期限为 3 年。处方保存期满后,经医疗机构或药品零售企业主管领导批准、登记备案后,方可销毁。

二、药品调剂

调剂(调配处方)工作是医院工作的前沿,是药学部(药剂科)直接面对临床、患者的服务窗口,也是沟通患者和医护人员之间完成医疗过程的桥梁和纽带。调剂业务管理状况对药品使用过程的质量保证、医疗质量的优劣甚至医院的声誉有直接的影响。调剂管理的目的,一方面是充分发挥调剂技术,保证配发给患者的药剂准确、质优、使用合理;另一方面是要提高配发速度,缩短患者等候时间,为患者提供最优质的服务。医疗机构的药学技术人员必须严格执行处方管理制度,认真核查核对,确保发出的药品准确、无误。

（一）调剂概述

调剂(dispensing)指配药,即配方、发药,又称调配处方。

调剂科(室)的主要任务是:①根据医师处方及临床各科室请领单及时配发药品;②监督并协助病区各科室做好药品管理和合理用药;③介绍药品知识和药品供应情况,推荐新药,提供药学咨询服务;④筹划抢救危重患者的用药;⑤严格麻醉药品、精神药品、医疗用毒性药品的管理。

医疗机构药学部的调剂业务分类:按患者种类分为门诊调剂、急诊调剂;按药品性质分为西药调剂和中药调剂。调剂涉及的组织机构有:门诊调剂室(含急诊调剂)、住院部调剂、中药调剂三部分。

为保障患者用药安全,除药品质量原因外,药品一经发出,不得退换。

（二）调剂流程

1. **调剂人员资质要求** 取得药学专业技术职务任职资格的人员方可从事处方调剂工作。尤其是从事处方审核的药学技术人员（以下简称药师），应具有药师以上专业职务任职资格并具有3年及以上门急诊或病区处方调剂工作经验，接受过处方审核相应岗位的专业知识培训并考核合格。

2. **调剂过程** 调剂活动涉及多个部门、科室及不同种类的患者，以门诊调剂为例，调剂过程可分为以下几个步骤，并见图9-2。

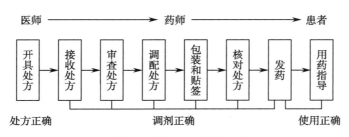

● 图9-2　药品调剂流程示意图

（1）接收处方：从患者或病房护理人员处接收处方或药品请领单。

（2）审查处方：药师应当认真逐项检查处方前记、正文和后记书写是否完整、清晰，并确定处方的合法性。药师应当对处方用药适宜性进行审核，重点审查药品名称、用法、用量、药物配伍变化以及合理用药等。

（3）调配处方：按处方调配药剂或取出药品。

（4）包装和贴标签：包装袋和药瓶标签上应标示患者姓名、药品品名、规格、用法用量等。

（5）核对处方：仔细查对所取的药品与处方药品是否一致，防止差错。

（6）发药：发药时应对患者做解释、交代工作。

3. **处方审核** 在处方调剂过程中，最关键的步骤是药师对处方的审核，因此，药师是处方审核工作的第一责任人。

处方审核常用的临床用药依据包括：国家药品管理相关法律法规和规范性文件，临床诊疗规范、指南，临床路径，药品说明书，国家处方集等。医疗机构应积极推进处方审核信息化，通过信息系统为处方审核提供必要的信息，如电子处方，以及医学相关检查、检验学资料、现病史、既往史、用药史、过敏史等电子病历信息。

药师接收待审核处方，对处方进行合法性、规范性、适应性审核。经审核判定为合理处方，药师在纸质处方上签名或签章、在电子处方上进行电子签名，处方经签名后方可进入收费和调配环节；若经审核判定为不合理处方（包括不规范处方、用药不适宜处方及超常处方），药师应联系处方医师，请其确认或重新开具处方，并再次进入处方审核流程。

（1）合法性审核：主要是对开具处方的医师的资格以及处方权进行审核，尤其对麻醉药品、第一类精神药品、医疗用毒性药品、放射性药品、抗菌药物等处方，应检查是否由具有相应处方权的医师开具。

（2）规范性审核：药师应按照《处方管理办法》《医疗机构处方审核规范》等规范对处方进行审核，如处方是否符合规定的标准和格式，处方医师签名或签章是否备案、电子处方是否有处方医师的电子签名;处方的前记、正文、后记是否符合相关规定,文字表述是否准确、清晰、完整,条目是否规范等。

（3）适宜性审核:除了对处方进行合法性、规范性审核外,还应对处方用药进行适宜性审核,应对西药及中成药处方和中药饮片处方的适宜性分别进行审核。

西药及中成药处方应审核以下内容:①处方用药与诊断是否相符;②规定必须做皮试的药品,是否注明过敏试验及结果的判定;③处方剂量、用法是否正确,单次处方总量是否符合规定;④选用剂型与给药途径是否适宜;⑤是否有重复给药和相互作用情况,包括西药、中成药、中成药与西药、中成药与中药饮片之间是否存在重复给药和有临床意义的相互作用;⑥是否存在配伍禁忌;⑦是否有用药禁忌,儿童、老年人、孕妇及哺乳期妇女、脏器功能不全患者用药是否有禁忌使用的药物,患者用药是否有食物及药物过敏史禁忌证、诊断禁忌证、疾病史禁忌证与性别禁忌证;⑧溶媒的选择、用法用量是否适宜,静脉输注的药品给药速度是否适宜;⑨是否存在其他用药不适宜情况。

中药饮片处方,应当审核以下项目:①中药饮片处方用药与中医诊断(病名和证型)是否相符;②饮片的名称、炮制品选用是否正确,煎法、用法、脚注等是否完整、准确;③毒、麻、贵、细饮片是否按规定开方;④特殊人群如儿童、老年人、孕妇及哺乳期妇女、脏器功能不全患者用药是否有禁忌使用的药物;⑤是否存在其他用药不适宜情况。

经审核后,认为存在用药不适宜时,应告知处方医师,建议其修改或者重新开具处方;发现不合理用药,处方医师不同意修改时,药师应当作好记录并纳入处方点评;发现严重不合理用药或用药错误,应拒绝调配,及时告知处方医师,并记录,按照有关规定报告。

（4）"四查十对"原则:《处方管理办法》明确规定药师调剂处方时必须做到"四查十对",查处方,对科别、姓名、年龄;查药品,对药名、规格、数量、标签;查配伍禁忌,对药品性状、用法用量;查用药合理性,对临床诊断。

4.处方点评制度　处方点评是近年来在中国医院管理系统中发展起来的用药监管模式,是对临床处方进行统计分析,反映医疗机构处方工作的情况,对处方实施动态监测及超常预警,对不合理用药及时予以干预,并为医疗机构管理层进行科学决策提供数据支持,已达到合理用药的目的。

处方点评是根据相关法规、技术规范,对处方的规范性和适宜性进行评价,发现存在或潜在的问题,制定并实施干预和改进措施,促进临床药物合理应用的过程。

在药物与治疗学委员会(组)下建立由医院药学、临床医学、临床微生物学、医疗管理等多学科专家组成处方点评专家组,为处方点评工作提供专业技术咨询;由药学部门成立处方点评工作小组,负责处方点评的具体工作;医疗机构会同医疗管理部门,根据医院诊疗科目、科室设置、技术水平、诊疗量等实际情况,确定具体抽样方法和抽样率;处方点评小组在处方点评工作过程发现不合理处方,应及时通知医疗管理部门和药学部门。

（三）调剂工作模式

1.门(急)诊调剂工作模式　我国各级医疗机构的门(急)诊药房普遍采用窗口型或柜台式双核对调剂模式来完成药品调剂工作。实行窗口发药的配方方法有三种方式,包括独立配方法、流水作业配方法和结合法。

此外,随着医院药学的发展和药师职能的转变,我国部分医疗机构采用柜台式调剂模式。当患者交费后,计算机系统将安排患者到取药柜台,同时调剂中心的药师根据计算机信息将药品调剂后放在规定的柜台前,从而减少了患者候药时间。

2．住院部调剂工作模式　住院部调剂工作不同于门诊调剂,需要将患者所需的药剂定期发送到病区。有三种方式供药:凭处方取药、病区小药柜制、中心摆药制。

《医疗机构药事管理规定》中要求住院(病房)药品调剂室对注射剂按日剂量配发,对口服制剂药品实行单剂量调剂配发。药品单剂量调配系统是一种医疗机构药房协调调配和控制药品的方法,又被称为单位剂量系统,是一种基于单位剂量包装的发药制度。单位剂量发药系统有利于发药向自动化方向发展,现在国内有些大型医院已经采用自动发药机进行发药。

此外,近年来在住院调剂工作方面,医疗机构信息系统(hospital information system,HIS)建立了中央物流传输系统,医疗机构内部药品的领用和退还由物流传输系统完成,成为医疗机构现代化管理的标志之一。

3．中药调剂　中药调剂和西药调剂有着明显的不同。

(1)中药处方特点主要表现在:①组成复杂。处方一般由"君臣佐使"(主药、辅药、佐药、使药)药物组成,所以一张中药处方中多有几种至几十种药材,单味药方则少见。②并开药物。并开是指两味药合在一起开写,如青陈皮(青皮、陈皮)。如果在并开药物的右上方注有"各"字,表示每味药均按处方量称取;如果未注有"各"字,或注有"合"字,则表示每味药称取处方量的半量。③常规用药。指每一种药的习惯用法。如黄芪、党参、当归、甘草等,习惯用生品,医师在处方上未注明"炙""炒"时,一般均按生用发给。④附有脚注。脚注是医师在处方药名右上方或下角提出的简单嘱咐或要求,脚注的内容有:对煎服的要求,如先煎、后下、烊化、包煎、另煎、冲服等,配方时这些药物要单独包装。

(2)中药调剂工作程序:中药处方应付,即中药处方调剂给付,是指调剂人员根据医师处方和传统习惯调配中药处方。根据《国家中医药管理局关于中药饮片处方用名和调剂给付有关问题的通知》,各医疗机构应执行本省(区、市)的中药处方用名与调剂给付的相关规定。没有统一规定的,则应由医疗机构自行制定本单位中药饮片处方用名与调剂给付规定。中药饮片处方用名与调剂给付规定的制定应符合国家有关标准和中医药理论。

中药调剂工作程序的特别之处主要体现在审查处方、调配处方、复核和发药四个过程中。①审查处方。收方后执业药师必须认真审查处方前记、正文、后记各项内容的书写是否符合规范、是否清晰。审查处方药味、剂量、用法,有无字迹模糊不清,以及漏写剂量、重笔药名,特别要注意有无一字之差药味的笔误,是否有并开药名和别名等情况,如发现问题,应及时核对,请处方医师确认;对处方中存在"十八反"、"十九畏"、妊娠禁忌、超常处方等可能引起用药安全问题的处方,应由处方医师确认并签字("双签字")或重新开具处方后才可调配。②调配处方。应按照处方医师处方要求进行调配。调配时,对每味药应按处方先后顺序排列,逐一称量,逐味摆齐;饮片总量分帖,应按称量减重法进行;需要特殊处理的药物,如先煎、后下、包煎、冲服等,必须另包并予以注明;方中如有坚硬块大的根及根茎类药材、果实种子类药材及矿石类、动物骨甲壳类、胶类等药材均应捣碎方可投入;处方上未注明生用者,一般付给炮制品;配方完毕,配方人员需自行核对,全部无误后,根据处方内容填写好中药包装袋,并在处方上签字或盖章,然后将配好的药物与处方一起送给核对发药人员。③复核。是指对调配的药品按处方逐项进行全面细致核对。调配后，必须经过复核方可发药。复核应对调配好的药品有无错味、漏味、多味和掺杂异物，剂数是否相符，每剂药的剂量误差应小于±5%，必要时要复称。还需要审查有无禁忌药物，妊娠禁忌药物，毒麻药有无超量。毒性中药、贵细药品的调配是否得当。对于需特殊煎煮或处理的药味是否单独包装并注明用法等。复核无误后应签字，方可包装药品。复核率应达到100%。④发药。将调配好的中药交给煎药人员或发给患者。给门诊患者发药时还要将煎法、服法、饮食禁忌等向患者交代清楚。

第四节　静脉药物配置管理

一、静脉药物集中调配管理的意义

随着《医疗机构药事管理规定》的执行，我国药学部门为了加强对药品的应用管理，保证患者的输液质量，对肠外营养液、危害药品静脉用药等输注药物进行集中管理、集中配置。这已成为以合理用药为核心的药学服务的重要内容。目前越来越多的医院建立静脉药物调配中心（室）（pharmacy intravenous admixture service，简称PIVAS，又称静脉药物配置中心）。

卫生部办公厅于2010年4月印发了《静脉用药集中调配质量管理规范》和《静脉用药集中调配操作规程》，用以规范静脉药物的调配业务。

静脉用药集中调配（PIVA），是指医疗机构药学部门根据医师处方或用药医嘱，经药师进行适宜性审核，由药学专业技术人员按照无菌操作要求，在洁净环境下对静脉用药物进行加药混合调配，使其成为可供临床直接静脉输注使用的成品输液操作过程。

静脉药物的集中调配的意义：

1. 保障药品配置的质量与静脉用药安全　PIVAS使用按照GMP要求生产的药品，严格控制洁净的配制环境，人员经过专门的培训，严格按照操作规程进行转移、混合，药品的最后使用是在封闭的系统中,大大降低了微生物、热原及微粒污染的概率,最大限度地降低输液反应,能够确保静脉用药安全。

2.促进合理用药可以保障药品配置的质量与静脉用药安全 静脉药物调配中心完全改变了传统的用药方式,医师开具医嘱后到 PIVAS 中心,先由药师核对检查其用药的合理性(包括用药剂量、配伍禁忌、药物浓度、溶媒选择等),然后再严格按照无菌配置技术配置药物。

3.减少药品浪费,降低医疗成本 通过静脉药物配置中心,医疗资源和人力资源相对集中,可以显著减低医疗成本;通过集中化和标准化静脉输液混合药物方案,静脉药物配置中心将药品集中贮存和管理,防止药品流失、变质失效和过期,从而减少浪费。

二、静脉药物配置中心的组成

1.场所和设备 为了保证静脉药物配置质量,PIVAS 要远离各种污染源,并考虑物流运输和人流的便捷,病房 PIVAS 宜选择靠近病房的区域,与病房有直接的室内通道。洁净区采风口设在无污染的相对高处,有防止昆虫和其他动物进入的有效设施。

PIVAS 分区:一般包括摆药区、准备区、缓冲区、更衣区、配置区、计算机办公室、成品区和药物仓库等区域。总体区域设计布局合理,保证合理的工作流程,各功能区域不得相互妨碍,其中药物配置间可根据需要分为静脉营养药物、细胞毒性药物和抗生素等药物及其他药物配置间。辅助区包括普通更衣区、休息区、会议区、冷藏柜、推车存放区、示教区等,淋浴及卫生间等最好设立在中心区域以外。

PIVAS 的空气净化采用层流净化,各区域分别达到。配置中心的核心部分是洁净度达 A 级的配置室,每个配置室放置超净台,每个超净台开启后,操作区域的洁净度达 A 级。

2.人员组成及职责 静脉药物配置中心的工作人员由药师、护士及辅助人员组成。

(1)静脉用药调配中心(室)负责人,应当具有药学专业本科以上学历,本专业中级以上专业技术职务任职资格,有较丰富的实际工作经验,责任心强,有一定管理能力。

(2)负责静脉用药医嘱或处方适宜性审核的人员,应当具有药学专业本科以上学历、5 年以上临床用药或调剂工作经验、药师以上专业技术职务任职资格。

(3)负责摆药、加药混合调配、成品输液核对的人员,应当具有药士以上专业技术职务任职资格。

(4)从事静脉用药集中调配工作的药学专业技术人员,应当接受岗位专业知识培训并经考核合格,定期接受药学专业继续教育。

(5)与静脉用药调配工作相关的人员,每年至少进行一次健康检查,建立健康档案。对患有传染病或者其他可能污染药品的疾病,或患有精神病等其他不宜从事药品调剂工作的,应当调离工作岗位。

3.管理模式 根据卫生部 2011 年 1 月 30 日颁布的《医疗机构药事管理规定》,PIVAS 属于药剂科工作职责范围。PIVAS 应当符合《静脉用药集中调配质量管理规范》,由所在地设区的市级以上卫生行政部门组织技术审核、验收,合格后方可集中调配用药。同时要报省级卫生行政部门备案。

在我国，PIVAS现存在四种管理模式，这四种管理模式在运行中呈现不同的特点。①药护分管理型：药剂科和护理部共同管理。药剂科，护理部分别安排各自的人员和工作。特点是易与临床护理组沟通协调。但由于药剂科、护理部沿袭的工作方式、方法不同，看问题的角度不一致，工作中难免产生较大的分歧，这要求领导有较高的协调能力。②全权委托型：由药剂科全权统筹安排人员和管理。特点是工作和谐统一，整体感、全局观强。学科发展有前瞻性规划，但往往忽略了护理人员业务水平的提高。此种模式较适用于小型静脉药物配置中心。③以药为主型：由药剂科负责日常工作管理，护理部负责护理人员的人事管理与分配。此种模式介于前两种管理模式之间，是向全方位管理模式转换前的过渡形式。④独立管理型：将PIVAS建设成一个新的独立科室，管理更便捷，管理效果更理想。

第五节　中药临方炮制业务管理

一、临方炮制概念

中药饮片的临方炮制，指医师开具处方时，根据药物性能和治疗需要，要求中药店或医院中药房的调剂人员按医嘱临时将生品中药饮片进行炮制操作的过程，简称"临方炮制"。

中药店和医院中药房配方使用的中药饮片，大都是由中药饮片厂供应，属于"常规炮制"，但有的炮制品种则无法供应，只能根据治疗需要由中药店或医院中药房根据医嘱临方炮制。临方炮制解决了中医药临床实践中，对用量极少且品种或规格市场无供应的饮片、临用时必须捣碎的饮片、必须鲜药入药的饮片的需求问题，提高了中医药的临床疗效。

在中医院诊断治疗过程中，临方炮制具有重要意义，也是大部分中医院目前普遍应用的一种方法。它是中药炮制的一个组成部分，是确保中药临床应用的有效性和安全性的重要环节。

二、临方炮制的目的

临方炮制有利于保存药性，便于中药饮片的储存调剂、鉴别、有利于煎出有效成分，提高煎药质量发挥药物疗效。

1. 除去杂质和非药用部分，或分开不同的药用部分，使药材清洁纯净。
2. 易于粉碎，便于配方、制剂和发挥药材有效成分的作用。
3. 降低或消除药材的毒性或副作用。如制草乌、醋制芫花，可使毒性降低。
4. 转变药材性能。如生地黄味甘、性寒，清热凉血。熟地黄味甘微苦、性微温，滋阴补血。
5. 增强药材的疗效或引药归经。
6. 矫正臭味。动物类和其他具有特殊臭味的药材，通过炮制可以使气味有所改善。
7. 便于贮藏，保存药效。

三、临方炮制方法

炮炙应取净药材或切制品进行加热或与辅料共同加热处理。所用辅料用量和操作方法,必须符合本地区《中药炮制规范》的规定,才能保证配方质量,确保患者用药安全有效。除另有规定外,常用的方法和要求如下:

1. 炒 炒制时应注意加热的温度(通常称"文火""文武火"和"武火")、炒制时间和炒制程度的要求,炒时应火力均匀并不断翻动勿使受热不均。炒包括清炒、炒黄、炒焦、麸炒、米炒等。

2. 水火共制

(1)煮:取净药材或切制品,照该品炮制项下的规定,加水或规定辅料,拌匀煮至吸干或药材透心时取出、干燥。煮能消除毒性、刺激性和涩味,减少副作用,改变药材性能。毒剧药材煮制后,除另有规定外应弃去剩余的汁液。

(2)蒸:取净药材或切制品照该品炮制项下之规定,加入辅料拌匀或不加辅料,置于适当容器内,蒸至透心或规定程度时,取出,干燥。蒸能改变药效,消除或降低副作用。

(3)炖:取净药材或切制品,照该品炮制项下的规定,加入液体辅料,置适宜的密闭容器内隔水加热或用蒸汽加热至透或辅料吸尽时,取出,干燥。炖能转变药性。

3. 炙

(1)蜜炙:取净蜂蜜置锅内炼熟(或加适量开水稀释)加入净药材或切制品,用文火拌炒至不粘手或规定程度时,取出放凉。亦可先取炼蜜或蜜水与药材拌匀,稍闷后再炒。蜜炙取其增强滋补润燥之效,并有矫臭矫味作用。

(2)酒炙:一般用黄酒,除另有规定用白酒外,加等量水稀释后使用。酒炙能增加行气活血和提升的功效。酒炒,取净药材或切制品加黄酒拌匀、稍闷、置锅内用文火炒至规定程度。酒制,取净药材或切制品加黄酒,照炖法或蒸法制备。

(3)醋炙:均用食用醋。醋炙能引药入肝经,有收敛消积聚,止痛作用或降低毒性。醋炒,取净药材或切制品,加醋拌匀、稍闷,置锅内炒至规定程度,取出,放凉。醋制,取净药材或切制品加醋,照煮或蒸法制备。

(4)盐水炙(盐炒):先将食盐加适量水溶解,与药材拌匀后炒干或先将药材炒至一定程度时喷淋盐水炒干或至规定程度,取出,放凉。盐制能引药入肾,增强治疗效果。

(5)姜汁炙(姜制):先将生姜捣碎,加水适量,压榨取汁,姜渣再捣,加水榨汁,合并姜汁。或用于姜捣碎后加水适量,煎煮二次取汁。取净药材或切制品加姜汁拌匀。置锅内用文火炒至姜汁吸尽或至规定程度,取出,晾干。姜汁炙能增强药材温中散寒,祛痰止呕功效,并能消除药材毒性。

4. 油炙 取食用植物油,置锅内加热,再加入净药材或切制品,炸至酥脆或规定程度,捞出,沥尽油,放凉。油炙能使药材酥脆,易于粉碎。

5. 烫 常用的辅料为洁净的河砂、蛤粉或滑石粉。用过的辅料可继续使用。取河砂或蛤粉、滑石粉置锅内炒烫,再加入净药材或切制品同炒至规定程度时,筛去辅料,放凉。烫制温度较高而受热均匀,能使骨质、甲壳等质地坚硬的药材或胶类药材松脆,易于煎煮或粉碎并可矫正臭气。烫后再淬者照煅法项下淬制。

6. 制炭　须存性，防止灰化。制炭能增强药材止血作用。

（1）炒炭：取净药材或切制品，置锅内用武火炒至表面焦黑色，内部焦黄色或至规定程度时，取出摊开，酌情喷淋清水，以灭火星，晾干。

（2）焖炭：取净药材或切制品，置锅内并以略小的铁锅盖严，用泥密封，煅透存性或至规定程度放凉后，取出。焖煅时不得漏气，并在盖锅脐上放少量米或贴白纸观察，至米或纸呈深黄色时表示煅透。

7. 煅淬　取净药材，置无烟的炉火上或砸成小块，置煅锅内，煅至红透，取出，放凉或煅红透后，趁热投入规定的液体辅料中淬酥。一次煅淬未酥透的药材，应反复煅淬至酥透为止，取出，干燥，打碎或碾粉。辅料有醋、酒等。药物通过煅制，便于粉碎和煎出，增强疗效，并能去污消毒，除去杂质。

8. 制霜　系种仁类药材去油制散剂的方法。取净药材碾成细粉或捣烂如泥，用粗纸包裹数层，用重物压榨去油，并换纸数次，至纸不显油迹，药材能松散成粉或用机器榨去油。制霜能降低药材峻烈性能或恶心呕吐的副作用。

9. 两味同炒　两味药同炒，如吴茱萸炒黄连，小茴香炒当归。

10. 其他　比如切片、捣碎、碾粉、去壳等简单的临方炮制。

第六节　医疗机构制剂概述

一、医疗机构制剂注册管理

为加强医疗机构制剂的管理，规范医疗机构制剂的申报与审批，根据《药品管理法》和《药品管理法实施条例》，制定《医疗机构制剂注册管理办法（试行）》，于 2005 年 3 月经国家食品药品监督管理局局务会审议通过，自 2005 年 8 月 1 日起施行。

（一）申报与审批

申请人应当填写"医疗机构制剂注册申请表"，向所在地省级药品监督管理部门或者其委托的设区的市级药品监督管理机构提出申请，并报送有关资料和制剂样品。相关部门对申报资料进行形式审查，符合要求的予以受理。受理后 10 日内组织现场考察，抽取连续 3 批检验用样品，通知指定的药品检验所。市级药品监督管理机构完成审查受理工作后须将相关资料报送省级药品监督管理部门。

药品检验所 40 日内完成样品检验和质量标准技术复核，出具检验报告书及标准复核意见，报送省级药品监督管理部门。省级药品监督管理部门应当在收到全部资料后 40 日内组织完成技术审评，符合规定的，发给"医疗机构制剂临床研究批件"，准许临床研究。申请人完成临床研究后，向省级药品监督管理部门或者其委托的设区的市级药品监督管理机构报送临床研究总结资料。

省级药品监督管理部门收到全部申报资料后 40 日内组织完成技术审评，做出是否准予许可的决定。符合规定的,10日内向申请人核发"医疗机构制剂注册批件"及制剂批准文号,同时报国家药品监督管理局备案。

医疗机构制剂批准文号的格式为:X 药制字 H(Z)+4 位年号 +4 位流水号,其中 X 代表省、自治区、直辖市简称,H 代表化学制剂,Z 代表中药制剂。

传统中药制剂备案号格式为:X 药制字 Z+4 位年号 +4 位顺序号 +3 位变更顺序号(首次备案 3 位变更顺序号为 000)。X 为省份简称。

此外,有下列情形之一的,不得作为医疗机构制剂注册申报:

1. 市场上已有供应的品种。

2. 含有未经国家药品监督管理局批准的活性成分的品种。

3. 除变态反应原外的生物制品。

4. 中药注射剂。

5. 中药、化学药组成的复方制剂。

6. 麻醉药品、精神药品、医疗用毒性药品(含毒性药材的中药复方制剂除外)、放射性药品。

7. 其他不符合国家有关规定的制剂。

(二)补充申请与再注册

需要变更的,申请人应当提出补充申请并报送相关资料,经批准后方可执行。医疗机构制剂批准文号有效期为 3 年。有效期届满需要继续配制的,申请人应当在有效期届满前 3 个月按照原申请配制程序提出再注册申请,并报送有关资料。

此外,有下列情形之一的,省级药品监督管理部门不予批准再注册,并注销制剂批准文号:

1. 市场上已有供应的品种。

2. 按照本办法应予以撤销批准文号的。

3. 未在规定时间内提出再注册申请的。

4. 其他不符合规定的。

二、医疗机构制剂配制监督管理

为加强医疗机构制剂配制的监督管理,国家食品药品监督管理局根据《药品管理法》和《药品管理法实施条例》,于 2005 年 4 月 14 日颁布了《医疗机构制剂配制监督管理办法(试行)》。医疗机构制剂配制监督管理是指药品监督管理部门依法对医疗机构制剂配制条件和配制过程等进行审查、许可、检查的监督管理活动。国家药品监督管理局负责全国医疗机构制剂配制的监督管理工作。省级药品监督管理部门负责本辖区医疗机构制剂配制的监督管理工作。

《药品管理法》第七十四条规定医疗机构配制制剂,应当经所在地省、自治区、直辖市人民政府药品监督管理部门批准,取得医疗机构制剂许可证。无医疗机构制剂许可证的,不得配制制剂。医疗机构制剂许可证应当标明有效期,到期重新审查发证。

（一）医疗机构制剂许可

医疗机构设立制剂室，应当向所在地省级卫生行政部门提出申请，经审核同意后向所在地省级药品监督管理部门提交相关材料，省级药品监督管理部门应当自收到申请之日起 30 个工作日内，按照《医疗机构制剂许可证验收标准》组织验收。验收合格的，予以批准，并自批准决定做出之日起 10 个工作日内向申请人核发医疗机构制剂许可证，同时将有关情况报国家药品监督管理局备案；验收不合格的，做出不予批准的决定，书面通知申请人并说明理由，同时告知申请人享有依法申请行政复议或者提起行政诉讼的权利。

（二）医疗机构制剂许可证管理

医疗机构制剂许可证是医疗机构配制制剂的法定凭证，有效期为 5 年，分正本和副本，正、副本具有同等法律效力。医疗机构制剂许可证应当载明证号、医疗机构名称、医疗机构类别、法定代表人、制剂室负责人、配制范围、注册地址、配制地址、发证机关、发证日期、有效期限等项目。任何单位和个人都不得伪造、变造、买卖、出租、出借医疗机构制剂许可证。

医疗机构制剂许可证有效期届满需要继续配制制剂的，医疗机构应当在有效期届满前 6 个月，向原发证机关申请换发医疗机构制剂许可证；医疗机构终止配制制剂或者关闭的，由原发证机关缴销医疗机构制剂许可证，同时报国家药品监督管理局备案。

医疗机构制剂许可证变更分为许可事项变更和登记事项变更。许可事项变更是指制剂室负责人、配制地址、配制范围的变更。登记事项变更是指医疗机构名称、医疗机构类别、法定代表人、注册地址等事项的变更。变更许可事项的，需在许可事项发生变更前 30 日，向原审核、批准机关申请变更登记。变更登记事项的，应当在有关部门核准变更后 30 日内，向原发证机关申请医疗机构制剂许可证变更登记。

（三）监督检查

监督检查的主要内容是医疗机构执行《医疗机构制剂配制质量管理规范（试行）》的情况、医疗机构制剂许可证换发的现场检查以及日常监督检查。

国家药品监督管理局可以根据需要组织对医疗机构制剂配制进行监督检查，同时对省级药品监督管理部门的监督检查工作情况进行监督和抽查。省级药品监督管理部门负责本辖区内医疗机构制剂配制的监督检查工作。监督检查完成后，药品监督管理部门在医疗机构制剂许可证副本上载明检查情况，并记载以下内容：

1. 检查结论。

2. 配制的制剂是否发生重大质量事故，是否有不合格制剂受到药品质量公报通告。

3. 制剂室是否有违法配制行为及查处情况。

4. 制剂室当年是否无配制制剂行为。

此外，医疗机构制剂配制发生重大质量事故时，必须立即报所在地省级药品监督管理部门和有关部门，省级药品监督管理部门应当在 24 小时内报国家药品监督管理局。

第七节 医疗机构制剂配制质量管理

医疗机构制剂有其特殊性，比如使用量不定、规模小、储存时间短、针对性强、临床必需等，是药品生产企业所无法代替的，但是医疗机构配制制剂也是一种药品生产过程，应当按照药品生产企业进行管理，按照GMP的要求进行规范。根据《药品管理法》和《药品管理法实施条例》，参照GMP的基本原则，国家药品监督管理局于2001年颁布了《医疗机构制剂配制质量管理规范（试行）》，是医疗机构制剂配制和质量管理的基本准则，适用于制剂配制的全过程。主要包括机构与人员、环境与设施、设备、配制管理、质量管理、使用管理等。

一、机构与人员

《医疗机构制剂配制质量管理规范（试行）》要求医疗机构制剂配制应在药剂部门设制剂室、药检室和质量管理组织，并要求配备具有相应素质及相应数量的专业技术人员。《医疗机构制剂配制质量管理规范（试行）》对医疗机构制剂配制的机构与人员要求如下：

1. 医疗机构负责人要对《医疗机构制剂配制质量管理规范（试行）》（以下简称《规范》）的实施及制剂质量负责。

2. 医疗机构制剂配制应在药剂部门设制剂室、药检室和质量管理组织。

3. 制剂室和药检室的负责人应具有大专以上药学或相关专业学历，具有相应管理的实践经验，有对工作中出现的问题做出正确判断和处理的能力，制剂室和药检室的负责人不得互相兼任。

4. 从事制剂配制操作及药检人员，应经专业技术培训，具有基础理论知识和实际操作技能。此外凡有特殊要求的制剂配制操作和药检人员还应经过相应的专业技术培训。

5. 凡从事制剂配制工作的人员均应熟悉本《规范》，并应通过本《规范》培训与考核。

二、房屋与设施、设备、物料、卫生、文件

1. 房屋与设施　包括：①为保证制剂质量，制剂室应远离各种污染源，并有防止污染物进入的有效设施，还应设工作人员更衣室；有防止污染的卫生措施和卫生管理制度，并由专人负责。②各工作间应按制剂工序和空气洁净度级别要求合理布局；配制、分装与贴签、包装要分开；内服制剂与外用制剂要分开；无菌制剂与其他制剂也要分开。③各种制剂应根据剂型的需要，工序合理衔接，设置不同的操作间，按工序划分操作岗位。中药材的前处理、提取、浓缩等必须与其后续工序严格分开，并有有效的除尘、排风设施。④制剂室具有与所配制剂相适应的物料、成品等库房，并有通风、防潮等设施。⑤制剂室在设计和施工时，应考虑在使用时便于进行清洁工作。⑥根据制剂工艺要求，划分空气洁净度级别，洁净室（区）应有足够照度。⑦实验动物房要远离制剂室。

2. 设备　包括：①制剂配制和检验应有与所配制制剂品种相适应的设备、设施与仪器；②设

备的选型与安装应符合制剂配制要求,易于清洗、消毒或灭菌,便于操作、维修、保养,能防止差错和减少污染;③纯化水、注射用水的制备、储存和分配应能防止微生物的滋生和污染;④储罐和输送管道所用材料应无毒、耐腐蚀;⑤管道的设计和安装应避免死角、盲管,并应由专人管理,定期维修、保养,并做好记录;⑥与药品直接接触的设备表面要光洁、平整、易清洗、易消毒、耐腐蚀,不与药品发生化学反应或吸附药品。设备所用的润滑剂和冷却剂等不得对药品和容器造成污染。

3. 物料　制剂配制所用物料的购入、储存、发放与使用等应制定相应的管理制度。所用物料应符合药用要求,不得对制剂质量产生不良影响。制剂配制所用的中药材应按质量标准购入,合理储存与保管。各种物料要严格管理,合格物料、待验物料及不合格物料应分别存放,并有易于识别的明显标志;不合格物料,应及时处理。各种物料应按其性能与用途合理存放,对温度、湿度等有特殊要求的物料,应按规定条件储存;挥发性物料的存放,注意避免污染其他物料;各种物料不得露天存放。物料应按照规定的使用期限储存,储存期内如有特殊情况应及时检验。制剂的标签、使用说明书必须与药品监督管理部门批准的内容、式样、文字相一致,不得随意更改;应专柜存放,专人保管,不得流失。

4. 卫生　所有工作区域应严格注重卫生管理,工作人员要进行定期体检,严格卫生管理制度。

5. 文件　制剂室应具有的文件包括:①医疗机构制剂许可证及申报文件、验收、整改记录;②制剂品种申报及批准文件;③制剂室年检、抽验及监督检查文件及记录。

制剂室应有的制度和记录包括:①制剂室操作间、设施和设备的使用、维护、保养等制度和记录;②物料的验收、配制操作、检验、发放、成品分发和使用部门及患者的反馈、投诉等制度和记录;③配制返工、不合格品管理、物料退库、报损、特殊情况处理等制度和记录;④留样观察制度和记录;⑤制剂室内外环境、设备、人员等卫生管理制度和记录;⑥《医疗机构制剂配制质量管理规范(试行)》和专业技术培训的制度和记录。

制剂配制管理文件包括:①配制规程;②标准操作规程;③配制记录(制剂单)。

配制制剂质量管理文件包括:①物料、半成品、成品的质量标准和检验操作规程;②制剂质量稳定性考察记录;③检验记录。

有关配制记录和质量检验记录应完整归档,至少保存2年备查。

三、配制、质量及使用管理

医疗机构制剂也是药品,其质量特征必须与药品相一致,应对其实施质量管理的全过程。制剂室按照操作规范配制制剂,药品检验室进行与制剂质量相关的质量检验,医疗机构制剂室应有配制管理、质量管理的各项制度和记录。

(一) 配制管理

配制制剂必须有处方、配制规程和检验方法。配制规程和标准操作规程不得任意修改,如需修改时必须按制定时的程序办理修订、审批手续。

在同一配制周期中制备出来的一定数量常规配制的制剂为一批,一批制剂在规定限度内具有同一性质和质量,每批制剂均应编制批号,并应按投入和产出的物料平衡进行检查,如有显著差异,必须查明原因,在得出合理解释、确认无潜在质量事故后,方可按正常程序处理。

为防止制剂被污染和混淆,配制操作应采取下列措施:每次配制后应清场,并填写清场记录;每次配制前应确认无遗留物;不同制剂(包括同一制剂的不同规格)的配制操作不得在同一操作间同时进行,如确实无法避免时,必须在不同的操作台配制,并应采取防止污染和混淆的措施;在配制过程中应防止称量、过筛、粉碎等可能造成粉末飞散而引起的交叉污染;配制过程中使用的容器须标明物料名称、批号、状态及数量等标志,并保持清洁、准确。配制内服、外用、毒性药品的量具、容器应严格分开。

每批制剂均应保留一份配制过程各个环节的完整记录。操作人员及时填写记录,填写字迹清晰、内容真实、数据完整,并由操作人、复核人及清场人签字。记录应保持整洁,不得撕毁和任意涂改。需要更改时,更改人应在更改处签字,并需使被更改部分可以辨认。

此外,新制剂的配制工艺及主要设备应按验证方案进行验证。当影响制剂质量的主要因素,如配制工艺、主要原辅料、主要配制设备等发生改变时以及配制一定周期后,应进行再验证。所有验证记录应归档保存。

(二)质量管理与自检

医疗机构配制制剂过程中质量管理组织主要负责制剂配制全过程的质量管理,并应定期组织自检。自检应按预定的程序,按规定的内容进行检查。自检应有记录并写出自检报告,包括评价及改进措施等。制剂配制过程中的检验由药检室负责。

药检室负责制剂配制全过程的检验,其主要职责是:①制定和修订物料、中间品和成品的内控标准和检验操作规程,制定取样和留样制度;②制定检验用设备、仪器、试剂、试液、标准品(或参考品)、滴定液与培养基及实验动物等管理办法;③对物料、中间品和成品进行取样、检验、留样,并出具检验报告;④监测洁净室(区)的微生物数和尘粒数;⑤评价原料、中间品及成品的质量稳定性,为确定物料储存期和制剂有效期提供数据;⑥制定药检室人员的职责。

(三)使用管理

医疗机构制剂应按药品监督管理部门制定的原则并结合剂型特点、原料药的稳定性和制剂稳定性试验结果规定使用期限。制剂配发必须有完整的记录或凭据。内容包括:领用部门、制剂名称、批号、规格、数量等。制剂在使用过程中出现质量问题时,制剂质量管理组织应及时进行处理,出现质量问题的制剂应立即收回,并填写收回记录。收回记录应包括:制剂名称、批号、规格、数量、收回部门、收回原因、处理意见及日期等。

制剂使用过程中发现的不良反应,应按《药品不良反应监测管理办法》的规定予以记录,填表上报。保留病历和有关检验、检查报告单等原始记录至少1年备查。

此外,医疗机构制剂一般不得调剂使用。但发生灾情、疫情、突发事件或者临床急需而市场没有供应时,需要调剂使用的,属省级辖区内医疗机构制剂调剂的,必须经所在地省、自治区、直辖市药品监督管理部门批准;属国家药品监督管理局规定的特殊制剂以及省、自治区、直辖市之间医疗机构制剂调剂的,必须经国家药品监督管理局批准。申请时按要求说明使用的理由、期限、数量和范围。

第八节　中药煎药业务管理

国家中医药管理局 2009 年 3 月 16 日公布了《医疗机构中药煎药室管理规范》,对设施与设备、人员、煎药操作方法提出来要求,并指出煎药室应当由药剂部门统一管理。

一、基本设施建设

《医疗机构中药煎药室管理规范》对中药煎药的设施要求如下:

1. 中药煎药室(以下称煎药室)应当远离各种污染源,周围的地面、路面、植被等应当避免对煎药造成污染。

2. 煎药室的房屋和面积应当根据本医疗机构的规模和煎药量合理配置。工作区和生活区应当分开,工作区内应当设有储藏(药)、准备、煎煮、清洗等功能区域。

3. 煎药室应当宽敞、明亮,地面、墙面、屋顶应当平整、洁净、无污染、易清洁,应当有有效的通风、除尘、防积水以及消防等设施,各种管道、灯具、风口以及其他设施应当避免出现不易清洁的部位。

4. 煎药室应当配备完善的煎药设备设施,并根据实际需要配备储药设施、冷藏设施以及量杯(筒)、过滤装置、计时器、贮药容器、药瓶架等。

5. 煎药工作台面应当平整、洁净。煎药容器应当以陶瓷、不锈钢、铜等材料制作的器皿为宜,禁用铁制等易腐蚀器皿。储药容器应当做到防尘、防霉、防虫、防鼠、防污染。用前应当严格消毒,用后应当及时清洗。

二、煎药操作规程

1. 煎药人员收到待煎药时应核对处方药味、剂量、数量及质量,查看是否有需要特殊处理的饮片,如发现疑问及时与医师或调剂人员联系,确认无误后方可煎煮。

2. 煎药应当使用符合国家卫生标准的饮用水。待煎药物应当先行浸泡,浸泡时间一般不少于 30 分钟,使药材充分吸收水分。但不宜使用 60℃以上的热水浸泡饮片。加水量多少受饮片的质量、质地等影响,一般用水量以高出药面 2~5cm 为宜,第二次煎煮则应酌减。用于小儿内服的汤剂可适当减少用水量。

3. 群药按一般煎药法煎煮,需特殊煎煮的饮片则按特殊方法处理。煎药过程中要搅拌药料 2~3 次。搅拌药料的用具应当以陶瓷、不锈钢、铜等材料制作的棍棒为宜,搅拌完一药料后应当清洗再搅拌下一药料。若已煎干或煎煳则应另取饮片重新煎煮。

4. 煎煮用火应遵循"先武后文"的原则,减少水分蒸发,以利于中药成分的煎出。

5. 煎药时间的长短,常与加水量、火力、药物吸水能力及治疗作用有关。中药煎煮一般分为一煎、二煎。一般药一煎沸后煎 20~25 分钟为宜,二煎药沸后煎 15~20 分钟为宜;解表药一般沸后煎 10~15 分钟为宜,二煎沸后煎 5~10 分钟为宜;而滋补药一般沸后煎 30 分钟为宜,二煎沸后煎 20 分钟为宜。

6. 每剂药煎好后,应趁热及时滤出煎液,以免因温度降低影响煎液的滤出及有效成分的含量。滤药时应压榨药渣,使药液尽量滤净。将两煎药汁混合后再分装。

7. 煎药量应当根据儿童和成人分别确定。儿童每剂一般煎至 100~300ml,成人每剂一般煎至 400~600ml,一般每剂按两份等量分装,或遵医嘱。

8. 核对煎药袋内的姓名、取药号、药味、质量及煎煮方法等,复核无误后,即可签字发出。

三、质量、技术基本要求

1. 药渣煎透度,做到三无(无糊状块、无白心、无硬心),合格率≥90%。

2. 药汁浓度,做到汁浓味厚,合格率≥90%。

3. 住院患者对中药汤剂质量满意率≥95%。

4. 煎药时应当防止药液溢出、煎干或煮焦,煎干或煮焦者禁止药用。

5. 应当在常压状态煎煮药物,煎药温度一般不超过 100℃。

6. 煎出的药液量应当与方剂的剂量相符,分装剂量应当均匀。

四、中药煎煮注意事项

1. 煎药器皿 一定是以化学性质稳定,不宜与所煎之药起化学变化为前提。可选择砂锅、瓦罐、搪瓷罐、耐高温玻璃器皿、不锈钢器皿等。切忌使用铁、铝制等易腐蚀器皿。

2. 煎煮用水 宜使用自来水、甜井水、蒸馏水等无污染的饮用水,忌用反复煮过的水、保温瓶中的隔夜水及被污染的水,以水质洁净新鲜为好。

3. 煎药室 应保持洁净,保证安全,注意防火、防毒、防煤气中毒等。

4. 特殊煎药方法

(1)先煎:先煎的目的是延长中药的煎煮时间,使中药难溶性成分充分煎出。一般来说,需先煎的饮片,经武火煮沸后文火煎煮 10~20 分钟后再与用水浸泡过的其他中药合并煎煮。需要先煎的中药如下。

1)矿物、动物骨甲类饮片。因其质地坚硬,有效成分不易煎出,故应打碎先煎 20 分钟,方可与其他中药同煎。如生蛤壳、生龙骨、自然铜等。

2)某些有毒饮片。一般应先煎 1~2 小时达到降低毒性或消除毒性的目的。如生川乌、生草乌或制附子,经 1~2 小时的煎煮后,可使乌头碱分解为乌头次碱,进而分解为乌头原碱,使毒性大为降低。

(2)后下:后下的目的是缩短中药的煎煮时间,减少中药因煎煮时间过长所造成的成分散失。一般来说,在群药即将煎至预定量时,放入需后下的饮片再煮 5~10 分钟即可。需要后下的中药如下。

1)气味芳香类饮片。因其含挥发性成分,故不宜煎煮时间过久,以免有效成分散失,一般在其他群药煎好前5～10分钟入煎即可。如薄荷、砂仁、红花、藿香、金银花等。

2）久煎后有效成分易被破坏的饮片。一般在其他群药煎好前5～10分钟入煎即可。如钩藤、苦杏仁、徐长卿、生大黄、番泻叶等。

（3）包煎：包煎是把需包煎的饮片装在用棉纱制成的布袋中，扎紧袋口后与群药共同煎煮。需要包煎的中药如下。

1）含淀粉、黏液质较多的饮片。包煎后可避免在煎煮过程中黏糊锅底。如车前子、葶苈子等。

2）富含绒毛的饮片。包煎后可避免脱落的绒毛混入煎液后，刺激咽喉引起咳嗽，如旋覆花、枇杷叶等。

3）花粉、种子等微小饮片。因总表面积大，疏水性强，故需包煎，以免因其漂浮而影响有效成分的煎出。如蒲黄、海金沙、葛粉、滑石粉等。

（4）烊化：胶类中药不宜与群药同煎，以免因煎液黏稠而影响其他中药成分的煎出或结底糊化。可将此类中药置于已煎好的药液中加热溶化后一起服用。也可将此类中药置于容器内，加适量水，加热溶化或隔水炖化后，再兑入群药煎液中混匀分服。如阿胶、鳖甲胶、鹿角胶、龟鹿二仙胶等。

（5）另煎：一些贵重中药饮片，为使其成分充分煎出，减少其成分被其他药渣吸附引起损失，需先用另器单独煎煮取汁后，再将渣并入其他群药合煎，然后将前后煎煮的不同药液混匀后分服。如人参、西洋参、西红花等质地较疏松者，通常需另煎30～40分钟。而羚羊角、水牛角等质地坚硬者，则应单独煎煮2～3小时。

（6）兑服：对于液体中药，放置其他药中煎煮，往往会影响其成分，故应待其他药物煎煮去渣取汁后，再行兑入服用，如黄酒、竹沥水、鲜藕汁、姜汁、梨汁、蜂蜜等。

（7）冲服：一些用量少，贵细中药宜先研成粉末再用群药的煎液冲服，避免因与他药同煎而导致其成分被药渣吸附而影响药效。如沉香、金钱白花蛇、血竭、全蝎等。

（8）煎汤代水：对于质地松泡、用量较大，或泥土类不易滤净药渣的中药，可先煎15～25分钟，去渣取汁，再与其他中药同煎，如葫芦壳、灶心土、玉米须、灶心土等。

五、管理制度

1. 煎药室应当由药剂部门统一管理，应有专人负责煎药室的组织协调与管理。

2. 药剂部门应当根据实际情况制定煎药室工作制度和相关设备的标准化操作程序，并装订成册，严格执行。

3. 煎药人员在领药、煎药、装药、送药、发药时应当认真核对处方有关内容，建立收发记录。

4. 急煎药物应在2小时内完成，并建立急煎制度和记录。

5. 煎药设备设施、容器应确保清洁，并设置清洁规程和每日清洁记录。

6. 传染病患者的盛药器具原则上应当使用一次性用品，用后按照医疗废物进行管理和处置。或者固定专人使用，且严格消毒，防止交叉污染。

7. 药剂科负责人应当定期对煎药工作进行评估、检查，征求医护人员和患者意见，建立质量控制、监测档案。

1. 学习内容

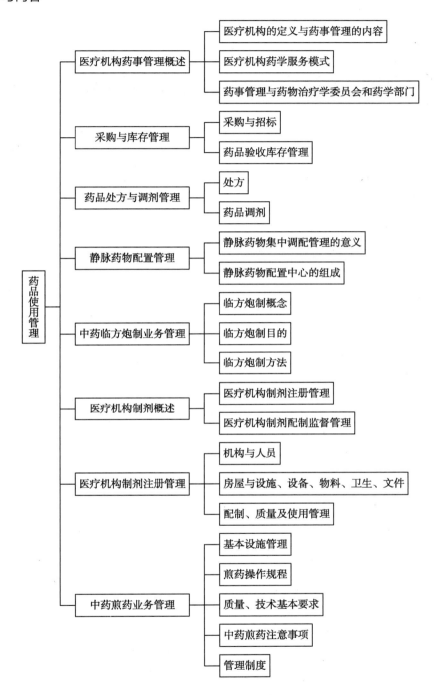

2. 学习方法

药品使用是药品流通的终端,是实现药品最终目的的关键环节。医疗机构是药品使用环节的主体,通过理论讲授、课堂讨论、实地参观等方法,学生可学习到医疗机构的药品管理和处方调剂、药品招标与采购、医疗机构的调剂和药品管理、静脉药物配置、中药临方炮制管理以及医疗机构制剂及煎药等内容,重点掌握调剂业务及处方管理、药品库存管理、中药临方炮制管理、医疗机构制剂管理等知识。熟悉医疗机构组织机构管理，静脉药物配置，医疗机构制剂的许可、注册、监督管理等内容，熟悉中药临方炮制管理，医疗机构制剂配制对机构与人员、环境及设备设施、配置、质量及使用管理的要求，了解医疗机构药品招标与采购的要求，开展中药煎药业务需要的条件以及煎煮程序和特殊煎药方法。

需要在理解的基础上进行记忆，实地参观可以帮助记忆。

复习思考题

1. 什么是医疗机构？简述医疗机构药师的工作职责？

2. 医疗机构药品库存管理有哪些要求？

3. 处方的定义？处方的组成？门诊处方调剂与住院部处方调剂有何不同？处方适宜性审核的内容？处方的"四查十对"的主要内容有哪些？

4. 何谓中药临方炮制？其目的和常用方法有哪些？

5. 医疗机构制剂的范围是什么？

6. 有哪些情形不得作为医疗机构制剂注册申报？

7. 医疗机构在配制制剂时，为防止制剂被污染和混淆，对配制操作有哪些具体要求？

8. 特殊药物的煎煮方法有哪些？请举例说明。

第九章同步练习

（雷志钧　王英姿　王红芳）

第十章　药品上市后监督管理

学习目的

通过学习药品上市后监督管理、药品不良反应监测管理和药品召回的主要内容，使学生在药品研制、注册、生产、流通、使用等环节学习中树立药品全生命周期监督管理意识，全面认识药品上市后监督对于促进药品安全、有效、合理使用的重要意义。

学习要点

药品上市后监督管理的概念，药品上市后再评价的内容，我国药品上市后再评价的实施现状，药品不良反应的相关概念、报告和监测程序，药品不良反应监测制度发展情况，药品召回的概念和程序。

第一节 药品上市后监督管理概述

一、药品上市后监督管理的概念与意义

（一）药品上市后监督管理

根据药品是否上市，药品监督管理可分为药品上市前监督管理和药品上市后监督管理（post-marketing drug administration）。药品上市后监督管理是药品监督管理部门依法对上市后药品的研究、生产、流通、使用、信息等环节有关事项进行监督和管理，以保证药品质量，保障人体用药安全有效，维护公众用药合法权益。而药品上市后监督管理的重要依据就是药品上市后再评价（post-marketing drug reevaluation）结果。

（二）药品上市后再评价的意义

> **知识拓展**
>
> **"沙利度胺"事件的启示**
>
> 沙利度胺，俗称"反应停"，1957年在联邦德国、英国等国家上市，主要用于镇静安眠和预防妊娠性呕吐。1960—1961年，联邦德国爆发了短肢畸胎（又称为"海豹胎儿"）事件。之后，该事件引起了制药企业、卫生主管部门、医师、媒体等的广泛注意。1962年，联邦德国政府成立调查委员会，经临床和流行病学的系统研究，证实了孕妇妊娠期间服用"反应停"导致胎儿发生短肢畸形。1963年，"反应停"正式退市。反应停事件的发生，促使美国国会通过了《Kefauver-Harris 修正案》，首次要求制造商在新药上市前必须向 FDA 提供临床试验证明药品的安全性和有效性。1968年，英国建立药品安全委员会。同年，世界卫生组织制订了国际药物监测合作计划，收集和交流药品不良反应报告。1965年，以色列医师尝试将沙利度胺用于因麻风性皮肤结节红斑疼痛而长期失眠的患者时，意外发现该药可以有效地减轻麻风性皮肤结节红斑患者的皮肤症状。1992年，科学家发现该药能减少机体肿瘤坏死因子 -α（TNF-α）的合成。1998年7月，美国 FDA 批准将沙利度胺用于麻风病皮肤损害的治疗。2006年，该药又获批多发性骨髓瘤的适应证。反应停事件的发生以及其新的适应证不断发现，说明药品上市后监管的重要性。

1. 完善药品研究资料，为医药行政管理部门决策提供科学依据　药品上市前研究存在局限性，如临床试验受试人群筛选标准严格不能反映真实用药人群情况、临床研究时间较短导致结局指标观察受限、临床试验研究病例数量有限、用药条件控制严格等。通过在临床实践中开展药品上市后研究，获得长期或大样本安全性、经济性以及终点指标等资料，为医药行政管理部门决策提供科学依据。

2．促进药品创新，加快药品审评速度　研究药品上市后在广大人群中应用的有效率、长期效应和药品疗效的影响因素，发现药品新的适应证，促进药品的二次开发。通过上市前审评和上市后评价的有效衔接，药品上市许可持有人在药品批准上市后持续开展药品安全性和有效性研究，实现了加快药品审评速度和保证药品质量的平衡。

3．发现风险信号，实现药品全生命周期的风险管理　药品风险管理旨在鉴别、评估、交流和最大限度地降低药品风险，获得较好的获益风险平衡，贯穿于药品的研发、生产、流通、使用的整个生命周期。药品上市许可持有人制订药品上市后风险管理计划，主动开展药品上市后研究，与上市前风险管理有机结合，从而实现全生命周期的风险管理。

4．指导和规范临床合理用药，保障人民用药安全　药品上市前确定的用药方案并非最佳方案，通过上市后药物在普通人群、特殊人群或环境中的获益 / 风险评价，发现少见不良反应，进一步完善给药方案，指导临床合理用药，降低用药风险。针对新药，采用药物经济学分析方法遴选安全、有效、经济的药品，纳入医疗保险目录或国家基本药物目录，避免医疗资源浪费，促进合理用药。

（三）药品上市后再评价的内容

1．有效性再评价　包括考察药品在广泛使用人群中的长期效应、具体给药方案、合并用药、对生命质量的影响、对终点事件的干预程度以及与其他治疗方法的对比研究。

2．安全性再评价　包括考察药品上市后发生的新的、严重的不良反应、不良反应类型、不良反应的严重程度、药物相互作用、长期用药和停药后发生的不良反应、不良反应的影响因素、发生率以及特殊人群的用药情况。

3．经济性再评价　包括考察药品与其他药物治疗备选方案的成本、效益或效果差别，提高药物资源的配置效率，促进临床合理用药，为医师处方决策、政府制定药品政策提供依据。

二、我国药品上市后再评价的实施

（一）我国药品上市后再评价实施现状

2001 年修订的《药品管理法》首次对已批准生产的药品开展再评价及根据再评价结果应采取的措施进行了原则性规定，以法律的形式明确了药品注册审评和上市后再评价是药品监督管理部门组织进行的同等重要的科学性审查，初步构建了药品再评价的基本框架。

依据《药品管理法》，我国也制定了药品上市后再评价相关部门规章和指导原则。2007 年 7 月，国家食品药品监督管理局颁布的《药品注册管理办法》提出对批准生产的新药品种设立监测期和建立药品再注册管理制度，实现药品上市后再评价与再注册制度的有效衔接。2007 年 12 月，国家食品药品监督管理局颁布的《药品召回管理办法》对上市销售的存在安全隐患的药品的召回程序做出规定。2011 年 5 月，卫生部颁布的《药品不良反应报告和监测管理办法》对药品不良反应报告、处置、评价与控制等药品安全性再评价主要问题做出了明确规定。2017 年 1 月，国家食品药品监督管理总局针对化学药物和治疗用生物制品发布《药物临床试验的一般考虑指导原则》，根据研究目的将药品上市后研究分为监管部门要求和自主实施两类，为药品上市后技术评价提供参考。

2019 年 8 月，《药品管理法》第二次修订，专门设立"药品上市后管理"一章，对药品上市后管理提出明确要求:药品上市许可持有人应当制订药品上市后风险管理计划,主动开展药品上市后研究,对药品的安全性、有效性和质量可控性进行进一步确证,加强对已上市药品的持续管理。《药品注册管理办法》(2020年修订)对药品上市后研究和变更进一步提出明确规定。

围绕药品安全性、有效性再评价,我国已初步建立药品上市后再评价体系。此外,药品经济性再评价在药品价格、药品政策制定方面也逐渐受到重视。2009年3月,《中共中央国务院关于深化医药卫生体制改革的意见》提出要对新药和专利药品逐步实行定价前药物经济性评价制度。2015年2月,《国家基本药物目录管理办法》也指出,咨询专家组根据循证医学、药物经济学对纳入遴选范围的药品进行技术评价。2020年7月,国家医疗保障局发布《基本医疗保险用药管理暂行办法》,在《基本医疗保险药品目录》调整和评审中纳入药物经济学评价证据。

(二)药品上市后再评价的主要形式和处理方式

目前,我国药品上市后再评价的主要形式包括:

1. 监管部门要求的上市后再评价　主要指依据法定程序药品监督管理部门要求企业开展的上市后研究,即按照相关规定药品上市许可持有人对附条件批准的药品必须在规定期限内完成的药品上市后研究以及对批准疫苗注册申请时提出的进一步研究。

2. 自主实施的上市后再评价　主要指除药品监督管理部门外,药品研究、生产、流通、使用等相关方实施的上市后研究,这些机构等可根据自身需要发起药品上市后再评价并自行组织实施,为药品监督管理部门科学决策提供依据。

根据药品上市后再评价结果,药品监督管理部门采取的处理方式主要包含不予再注册、撤销药品注册证书、停止生产或者进口、销售和使用、修订药品说明书、召回存在安全隐患的药品、调整相关药品目录等。

三、中药上市后再评价现状

由于中药组分复杂、中医治疗强调辨证施治以及临床试验影响因素不确定等原因,中药上市再评价显著区别于化学药品上市后再评价。中药上市后再评价法律法规还不健全,统一规范的上市后再评价技术指导原则及相关的评价标准有待完善。国家药品不良反应监测年度报告显示,中药注射剂存在较大的安全用药风险。我国药品监督管理部门针对中药注射剂开展了上市后再评价。国家食品药品监督管理局于2009年启动了中药注射剂再评价,并于同年1月发布《中药注射剂安全性再评价工作方案》,通过开展中药注射剂生产工艺和处方核查、全面排查分析评价、有关评价性抽验、不良反应监测、药品再评价和再注册等工作,进一步规范了中药注射剂的研制、生产、经营、使用秩序,目的是消除中药注射剂安全隐患。2010年9月,国家食品药品监督管理局发布《关于印发中药注射剂安全性再评价生产工艺评价等7个技术指导原则的通知》,从生产工艺、质量控制、非临床研究、临床研究、风险控制、风险效益评价、风险管理计划等方面,对中药注射剂的质量安全保障做出了详细的规定。2017年10月,中共中央办公厅、国务院办公厅联合印发《关于深化审评审批制度改革鼓励药品医疗器械创新的意见》,提出根据药品科学进步情况,对已上市药品注射剂进行再评价,力争用5至10年时间基本完成,标志着中药注射剂再评价的再次启动。

美国药品上市后监测制度

美国已经形成了相对完善的上市后监测体系,主要的法律法规包含:《联邦食品、药品和化妆品法案》《联邦法典》《美国食品药品管理局2007修正案》。此外,美国还制定了有关药品上市后监测的规范和指南,如《人用药品和生物制品包括疫苗的上市后安全报告指南》《风险最小化行动计划的制订和应用指南》《药物警戒规范与药物流行病学评估指南》《上市后药品不良事件报告指南》《美国卫生系统药师协会药物不良反应监测和报告指南》《上市后研究和临床试验指南》等。

2007年9月27日,美国批准《美国食品药品管理局2007修正案》,赋予美国食品药品监督管理局(FDA)在批准药品上市时或上市后要求生产者进行上市后安全研究和临床试验的权力。根据修正案,药品生产者进行的上市后研究和临床试验分为"上市后药品研究要求"(post-marketing requirement,PMR)和"上市后药品研究承诺"(post-marketing commitment,PMC)。"上市后药品研究要求"强制规定申请者必须履行药品上市后研究和临床试验的义务,"上市后药品研究承诺"允许申请者自愿履行药品上市后研究和临床试验,是申请者的主动行为。

美国通过FDA不良事件报告系统收集药品不良事件,报告形式分为强制报告和自愿报告。根据美国《联邦法典》第21章314.80要求,药品上市申请人以及标识在药品标签上的生产企业、包装企业、经销商(非申请人)应履行药品不良事件报告义务,无论不良事件与药品有关与否都应上报。同时,医务人员和消费者自愿报告用药后出现的不良事件。为了监督企业强制报告制度的落实情况,FDA还建立了上市后药品不良事件报告检查项目,并对检查管理、检查内容、监管行动等进行规定。

第二节　药品不良反应监测管理

一、药品不良反应概述

(一)药品不良反应相关概念

1. 药品不良反应(adverse drug reaction,ADR)　我国《药品不良反应报告和监测管理办法》对药品不良反应的定义为:指合格药品在正常用法用量下出现的与用药目的无关的有害反应。排除了假药、劣药、不合格药品、错误用药、超剂量用药等情况。

2. 药品不良事件(adverse drug event,ADE)　药品不良事件指药品治疗期间所发生的任何不良的临床事件,但该事件并不一定与该药品有因果关系。与药品不良反应的主要区别在于因果关系尚不能确定。

3. 严重药品不良反应　严重药品不良反应指因使用药品引起以下损害情形之一的反应:①导致死亡;②危及生命;③致癌、致畸、致出生缺陷;④导致显著的或者永久的人体伤残或者器官功能的损伤；⑤导致住院或者住院时间延长；⑥导致其他重要医学事件，如不进行治疗可能出现上述所列情况的。

4. 新的药品不良反应　新的药品不良反应指药品说明书中未载明的不良反应。说明书中已有描述，但不良反应发生的性质、程度、后果或者频率与说明书描述不一致或者更严重的，按照新的药品不良反应处理。

5. 药品群体不良事件　药品群体不良事件指同一药品在使用过程中，在相对集中的时间、区域内，对一定数量人群的身体健康或者生命安全造成损害或者威胁，需要予以紧急处置的事件。其中同一药品指同一生产企业生产的同一药品名称、同一剂型、同一规格的药品。

（二）我国药品不良反应监测制度发展情况

1984 年颁布的《药品管理法》要求考察单位所生产、经营、使用药品的治疗、疗效和不良反应，首次以法律形式提出开展药品不良反应监测。1986 年，卫生部在北京、上海开展药品不良反应监测试点，1989 年试点单位进一步扩大。1998 年 3 月，我国正式加入世界卫生组织国际药品监测合作中心。1999 年，卫生部不良反应监察中心并入国家药品监督局药品评价中心，更名为国家药品不良反应监测中心。1999 年 11 月，国家药品监督管理局会同卫生部联合颁布《药品不良反应监测管理办法（试行）》，规定药品生产、经营、使用单位建立药品不良反应监测管理制度，标志着我国药品不良反应报告制度开始实施。2004 年 3 月，国家食品药品监督管理局会同卫生部联合颁布《药品不良反应报告和监测管理办法》，明确各级药品监督管理部门、卫生行政管理部门的职责和药品生产、经营、使用单位的责任，完善了药品不良反应监测的报告程序、评价和控制措施等。2011 年 5 月，卫生部颁布了现行的《药品不良反应报告和监测管理办法》，明确省以下监管部门和药品不良反应监测机构的职责，规范药品不良反应的报告和处置程序，强化群体不良事件的管理，引入药品重点监测，强化药品生产企业在药品不良反应报告监测中的主体责任。随着药品上市许可人制度的试点，2017 年 10 月发布的《关于深化审评审批制度改革鼓励药品医疗器械创新的意见》提出建立上市许可持有人直接报告不良反应和不良事件制度，强化上市许可持有人承担不良反应和不良事件报告的主体责任。在我国试点开展药品上市许可持有人制度的基础上，2018 年 9 月，国家药品监督管理局发布《关于药品上市许可持有人直接报告不良反应事宜的公告》，进一步落实了药品上市许可持有人不良反应报告主体责任，从监测体系建立、不良反应报告方式和范围、监测数据的分析评价、风险控制手段及监督管理等方面进行详细规定。2019 年新修订的《药品管理法》提出，我国建立药物警戒制度，对药品不良反应及其他与用药有关的有害反应进行监测、识别、评估和控制，进一步明确药品上市许可持有人应当开展不良反应监测，主动收集、跟踪分析疑似不良反应信息，对已识别风险的药品及时采取风险控制措施；药品上市许可持有人、药品生产企业、药品经营企业和医疗机构应经常考察本单位所生产、经营、使用的药品质量、疗效和不良反应；法规同时也加大了处罚力度。

药品不良反应组织体系和网络建设不断深入，监测能力进一步提升，不良反应报告数量大幅攀升和报告质量逐年提高。截至 2017 年 12 月，全国已有 34 万余个医疗机构、药品生产经营企业注册为药品不良反应监测网络用户，并通过网络报送药品不良反应报告。国家药品不良反应监测中心通过《国家药品不良反应信息通报》《药物警戒快讯》以及《药品不良反应监测年度报告》等多渠道向公众反馈药品信息。

药物警戒与药品不良反应监测的区别

根据世界卫生组织在 2002 年出版的《药物警戒的重要性——医药产品的安全性监测》，药物警戒是指有关药品不良反应或任何其他可能与药品相关问题的发现、评估、理解和预防的科学与活动。药物警戒关注的是药品不良反应及其他可能与药品相关的问题，包括不合格药品、疗效缺乏、药物相互作用、药物滥用、用药错误等。

二、药品不良反应报告和监测机构

（一）药品监督管理部门

国家药品监督管理部门主管全国药品不良反应报告和监测工作。地方各级药品监督管理部门主管本行政区域内药品不良反应报告和监测工作。国家药品不良反应监测中心负责全国药品不良反应报告和监测的技术工作。地方各级药品监督管理部门应建立健全药品不良反应监测机构，负责本行政区域内药品不良反应报告和监测的技术工作。

（二）药品生产、经营和使用机构

药品生产企业设立专门机构并配备专职人员，药品经营企业和医疗机构设立或者指定机构并配备专（兼）职人员，承担本单位的药品不良反应报告和监测工作。药品生产、经营企业和医疗机构配合药品监督管理部门、卫生行政部门和药品不良反应监测机构对药品不良反应或者群体不良事件的调查，并提供调查所需的资料，建立并保存药品不良反应报告和监测档案。

（三）卫生行政部门

各级卫生行政部门负责本行政区域内医疗机构与实施药品不良反应报告制度有关的管理工作。县级以上卫生行政部门加强对医疗机构临床用药的监督管理，在职责范围内依法对已确认的严重药品不良反应或者药品群体不良事件采取相关的紧急控制措施。

三、药品不良反应报告与监测的实施

（一）药品不良反应报告基本要求

1. 药品不良反应报告主体　药品不良反应报告主体包括药品上市许可持有人、药品生产企业（包括进口药品的境外制药厂商）、药品经营企业、医疗机构。国家鼓励公民、法人和其他组织报告药品不良反应。

2. 药品不良反应报告方式　药品上市许可持有人、药品生产和经营企业，以及医疗机构获知或者发现可能与用药有关的不良反应，通过国家药品不良反应监测信息网络报告；不具备在线报告条件的，通过纸质报表报所在地药品不良反应监测机构，由所在地药品不良反应监测机构代为在线报告。

（二）药品不良反应报告形式

药品不良反应报告形式包括不良反应的个例报告、群体报告、境外报告和定期安全性更新报告。

1. 个例药品不良反应

（1）报告范围：新药监测期内的国产药品报告该药品的所有不良反应；其他国产药品，报告新的和严重的不良反应。进口药品自首次获准进口之日起5年内，报告该进口药品的所有不良反应；满5年的，报告新的和严重的不良反应。

（2）报告程序和要求：药品生产、经营企业和医疗机构发现或者获知新的、严重的药品不良反应在15日内报告，其中死亡病例须立即报告；其他药品不良反应在30日内报告。有随访信息的，及时报告。个人发现新的或者严重的药品不良反应，可以向经治医师报告，也可以向药品生产、经营企业或者当地的药品不良反应监测机构报告，必要时提供相关的病历资料。

（3）审核程序和要求

1）严重药品不良反应：设区的市级、县级药品不良反应监测机构对严重药品不良反应报告进行审核和评价，自收到报告之日起3个工作日内完成，其他报告的审核和评价在15个工作日内完成。省级药品不良反应监测机构在收到下一级药品不良反应监测机构提交的严重药品不良反应评价意见之日起7个工作日内完成评价工作。

2）死亡病例：药品生产企业对获知的死亡病例进行调查，在15日内完成调查报告，报药品生产企业所在地的省级药品不良反应监测机构。设区的市级、县级药品不良反应监测机构对死亡病例进行调查，自收到报告之日起15个工作日内完成调查报告，报同级药品监督管理部门和卫生行政部门，以及上一级药品不良反应监测机构。对死亡病例、事件发生地和药品生产企业所在地的省级药品不良反应监测机构均应及时根据调查报告进行分析、评价，必要时进行现场调查，并将评价结果报省级药品监督管理部门和卫生行政部门，以及国家药品不良反应监测中心。国家药品不良反应监测中心及时对死亡病例进行分析、评价，并将评价结果报国家药品监督管理部门和卫生行政管理部门。

2. 药品群体不良事件

（1）报告程序和要求：药品生产、经营企业和医疗机构获知或者发现药品群体不良事件后，立即通过电话或者传真等方式报所在地的县级药品监督管理部门、卫生行政部门和药品不良反应监测机构，必要时可以越级报告；同时填写"药品群体不良事件基本信息表"，对每一病例还应当及时填写"药品不良反应/事件报告表"，通过国家药品不良反应监测信息网络报告。

（2）调查程序和要求：为快速报告和高效处理药品群体不良事件，最大限度保障患者生命安全，药品监督管理部门和卫生行政部门联合组织开展现场调查、督促和指导，药品生产、经营和使用单位相互协作和采取必要措施，药品监督管理部门采取暂停生产、销售、使用或者召回药品等控制措施，卫生行政部门采取措施积极组织救治患者，具体调查程序如图10-1所示。

3. 境外发生的严重药品不良反应

（1）报告要求：进口药品和国产药品在境外发生的严重药品不良反应（包括自发报告系统收集的、上市后临床研究发现的、文献报道的），药品生产企业填写"境外发生的药品不良反应/事件报告表"，自获知之日起30日内报送国家药品不良反应监测中心。国家药品不良反应监测中心要求提供原始报表及相关信息的，药品生产企业应当在5日内提交。进口药品和国产药品在境外因

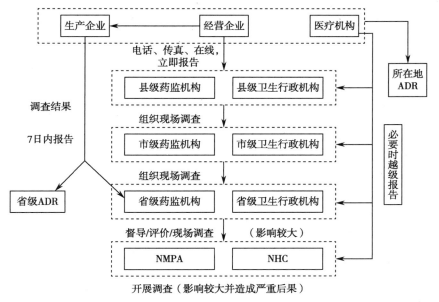

● 图 10-1　药品群体不良事件的调查程序

药品不良反应被暂停销售、使用或者撤市的,药品生产企业在获知后 24 小时内书面报国家药品监督管理部门和国家药品不良反应监测中心。

（2）评价要求：国家药品不良反应监测中心对收到的药品不良反应报告进行分析、评价,每半年向国家药品监督管理部门和卫生行政管理部门报告,发现提示药品可能存在安全隐患的信息应当及时报告。

4. 定期安全性更新报告

（1）定期安全性更新报告原则：药品生产企业对本企业生产药品的不良反应报告和监测资料进行定期汇总分析,汇总国内外安全性信息,进行风险和效益评估,撰写定期安全性更新报告。

（2）定期安全性更新报告时间要求：设立新药监测期的国产药品,自取得批准证明文件之日起每满一年提交一次定期安全性更新报告,直至首次再注册,之后每 5 年报告一次；其他国产药品,每 5 年报告一次。首次进口的药品,自取得进口药品批准证明文件之日起每满一年提交一次定期安全性更新报告,直至首次再注册,之后每 5 年报告一次。

（3）定期安全性更新报告程序：国产药品的定期安全性更新报告向药品生产企业所在地省级药品不良反应监测机构提交。进口药品（包括进口分包装药品）的定期安全性更新报告向国家药品不良反应监测中心提交。

（三）药品重点监测

1. 重点监测要求　药品生产企业是开展重点监测的主体。通过重点监测,药品生产企业经常考察本企业生产药品的安全性,提高药品生产企业开展药品不良反应监测的主体意识,为药品风险管理提供科学依据。药品生产企业对新药监测期内的药品和首次进口 5 年内的药品,应当开展重点监测,并按要求对监测数据进行汇总、分析、评价和报告；对本企业生产的其他药品,应当根据安全性情况主动开展重点监测。省级以上药品监督管理部门根据药品临床使用和不良反应监测情况,可以要求药品生产企业对特定药品进行重点监测；必要时,也可以直接组织药品不良反应监测机构、医疗机构和科研单位开展药品重点监测。省级以上药品监督管理部门可以联合同级卫生行政部门指定医疗机构作为监测点,承担药品重点监测工作。

2. 监测报告的评价 省级以上药品不良反应监测机构负责对药品生产企业开展的重点监测进行监督、检查,并对监测报告进行技术评价。

（四）药品不良反应的评价和控制

在对收集到的药品不良反应报告和监测资料进行分析、评价的基础上,药品生产企业主动开展药品安全性研究,药品经营企业和医疗机构采取有效措施减少和防止药品不良反应的重复发生。药品不良反应监测机构根据药品不良反应综合分析和评价结果,提出风险管理建议。药品监督管理部门则采取责令修改药品说明,暂停生产、销售、使用和召回药品等措施,保障人民用药安全。

（五）信息管理

随着药品不良反应监测数据的增多以及公众获取药品安全信息意识的增强,为促进药品安全性信息的有效利用,建立了信息共享、反馈和发布机制,主要包括:鼓励医疗机构、药品生产企业、药品经营企业之间共享药品不良反应信息;对获取的商业秘密、个人隐私、患者和报告者信息予以保密;对收到的药品不良反应报告和监测资料进行统计和分析并以适当形式反馈。

（六）法律责任

各级药品监督管理部门、卫生行政部门和药品不良反应监测单位违反《药品不良反应报告和监测管理办法》,应承担相应的法律责任,主要包括警告、责令限期改正以及罚款等。药品生产企业、药品经营企业由所在地药品监督管理部门实施,医疗机构由所在地卫生行政部门实施,并向同级药品监督管理部门通报。

第三节　药品召回

药品召回制度与药品上市后再评价密切相关,是一种针对缺陷药品的有效管理模式。2007年12月,国家食品药品监督管理局发布了《药品召回管理办法》,对药品召回具体要求作了详细规定,为药品召回提供操作依据。2019年修订的《药品管理法》首次以法律的形式确定了药品召回制度,明确药品上市许可持有人对药品召回的主体责任,同时加大了处罚力度。

一、药品召回的定义和分类

（一）药品召回的定义

药品召回是指药品生产企业(包括进口药品的境外制药厂商)按照规定的程序收回已上市销售的存在安全隐患的药品。其中安全隐患是指由于研发、生产等原因可能使药品具有的危及人体健康和生命安全的不合理危险。

（二）药品召回的分类

1. 药品召回的类型　根据提出药品召回的机构的不同，药品召回分为：

（1）主动召回：指药品生产企业对收集的药品信息进行分析，对可能存在安全隐患的药品按照《药品召回管理办法》中相关条款的要求进行调查评估，发现其存在安全隐患的，自行主动决定召回。

（2）责令召回：指药品监督管理部门经过调查评估，认为存在安全隐患，药品生产企业应当召回药品而未主动召回的，责令药品生产企业所实施的召回。

2. 药品召回的等级　根据药品安全隐患的严重程度，药品召回分为：

（1）一级召回：使用该药品可能引起严重健康危害的。

（2）二级召回：使用该药品可能引起暂时的或者可逆的健康危害的。

（3）三级召回：使用该药品一般不会引起健康危害，但由于其他原因需要收回的。

二、药品召回的实施

（一）药品召回相关机构的职责

1. 药品生产、经营和使用单位　药品生产企业应是药品召回的主体，要收集药品安全的相关信息，对可能具有安全隐患的药品进行调查、评估，召回存在安全隐患的药品。药品经营企业、使用单位协助药品生产企业履行召回义务。

2. 药品监督管理部门　国家药品监督管理部门监督全国药品召回的管理工作。召回药品的生产企业所在地省、自治区、直辖市药品监督管理部门负责药品召回的监督管理工作，其他省、自治区、直辖市药品监督管理部门配合、协助做好药品召回的有关工作。

（二）药品安全隐患调查与评估

药品生产企业调查药品可能存在的安全隐患，同时对药品监督管理部门开展的药品安全隐患调查予以协助。药品经营企业、使用单位配合药品生产企业或者药品监督管理部门开展有关药品安全隐患的调查，提供有关资料。

（三）药品召回的程序

1. 主动召回程序　药品生产企业根据收集的信息，对可能存在安全隐患的药品开展召回。进口药品的境外制药厂商在境外实施药品召回，及时报告国家药品监督管理部门；在境内进行召回，由进口单位按照实施。具体主动召回程序包括：

（1）制订召回计划：药品生产企业在作出药品召回决定后，应当制订召回计划并组织实施，一级召回在 24 小时内，二级召回在 48 小时内，三级召回在 72 小时内，通知到有关药品经营企业、使用单位停止销售和使用，同时向所在地省、自治区、直辖市药品监督管理部门报告。

（2）提交调查评估报告和召回计划：药品生产企业在启动药品召回后，一级召回在 1 日内，二级召回在 3 日内，三级召回在 7 日内，将调查评估报告和召回计划提交给所在地省、自治区、直辖市药品监督管理部门备案。省、自治区、直辖市药品监督管理部门将收到一级药品召回的调查评估报告和召回计划报告国家药品监督管理部门。

（3）评估药品召回计划：省、自治区、直辖市药品监督管理部门可以根据实际情况组织专家对药品生产企业提交的召回计划进行评估,认为药品生产企业所采取的措施不能有效消除安全隐患的,可以要求药品生产企业采取扩大召回范围、缩短召回时间等更为有效的措施。

（4）变更药品召回计划:药品生产企业对上报的召回计划进行变更的,应当及时报药品监督管理部门备案。

（5）报告药品召回进展情况:药品生产企业在实施召回的过程中,一级召回每日,二级召回每3日,三级召回每7日,向所在地省、自治区、直辖市药品监督管理部门报告药品召回进展情况。

（6）对召回药品的处理:药品生产企业对召回药品的处理应当有详细的记录,并向药品生产企业所在地省、自治区、直辖市药品监督管理部门报告。必须销毁的药品,应当在药品监督管理部门监督下销毁。

（7）召回效果的评价:药品生产企业在召回完成后,应当对召回效果进行评价,向所在地省、自治区、直辖市药品监督管理部门提交药品召回总结报告。省、自治区、直辖市药品监督管理部门应当自收到总结报告之日起10日内对报告进行审查,并对召回效果进行评价,必要时组织专家进行审查和评价。审查和评价结论应当以书面形式通知药品生产企业。经过审查和评价,认为召回不彻底或者需要采取更为有效的措施的,药品监督管理部门应当要求药品生产企业重新召回或者扩大召回范围。

2. 责令召回程序　药品监督管理部门作出责令召回决定,将责令召回通知书送达药品生产企业。药品生产企业在收到责令召回通知书后,通知药品经营企业和使用单位,同时制订和提交召回计划并组织实施,向药品监督管理部门报告药品召回的相关情况,进行召回药品的后续处理。药品监督管理部门对药品生产企业提交的药品召回总结报告进行审查,并对召回效果进行评价,经过审查和评价,认为召回不彻底或者需要采取更为有效的措施的,药品监督管理部门可以要求药品生产企业重新召回或者扩大召回范围。

知识拓展

银杏叶制剂的召回

2015年5月,国家食品药品监督管理总局在对低价销售银杏叶制剂企业的飞行检查中发现,个别银杏叶制剂企业存在严重违法行为,A企业将银杏叶提取生产工艺由稀乙醇提取改为3%盐酸提取,同时从不具备资质的企业购进以盐酸工艺生产的银杏叶提取物,用于生产银杏叶片,并将外购的提取物销售给其他的药品生产企业,伪造原料购进台账和生产检验记录。B企业用购进的银杏叶提取物生产银杏叶片和银杏叶胶囊等制剂,伪造原料购进台账和生产检验记录。企业行为涉嫌违反《中华人民共和国药品管理法》有关规定,违反《中华人民共和国药典》关于银杏叶提取物的标准要求。根据《药品召回管理办法》,国家食品药品监督管理总局要求所有经营和使用单位立即停止销售和使用A企业和B企业的银杏叶药品,A企业和B企业所在省区食品药品监管部门监督企业召回全部在售产品,其他省（区、市）食品药品监管部门负责监督本行政区域内企业和单位做好相关药品召回工作。从A企业购买非法银杏叶提取物的药品生产企业,其所在省（区、市）食品药品监管部门要立即对这些企业进行核查,凡发现使用A企业银杏叶提取物生产银杏叶制剂的,要立即责令企业停止生产和销售,主动召回相关产品,并将核查结果向总局报告。

（四）法律责任

药品监督管理部门确认药品生产企业因违反法律、法规、规章规定造成上市药品存在安全隐患,依法给予行政处罚,但该企业已经采取召回措施主动消除或者减轻危害后果的,依照《行政处罚法》的规定从轻或者减轻处罚;违法行为轻微并及时纠正,没有造成危害后果的,不予处罚。药品生产企业召回药品的,不免除其依法应当承担的其他法律责任。药品生产、经营和使用单位违反《药品召回管理办法》,应承担相应的法律责任,主要包括警告、责令限期改正以及罚款等。

学习小结

1. 学习内容

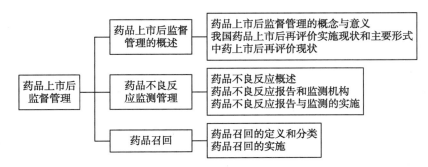

2. 学习方法

药品监督管理贯穿于药品全生命周期。药品风险效益评价不仅存在于药品上市前审评,对于药品上市后评价也同等重要。目前我国开展的药品上市后再评价主要是药品不良反应监测和药品召回。因此,在本章学习中,应结合我国目前药品上市后再评价的现状,参考国外相应制度的实践经验,思考我国药品上市后再评价还需建立的相关管理制度。尤其在药品不良反应监测和药品召回制度的学习中,可结合经典案例,学习相关管理规定,提高解决实际问题的能力,进而实现理论和实践的结合。

复习思考题

1. 阐述药品上市监督管理和药品上市后再评价的概念及关系。
2. 我国药品上市后再评价的主要形式有哪些?
3. 依据《药品不良反应报告和监测管理办法》,药品不良反应报告形式有哪些?
4. 依据《药品召回管理办法》,简述药品主动召回的程序。

第十章同步练习

（闫娟娟）

第十一章 药学服务与临床药学

第十一章课件

学习目标

　　通过本章的学习，熟悉药学服务与临床药学的概念及相关要求，同时围绕药学服务应具备的素质、临床合理用药、中药的合理应用、临床药学研究内容与任务及中药临床药学等重点内容，为今后从事药学服务及临床药学工作奠定基础。

学习要点

　　药学服务及临床药学的概念、临床合理用药、临床药学的任务、中药合理应用、中药临床药学。

第一节　药学服务

一、药学服务的概念及有关规定

（一）药学服务的概念

药学服务（pharmaceutical care，PC）是药学工作者利用药学专业知识和工具，向社会公众（包括医药护人员、患者及其家属、其他关心用药的群体等）提供直接的、负责任的、与药物使用相关的各类服务（包括药物选择、药物使用知识和信息等）。药学服务的目标是以患者为中心，提高药物治疗的安全性、有效性、经济性、合理性和人性化水平，实现改善和提高人类生活质量。

"药学服务"一词在20世纪70年代就已经出现，由Mikeal等最早提出，其理念源自"为药物使用负责（drug-use control）"的思想，有别于单纯的药品调配工作（"count and pour" practice）。目前，人们普遍接受美国学者Hepler和Strand于1990年给出的药学服务的含义：药学服务是围绕提高生活质量这一既定目标，直接为公众提供负责任的、与药物治疗相关的服务。世界卫生组织（WHO）对药学服务的定义是：以患者的利益为药师活动中心的行为哲学。

中药药学服务，源自古代并传承至今，其命名则是在20世纪90年代中期。它在文化承载、发展沿革、理论指导、药物来源、功用表述、用药思路、用药方法、服务方式等方面与现代药学服务均有较大差异，在长期发展中形成了各自的特色。尤其在中医药理论指导下独具特色的辨证论治更是将中药药学服务的个体化特色表现得淋漓尽致。

（二）药学服务的有关规定

《关于加强全国合理用药监测工作的通知》（2009年）进一步加强了全国合理用药监测工作，建立了统一、规范的药物使用管理机制；《医疗机构药事管理规定》（2011年）进一步加大了药学服务元素，在药学专业人员的配置等方面做出了较为详细的规定，明确了医疗机构药师工作职责。《中国药历书写原则与推荐格式（2012年版）》对于临床药师了解患者发病和药物治疗的整个过程，提供必要的药物咨询，指导个体化给药，提高药物疗效，减少药品不良反应，降低药物治疗费用，促进临床合理用药，为患者提供优质的药学服务等具有权威性和指导意义。《关于加强药事管理转变药学服务模式的通知》（2017年）明确提出药师是提供药学专业技术服务的重要医务人员，以合理用药为核心的药事服务是诊疗活动的重要内容；要结合医学模式转变，推进药学服务从"以药品为中心"转变为"以患者为中心"，从"以保障药品供应为中心"转变为"在保障药品供应的基础上，以重点加强药学专业技术服务、参与临床用药为中心"，促进药学工作更加贴近临床，努力提供优质、安全、人性化的药学专业技术服务。一系列药事法规的落实，临床药师培训试点及临床药师制试点工作在全国各地逐步展开，医疗机构实施药学服务的理念，已为我国广大临床药学工作者普遍接受。

药学服务中的"服务"不同于一般的仅限于行为上的功能，它包含的是一个群体（药师）对另一个群体（患者）的关怀和责任。这种服务与药物有关，涉及全社会使用药物的患者，包括住院患者、门诊患者、社区患者和家庭患者,监护他们在用药全程中的安全性、有效性、经济性和适宜性。因此,药学服务具有很强的社会属性,且其社会属性还表现在不仅服务于治疗性用药,而且还要服务于预防性用药、保健性用药。总之,发展全程化、立体化的药学服务,将是现代药学发展的必然趋势,具有极其重要的意义。

二、药学服务的内容

药学服务的对象涉及面很广,但其是一种以患者为中心的主动服务,其终极目标是提高生活质量,其关注的内容不再局限于药物本身,而是包含影响药物治疗的各种社会因素及医疗服务。药学服务的内容随着服务时间、服务对象、服务地点的不同有所区别和侧重,但是其内容主要有以下几个方面:

(一)药物供应与调剂

药品采购、供应是药学服务的基础,其目的是保证用药的及时性。在供应环节,应开展药品质量监控工作,以保证药品质量,保障患者安全用药。药品调剂是药学工作者面向患者提供的最基础的药学服务工作,包括正确的处方审核、调配、复核、发药以及合理的用药指导。中药是在我国中医药理论指导下使用的药品,在采收、炮制、加工、鉴别、供应及调剂等方面与西药有很大不同,中药师要具备过硬的中药基础知识和技能,才能更好地做好中药药学服务工作。随着医疗改革的推进,医院药学服务正在从供应保障向临床服务迈进。

(二)药学信息与咨询

收集药物安全性和有效性等信息,建立药学信息系统,提供药学咨询服务。药学咨询是药师应用所掌握的药学专业知识和工具,承接公众、医护人员、患者对药物治疗和合理使用的信息咨询服务。开展药学咨询服务是药师参与全程化药学服务的重要环节,对促进临床合理用药、改善治疗结果、改善医患关系有重要意义。

(三)参与临床服务

药师应参与到临床服务全过程中去,为患者配置最佳的药物治疗方案。同时也要求药师深入临床一线,参与日常性医师查房,对药物治疗方案进行必要的查对、质疑、纠正,确保正确执行医嘱。另外,药师应运用自己的专业知识为医护人员解答药物治疗、相互作用、配伍禁忌以及药品不良反应等方面的问题,提高医护人员的用药能力。

(四)治疗药物监测

在药动学原理及药效学理论指导下,应用现代药物分析技术进行治疗药物监测(therapeutic drug monitoring, TDM),分析药物浓度及其代谢参数,为制订合理的给药方案或者调整用药提供依据。中药治疗药物监测是药学服务的重要内容之一,通过监测,提高中药及其制剂的治疗作用,挖掘中医药"辨证论治"的科学内涵,为中药个体化给药的科学性奠定基础。

（五）不良反应监测和报告

药品不良反应的监测主要是对上市后药品的不良反应进行监测，是药品再评价的工作内容之一。不良反应监测包括两个方面：一是发现、收集不良反应信息与病例资料，进行分析和评价后展开深入的调查，及时向药监部门报告；二是及时向药品生产企业、经营企业、医疗卫生机构、社会大众反馈不良反应监测情况，防止不良反应反复发生，保障人们用药安全。不良反应监测与报告的目的是最大限度降低用药风险，减少药源性疾病的发生，保证药品生产、经营、使用、监督等机构做出科学决策。

（六）处方点评

处方点评是对门诊处方、住院用药医嘱的规范性和合理性进行点评，并将点评结果在一定范围内予以反馈和公开，并对不合理用药进行干预的一系列工作。点评内容包括处方格式、完整性、平均用药品种数、基本药物、适应证、给药途径、剂量、疗程、药物相互作用以及抗菌药物、注射药物的使用率等。中药处方点评为减少不合理用药起到了重要作用，要点有是否符合辨证施治原则、配伍是否合理、禁忌用药、重复用药、特殊群体用药、联合用药是否合理等。

（七）药物利用研究和评价

药物利用研究和评价是站在经济学角度，综合各种药物和非药物因素对全社会的药品市场、供给、处方及其使用进行评价研究，重点研究药物引起的医药、社会和经济后果，以及对药物利用的影响，以便从医疗方面评价药物的疗效及从社会、经济等方面评价其合理性，以期获得最大的药物治疗效益，探讨用药的合理性。

（八）健康教育

药师开展药学服务，在为患者提供药物治疗及指导的同时，还要为患者及公众提供健康服务。通过医药知识科普教育、保健知识讲座、常规药学咨询等公众喜闻乐见、易于接受的形式，宣传保健知识及合理用药知识，减轻或消除影响健康的不良因素，维护健康，提高生活质量。

三、从事药学服务应具备的素质

药师是实施药学服务成功与否的关键。药师素质的不断提高以及队伍的不断壮大，为实施药学服务、不断提高药学服务水平提供最重要的技术保障。药师提供药学服务可以减少药品不良反应、药源性疾病的发生，降低医疗服务费用，更好地保障公众用药的安全有效。

提供药学服务的人员必须具有药学或中药学专业的教育背景，具备扎实的药学专业知识，临床医学基础知识以及开展药学服务工作的实践经验和技能，并具备药学服务相关的药事管理与法规知识以及高尚的职业道德，此外，还应当具备较强的信息沟通能力、药历书写能力和技巧，以及一定的投诉应对能力和技巧。药学服务要求药师把自己的全部活动建立在以患者为中心的基础上，主动服务、关心关怀、保障患者用药的安全、有效、经济、适宜，实现最大限度改善和提高患者生活质量的目标。信息沟通能力是开展药学服务工作的关键，药历制订、修改贯穿于药学服务的全过程,投诉应对能力是开展药学服务的更高能力要求。

(一)信息沟通能力

沟通是信息凭借一定符号载体,在个人或群体间从发送者到接受者进行传递,并获取理解的过程。

随着现代临床药学的发展,沟通已经成为当今药师开展药学服务的基本技能。药师与患者之间的良好沟通是建立和保持药患关系、审核药物相关问题和治疗方案、监测药物疗效以及开展患者健康教育的基础。

药师应掌握如下一些沟通技巧:认真聆听,注意使用服务用语和通俗易懂的语言,注意非语言的运用,掌握时间以及关注特殊人群等。

(二)药历书写能力

药历(medication record)是客观记录患者用药史和药师为保证患者合理用药所采取的措施,是发现、分析、解决药物问题的技术档案,开展个体化用药的重要依据。药历可以使临床药师及其他医务人员了解患者的药物相关信息,保证患者用药安全、有效、经济,便于药师开展药学服务。

书写药历是药师进行规范化药学服务的具体体现。书写药历要客观真实地记录药师实际工作的具体内容,咨询的重点及相关因素。此外还应注意的是,药历的内容应该完整、清晰、易懂,不用判断性的语句。

(三)投诉应对能力

在药学服务过程中,经常遇到的一个棘手问题是接待和处理患者的投诉。正确妥善地处理患者投诉,可改善药师的服务,增进患者对药师的信任。

常见的投诉类型有:服务态度和质量、药品数量、药品质量、退药、用药后发生严重不良反应及价格异议等。投诉的处理应选择合适的地点,合适的人员,适当的方式和语言,合适的举止行为,并应注意保存确凿的证据,以应对患者的投诉。

四、药学服务的管理

(一)医疗机构药学服务管理

随着现代医学的发展,传统的医院药房已经从单一的供应保障逐步向临床职能转变,形成集药品供应、临床药学、药学服务、科研及管理于一体的综合性药学部门。医疗机构药学服务管理的机构分两部分,一是药师门诊,应配备有一定沟通能力的资深药师,配有合理用药电子软件、工具书、网络设备等。药师门诊的主要任务是审核医师处方,可通过网络等途径与医师沟通、交流,建议医师修改不合理处方;为患者讲解用药方案,并由患者认可用药方案后,患者在处方上签字确认。另外,门诊药师承担非处方药配方任务,是药师价值的重要体现,用非处方药治疗小病可节约医药资源,减少过度医疗问题。二是住院部临床药学室,住院部临床药学室除具有药师门诊的功能外,临床药师应专科化,与临床医师共同查房,应在了解患者、疾病的基础上,了解临床用药方案,并审核用药方案的合理性。临床药师应利用药物监测数据为患者设计个体化给药方案,向患者讲解用药方案,了解用药信息,宣传合理用药知识,监测药品不良反应等。医疗机构药学服务管理的重点是加强药师门诊制和药师负责制,从制度上保证有药师为门诊患者用药效果负责。

（二）社区药学服务管理

社区药学服务是指拥有药学专业技术优势的药学人员以社区卫生服务站、社区药店等为载体,向医护人员、患者及其家属提供直接的、负责的与药学相关的技术服务,以期提高药物治疗的安全性、有效性及经济性,改善和提高社区居民的生活质量。社区药学服务是医院药学服务的补充和延伸,社区药师应以社区公众健康为中心,深入家庭,了解社区居民的用药情况,发现家庭用药存在的问题,帮助清理家庭小药箱,为慢性病患者建立、管理、应用终生药历,分析用药的合理性,及时纠正不合理用药,监测不良反应,宣传合理用药知识等。社区药学服务能够更好地体现以患者为中心的服务模式,更好地提高医疗质量,减轻医疗机构药学服务的压力,减少药品不良反应的发生,更好地促进医药卫生体制改革。

（三）零售药店药学服务管理

零售药店是医疗保健体系中为大众提供服务的最终环节,随着我国医药卫生体制的改革和药品监督管理的加强,零售药店的专业化服务越来越受到重视。零售药店从业人员的主要职责是保证消费者获得高质量的药学服务。零售药店开展的药学服务内容涉及大众自我诊疗,用药指导与咨询,养生保健,辅助提高机体功能,健康教育等方面;并充分体现药品特殊性质和零售药店承担的社会责任。零售药店应该以药品监督管理相关法律法规为依据,明确职责,为消费者准确、清晰地传递药品信息,提供用药咨询等专业服务。零售药店从业人员必须认真钻研业务知识,定期接受培训和考核,以提供高质量的药学服务工作。

（四）药学服务的网络管理

在"互联网+"时代,药师服务要着眼于运用新技术使社会大众实时共享智能化、全程化、专业化、个性化的远程药学服务。新的医改方案明确提出要发挥药师在指导合理用药方面的作用,借助"互联网+"技术建立网络药师信息服务平台,为药学人员松绑,让药师们更好地服务临床,对提高药学服务水平及服务效率具有重要的意义。通过网络,实现资源共享,为患者提供便捷、高效的药学服务,为药事管理者提供决策支持。

五、临床合理用药

（一）合理用药的概念

WHO 把合理用药定义为:"患者收到的药物适合其临床需求,其剂量满足其个体需求,持续适当时间,且对患者本人及其社区的成本最低。"

WHO 制定了合理用药的 7 项生物医学标准:

（1）药物正确无误。

（2）用药指征适宜。

（3）药物的疗效、安全性、使用及价格对患者适宜。

（4）剂量、用法、疗程妥当。

（5）用药对象适宜，无禁忌证，不良反应小。

（6）药品调配及提供的药品信息无误。

（7）遵嘱情况良好。

20世纪90年代以来，国际药学界专家已就合理用药问题达成共识，赋予了合理用药更科学、完整的定义：以当代药物和疾病的系统知识和理论为基础，安全、有效、经济、适当地使用药品。临床合理用药已经成为药学服务的核心。因此，合理用药最基本的要求是：将适当的药物，以适当的剂量，在适当的时间，经适当的途径，给适当的患者使用适当的疗程，达到最佳的治疗目标。

（二）合理用药的基本要素

1. 安全性　安全性是合理用药的基本前提，它涉及用药的风险和效益。在临床治疗过程中，选择药物要和患者的个体差异、药物相互作用等因素密切结合起来，使药物对患者的损害降至最低，使患者获得最大的治疗效果。

2. 有效性　有效性是用药的首要目标，药物进入人体后，与相应的靶点相互结合、相互作用，影响机体的生理生化功能而实现一定的药效。要实现最优的药物疗效，在合适的治疗方案前提下，还要考虑两个方面的因素：一是药物因素，包括药物的剂型、剂量、理化性质、给药途径、给药时间及次数等因素，以及药物联合使用或者药物与某些食物同时使用产生相互作用或者干扰等。二是患者因素，包括患者的年龄、体质、性别、疾病状态、遗传因素、生活习性等。

3. 经济性　经济性指力求使患者在取得良好的治疗效果的同时，让患者承担最小的经济负担。合理使用有限的医疗卫生资源，减轻患者及社会的经济负担。

4. 适当性　合理用药最基本的要求是根据用药对象选择适当的药物，即根据病情、全面考虑，选择正确的药物。在适当的时间，以适当的剂量、途径和疗程，达到适当的治疗目标。尊重客观现实，立足当前医药科学技术和社会的发展水平，避免不切实际地追求高水平或者过度的药物治疗。

（三）不合理用药的表现

在药学服务过程中必须正视临床不合理用药现象，分析原因，以便寻求针对性的解决方法。目前，不合理用药现象主要表现如下：

1. 选药方面　一般表现是适应证未得到治疗、用药不对症、无适应证用药、预防或安慰性用药、轻症用重药（贵重药，大剂量药）、使用毒副作用过大的药物、忽视禁忌证和不良反应等现象。另外，也包括医师笔误开错，药师调剂配错、发错，患者服错等情况。

2. 用法方面　包括：①用药次数，随着医药科技的发展，药物剂型等变化很快，导致用药次数增加；另外，由于患者依从性差造成给药次数减少甚至擅自停药等。②用药时间，医务人员指导不到位，患者不清楚具体的服药时间，使得该饭前或饭后、睡前、隔天等服用的药物不能得到正确的使用。③用药剂量，有两种情况，即不足或过大。前者起不到治疗作用或产生耐药性，导致疾病反复发作,耗费更多医药资源,后者可引起毒副作用,增加了中毒的危险性。④给药途径,对口服能治疗的疾病使用注射剂;特殊使用方法的药物,如栓剂、喷雾剂、气雾剂、缓控释制剂等,因不了解其使用方法,造成给药途径与方法不合理。⑤溶媒选择,在选择溶媒时对药物的理化特性了解不够,没有充分考虑溶解度、溶液稳定性等因素。⑥用药疗程,临床疗效与用药疗程过长或过短有很大关系。疗程太短,不足以彻底治愈疾病;疗程过长,给药剂量过大,同时也提高了发生药品不良反应的概率。

3．联合用药方面 指一个患者同时使用两种或两种以上的药物,治疗一种或者多种同时存在的疾病。联合用药不适当包括:无必要地合并使用多种药物,增加患者的经济负担,造成医疗资源的浪费;不适当地联合用药,发生药物配伍禁忌,使药物吸收与代谢的速度减慢或加快,导致不良的药物相互作用,可能使原有药物作用减弱,治疗效应降低,毒副作用加大。另外,还表现为患者重复就诊,医师开具药理作用相当或类同的药品。

4．抗菌药物方面 抗生素的滥用滋生了大量的耐药菌,病原菌产生耐药性是当前抗菌药物治疗的难点,是药物失效的根源。

5．中药方面 中药的不合理用药主要表现为以下几个方面:首先是中西药不合理联合使用,中药化学成分数量、种类繁多,非常复杂,如果和西药联合使用,二者相互作用复杂,极易发生不良反应。第二,超疗程或长期服药,凡是药物都存在偏性,中药的毒性作用机制尚未完全研究清楚,服用久了就有造成伤害的可能。第三,超剂量服药,必须严格控制剂量,否则会产生毒副作用。例如:过量口服肉桂易引起血尿。第四,药证不符,临床中医师辨证不清,或者未遵守中药配伍禁忌、用药禁忌等要求,导致遣方用药不对证。

（四）导致不合理用药的原因分析

1．社会因素 影响合理用药的外界因素错综复杂,涉及国家的卫生保健体制、药物政策、监督管理、传媒行业(含虚假广告等),以及企业的经营策略、医疗机构的宗旨和主导思想等。

2．药物因素 药物有其自身的物理化学性质,本身的作用是客观存在的,药物固有的性质也会造成错综复杂的不合理用药现象。主要有:①药物的使用和作用效果因人而异。②药物联用使不良反应发生概率增加。

3．患者因素 作为药物的直接使用者,患者不依从性是临床合理用药的主要障碍之一。患者不依从治疗的原因有:医疗条件落后,缺乏医药知识;患者不能理解用药方案或者理解错误;医师对患者在多家医院就诊不知情;年龄大记忆力差、经济收入低又不享受医保、体质差不能耐受不良反应等因素导致不能全疗程用药;追求高价药、进口药等。

4．医务工作者因素 现今的医务工作者由于多方面因素的影响,也不能够完全保证医院用药的合理性,具体从"药师""医师""护士"的角度来看。

（1）药师因素:药师在整个临床用药过程中是药品的提供者和合理用药的监督者。药师不合理用药的原因包括处方审查不严;调剂配发错误;药嘱不清、用药指导不力;缺乏与医师的协作和交流;没有及时掌握新的专业知识,对新药知识培训少。

（2）医师因素:临床上只有具有法定资格的医师才有处方权,因此,临床不合理用药,医师有不可推卸的责任。医师不合理用药的原因包括诊断和治疗水平不高;药物和治疗学知识缺乏;用药习惯于照本宣科,不与临床实践与时俱进;知识、信息更新不及时;责任心不强;临床用药监控不力;医德、医风不正;工作压力大、时间紧、给患者诊疗的时间太短,不适当的药物治疗可能发生。

（3）护士因素:护理人员负责给药操作和患者监护,给药环节发生的问题也可能造成临床不合理用药。不合理用药的原因包括药学专业知识不足;未正确执行医嘱;使用了质量不合格的药品;临床观察、监测、报告不力;给药操作不规范;缺乏责任心。

六、中药的合理应用

中药就是在中医理论指导下,用于预防、治疗、诊断疾病并具有康复与保健作用的物质。所谓中药合理应用是指运用中医药学综合知识及管理学知识指导临床用药。

中药是中医治病的主要工具,中药应用时应在中医药理论指导下因证施药、炮制得当、配伍为用、用法有度,以减毒增效。合理应用则事半功倍,达到防病治病的目的。不合理应用,不仅无效,甚或导致医疗事故。

（一）用中医理论整体观念指导合理用药

整体观念即认为人体本身是一个统一、完整的整体,人与自然是密不可分的,人源于自然,人的生命活动规律必然会受到自然界的影响。这是中国古代辩证思想和唯物论在中医学中的体现。在中医临床中,要根据疾病发生与发展,全面合理用药,不要"头疼医头,脚疼医脚",要全面调理,标本兼顾。

（二）用辨证论治思想指导合理用药

辨证论治是中医学独特的诊疗思想,它强调在整体观念指导下,采用望、闻、问、切四种诊察方法以及中医阴阳五行等理论,辨别疾病的不同属性、不同证型、病变部位、发展变化规律,最后制订治疗方案、合理用药。辨证是治疗的前提和依据,只有辨证准确,才能药到病除,并能避免药物的不良反应。

（三）用中药药性基本理论指导合理用药

药性理论是我国历代医家在长期医疗实践中,根据药物的各种性质及所表现出来的治疗作用总结出来的用药规律。主要包括四气、五味、升降浮沉、归经、有毒无毒等,是指导临床合理用药的基本理论之一。

1. 四气是指中药具有的寒热温凉四种药性。四气是中医临床合理用药的重要依据,是从药物作用于机体所发生的反应中概括而来的,它与所治疗疾病的寒热性质是相对而言的。以病症寒热为基准,能够减轻或消除热症的药物为寒性或者凉性,能够减轻或消除寒症的药物为温性或者热性,"寒者热之,热者寒之"即为此意。

2. 五味是指中药具有酸、苦、甘、辛、咸不同的药味,因而具有不同的治疗作用。五味不仅仅是中药味道的真实反映,更重要的是对中药作用的高度概括。五味与四气一样,也具有阴阳五行的属性。中药气味相同,功效相近;气味相异,功效不同。由于每种中药都同时有性和味,因此两者必须综合起来指导临床合理用药。

3. 升降浮沉是指中药对人体作用的不同趋向性。升浮属阳,沉降属阴。升降浮沉表明了中药作用的定向概念,也是中药作用的理论基础之一。一般升浮药,其性主温热,味属辛、甘、淡,质地多为轻清至虚之品,作用趋向多主上升、向外。一般沉降药,其性主寒凉,味属酸、苦、咸,质地多为重浊坚实之品,作用趋向多主下行、向内。

4. 归经是中药作用的定位概念,它指明了中药治病的适用范围,也就是药效所在。归经理论与中医临床实践关系密切,以脏腑经络学说为基础,以药物所治疗的具体病症为依据。

5. 中药的毒性是指中药对机体产生的不良影响及损害性,也是中药的偏性。正确对待中药的毒性,是安全用药的保证。

(四)用中药配伍理论指导合理用药

配伍规律对指导临床用药意义重大。中医理论中的君、臣、佐、使理论和七情配伍理论都是中药配伍理论。七情配伍理论包括单行、相须、相使、相畏、相杀、相恶和相反。其中相反中的"十八反""十九畏"属于配伍禁忌。另外,还有特殊用药禁忌如妊娠用药禁忌,常见的妊娠禁忌中药有清热类、泻下类、祛风湿痹症类、利水渗湿类、理气类、消导类、理血类、开窍类、驱虫类、敛疮类等。饮食禁忌,常见的有辛辣类、鱼腥类、生冷类、油腻类、发物类、酸冷类等。证候禁忌,即由于中药的药性不同,其作用的适用范围及专长也不同,因此,临床用药也就有所禁忌,比如麻黄性味辛温,功能发汗解表,又能宣肺平喘利尿,适用于外感风寒表实无汗或肺气不宣的喘咳,对表虚自汗及阴虚盗汗、肺肾虚喘则禁止使用。药物配伍是中医用药的主要形式,能有效地指导临床合理用药,并有效降低中药的不良反应。

(五)用中药炮制理论指导合理用药

炮制,又称"炮炙""修事""修治",是指中药在应用或者制成各种剂型前,根据中医药理论,依据辨证施治用药的需要和药物自身的性质,以及调剂的要求,进行必要的加工处理过程。它是中医药一大特色技术。炮制对于保证临床安全用药、提高临床疗效具有重要意义。

(六)用三因制宜理论指导合理用药

即因人、因时、因地制宜指导临床合理用药,根据变化灵活调整应用,发挥中药最大疗效。具体就是结合患者年龄、性别、体质、病程、季节、气候、地域等因素遣方用药。

第二节　临床药学

一、临床药学的概念

临床药学(clinical pharmacy)是药学学科发展和临床实践的客观需要,是在药学与临床医学的相互渗透中产生的。其内涵丰富，涉及面广，是以患者为对象，以提高临床用药质量为目的，以药物与机体相互作用为核心，研究和实践临床合理用药方法的综合性应用技术学科。

　　"临床药学"最简单的字面解释是"在患者身边开展药学服务工作"。与传统的药学工作侧重于提供合格药品不同，临床药学是围绕药物与机体相互作用来研究药物临床合理应用方法，把传统的药学重点由"药"转向"人"，改变了"以药为本"的传统药学观念，强调"以人为本"，关注患者、关注药品的临床应用过程与结果，强调在药物治疗中对患者生命质量改善的服务与责任。

　　由于药物应用结果的影响因素众多，要达到提高临床用药质量这一学科目的，临床药学必须综合应用药学与临床医学的研究方法和研究成果，不仅是以人的生物属性为基础，还要考虑人的社会性，关注心理、环境、社会等因素对药物应用结果的影响。由于提高临床用药质量的过程必然是在临床药物应用实践中完成的，因此相对于药学领域的其他学科而言，临床药学又是一门临床实践性很强的应用技术学科。临床药学的产生和发展，体现了丰富的人性关怀，学科的内涵也具有丰富的人文思想。因为临床药学关注的对象是与自然和社会均有紧密联系的人，因此，法学、伦理学、心理学、管理学、经济学等也成为临床药学理论体系中的重要组成部分。临床药学是药学与临床医学相互沟通与交流的纽带和桥梁，既是药学领域中产生的新学科，也是临床实践的客观需要。药学通过对人体与药物的了解，重点是为疾病治疗提供药品；临床医学通过对人体正常或病理状态的认识，重点是研究临床诊断技术与疾病处理方法。而两者相互渗透所产生的临床药学更多地关注药物临床应用问题，以系统的药学知识直接服务于临床，倡导主动地为患者服务、为患者用药承担责任。

二、临床药学研究内容

　　临床药学是以药学相关学科为基础，融合临床医学相关学科的基本理论与方法产生和发展起来的。它以患者为研究对象、以患者利益为中心，研究药物应用规律，旨在运用客观的科学指标和方法提高临床用药水平。由于药物临床应用结果受众多因素影响，因此临床药学涉及面也非常广泛。临床药学研究的内容主要有：临床药理学、临床药动学、临床药效学、临床药物治疗学、药物流行病学、药物经济学、药物信息学、循证药学等。

（一）临床药理学

　　临床药理学（clinical pharmacology，CP）是药理学的分支，是研究药物在人体内作用规律和人体内药物相互作用过程的一门交叉学科。从新药研究的角度看，临床药理学是新药研究的最后阶段，对新药的临床疗效、体内过程及安全性等做出评价，为制订给药方案，药物生产、管理以及指导临床合理用药提供科学依据。

（二）药物代谢动力学

　　药物代谢动力学（pharmacokinetics，简称药动学）是利用计算公式和方法研究药物在患者体内的吸收、分布、代谢和排泄的量变规律的一门学科，目的是确定或调整患者的给药方案。临床药动学的基本思想是药物的治疗反应和毒性强度是作用部位药物浓度的函数。药物浓度太低，即达不到治疗效应；浓度太高则产生毒性。在这两个浓度之间限定一个合理治疗区域，该浓度区域常称为"治疗窗"或治疗范围，一个理想的治疗方案可以定义为维持药物的血浆浓度在治疗窗内的给药方案。

（三）药物效应动力学

药物效应动力学（pharmacodynamics，简称药效学）是研究药物在人体内效应部位的浓度与药效之间关系的一门科学，以研究药物的作用和不良反应为主要研究内容，通过药动学与药效学模型，评价和分析药物效应与浓度之间的关系，从而计算出药效起始和持续时间与药效动态变化，精确估算不同患者个体给药剂量。

（四）药物治疗学

药物治疗学（pharmacotherapeutics）是研究药物预防、治疗疾病的理论和方法的一门学科。临床药物治疗学的主要任务是运用药效学、药动学的基础知识，针对疾病的病因和发病机制、临床表现和分类分型，依据患者的病理、生理、心理和遗传特征，制订和实施合理的个体化药物治疗方案，以获得最佳的治疗效果并承受最低的治疗风险。

（五）药物流行病学

药物流行病学（pharmacoepidemiology，PE）是一门应用流行病学原理与方法，研究药物在广大人群中的利用及效应的新兴学科。它是临床药理学与流行病学（epidemiology，EP）相互渗透而发展形成的一门交叉学科。在实际应用中，PE 为社会提供大范围人群的药物使用信息，提供有关药物在人群应用中的利弊分析信息，为药品上市后监测、上市药品再评价及临床合理用药提供决策依据。

（六）药物经济学

药物经济学（pharmacoeconomics）是人类为应对医药资源配置问题而发展起来的新兴交叉学科。药物经济学应用经济学的理论基础，系统、科学地测量、比较分析不同药物的治疗方案与不同医疗或药学服务项目的经济成本和综合收益，进而形成决策所需的优选方案，旨在提高医药资源使用的总体效率。

（七）药物信息学

药物信息学（pharmaceutical information，PI）研究和收集与药物直接相关的药物信息，如药物作用机制、药代动力学、不良反应、药物相互作用、妊娠用药危险度、药物经济学等，也包括与药物间接相关的信息如疾病变化、耐药性、生理病理状态、健康保健等信息。

（八）循证药学

循证药学（evidence-based pharmacy）是循证医学在药学领域的延伸，是临床药物治疗实践的新范例，它并不强调根据直觉所得的非系统的临床经验，而是强调临床证据，要求临床药师或药剂师广泛而系统地搜集有效的文献,获得药物疗效、安全性、经济性等资料,运用正确的评价指南,筛选最有效的应用证据指导临床实践,并以此作为临床药物治疗的决策依据。

三、临床药学的任务

20世纪80年代以来,通过我国各个医院药师以及社会各界人士的共同努力,使得越来越多的人认识到了临床药学工作展开的广泛性以及必要性。目前就如何将临床药学工作在实际工作中有效开展,进而将我国的药学事业进行推动,加快我国药物事业的发展,已经成为了每一个医药工作者需要去思考和研究的问题。

临床药学的主要任务是参与临床相关药物的治疗决策、指导临床合理用药、避免药物滥用与不良反应以及指导提高临床药物疗效等。临床中应用到临床药学的地方非常之多,如常见的查房,医师可根据患者的具体病情与对药物的敏感、耐受等程度考虑如何临床用药;降低或升高浓度、改用其他同作用但药效更好的药物、撤药等的决策;又如建立患者病历时,可根据记录患者在使用某种药物时的反应与效果进行临床用药决策的修改与动态监测,适时调整药物使用量、方法或者停药。

(一)参与合理用药

与医护人员一起,正确地选择和使用药物,是临床药师的一项重要任务。临床药师可以运用其药物知识、最新药物信息资料和药物检测手段,为提高疗效,避免和减少不良反应的发生,在用药和品种选择上提出意见,供临床医师制订药物治疗方案时参考。

(二)治疗药物监测

采用不同的检测手段来研究体液、血液中药物浓度与疗效和不良反应的关系,制订最佳给药方案,从而提高药物疗效,避免和减少不良反应的发生,是治疗药物监测的目的。

(三)药品不良反应监测报告

通过药品不良反应的监测报告,可以把分散的不良反应病例资料汇集起来,并进行因果关系的分析和评价。

(四)药物信息的收集与咨询服务

临床药物治疗的合理性必然建立在及时掌握大量和最新药物信息的基础上,因此临床药师应经常收集有关药物治疗的资料,以便针对临床治疗工作中的问题,提供药物信息。

(五)药物相互作用和配伍研究

药物相互作用研究已经从体外理化性质的研究进入生物体内的研究,它的研究结果对指导临床合理配伍用药具有重要意义。

四、临床药学的工作方式

我国传统的药师工作方式就是调剂和供药,药师很少与患者直接接触。随着医院药学的发展,特别是临床药学工作的开展,这种状况正在发生根本的改变。我国医院药学的发展在历史上经历了两个时期:一是以调配、制剂和供应为主的传统时期;二是以临床药学为主的药学服务时期。作为一名临床药师,其中心任务是保证患者用药的合理、安全和有效。药师参与临床,标志着药房的任务与药师的工作将从以前单纯的提供药品、合理规范用药向以患者为中心,提供全方位服务转变;从以前间接为患者服务向直接为患者服务转变。这是药师职能的一个根本性转变,意味着药师要承担起对患者治疗全过程用药的监护责任。近年来,随着我国医疗体制改革的深入进行,人们健康意识和法律意识的普遍提高,越来越多的消费者开始要求有用药知情权和用药选择权,在这样的新形势下,如何满足消费者的需求,保证用药的安全与效果,提供全面的药学服务,已成为了广大医药工作者面前的一个重要课题。

我国目前临床药师在医院工作的地点主要集中在:门诊药房、中心药房、药物临床应用病区(病房)和医院的药物教研室或研究中心,不同工作领域的工作方式也各不相同。

(一)医院门诊药房的工作方式

在门诊药房工作的临床药学工作人员,是临床药学工作的前沿,也是联系医护患者的纽带,其工作方式主要有:

审核处方:主要是核对药名、日期、医师签名、剂量、有无配伍禁忌,审核处方的合理性,并根据处方发放药品。

提供用药咨询服务:在医院的门诊药房和服务大厅设置药师服务台,为患者提供专业的用药咨询服务,服务台可配备必要的临床用药指导书籍,供患者查阅。同时可以通过开通咨询热线,以及利用医院微信公众平台,对患者提出的用药咨询问题进行解答,让患者了解药物的使用方法和适应证,指导患者合理用药。

(二)医院中心药房的工作方式

在医院中心药房工作的临床药师,通常不直接接触患者,工作方式主要是做静脉注射以及单剂量包装药品的采购、制备、核实和发放。除此以外,其工作方式主要还有:

处方点评:通过点评工作的开展,将不合理用药行为进行分析,对不合理用药行为提出改进意见,最终达到合理用药的目的。在开展处方点评时,临床药师需要对门诊处方进行检查,检查过程参照原卫生部制定的《处方管理办法》进行。

药品不良反应的收集:患者使用药物后,临床药师应及时发现药物导致的不良反应,采取有效措施进行处理,并做好记录和上报工作。

(三)医院病房的工作方式

在病房从事临床药学的临床医师主要工作是深入到病房参与会诊、查房、抢救、病案讨论,并结合临床实际参与患者给药方案的制订,即合理用药会诊。

协助医师正确地使用治疗药物浓度检测结果及参数分析（包括血液、尿液、唾液等治疗药物的浓度数据），制订合理的给药方案。核查每一个投药医嘱，询问患者用药史，核对住院、出院前后的药疗，对患者用药的全过程进行监护，监测药疗进展。向医护人员、患者提供药物信息咨询。

（四）医院药物研究中心的工作方式

拥有临床药学研究室或药物研究中心的医院临床药师可以进行临床用药配伍和相互作用的实验研究和咨询，以解决临床药物配伍使用的实际问题，指导合理用药。

开展治疗药物浓度监测，根据参数做出结果分析，供临床制订给药方案。

对在门诊药房、中心药房和病房工作的临床药师工作进行指导。

开展医院临床用药的药代动力学和生物利用度研究。

五、中药临床药学概况

（一）中药临床药学的概念

中药临床药学是指在中医药理论指导下，以患者为对象，研究中药饮片及中成药与人体相互作用和合理、有效、安全用药及应用规律的一门综合性的学科。中药临床药学是为适应各种不同患者的个体差异和复杂多变病情的防治需要，运用现代的药剂学、药理学等专业知识密切结合临床患者的状况，制订合理的用药方案，监测用药过程及摸索用药规律，以确保临床用药的安全和有效。

（二）中药临床药学的意义

中医药作为我国独具特色的卫生资源，是中国特色医药卫生事业不可或缺的重要组成部分。中药作为中华民族的瑰宝，经过几千年的传承与发展，在中医学理论和临床实践的指导下具有独特的理论体系。随着人民生活水平和健康意识不断增强，广大人民群众对中医药的需求日益增长，中药的临床使用量持续增加，中西药合用现象频繁，大量新的中成药上市加剧了临床用药的复杂性，使临床用药的安全性、有效性、合理性面临更大挑战。

紧密结合中医临床开展的中药临床药学，其工作核心就是中药的合理用药，保证中药使用的安全、有效和经济。因此，开展中药临床药学工作对于减少中药不合理使用、降低中药药品不良反应发生率具有重要意义。

临床医师要在中药临床中做到辨证论治，需要经过系统的中医药理论学习和临床实践经验的积累，然而我国在过去的中药使用中曾经有超过半数的中药处方是由西医师开出的，他们在使用中药尤其是中成药时经常是望文生义或按病选药，从而导致药不对证，造成病情延误甚至病情加重。而普通的中药师缺乏中医临床知识，仅能提供较为有限的用药咨询服务，无法对临床医师的用药处方进行权威的点评，所以出现的一些中药药害事件，很多并不是中药本身的有效性与安全性问题，而是中药合理使用的问题。2019 年 7 月 1 日，国家卫健委同国家中医药管理局发布《关于印发第一批国家重点监控合理用药药品目录（化药及生物制品）的通知》，此次《通知》对医师开具中药处方提出了严格要求，必须有中医类别执业医师资格或者中医类相关培训经验的医师才可以开具中成药与中药饮片处方。

（三）中药临床药学的研究内容

1. 中药临床药学的基础研究　中药临床药学同样也是以患者为研究对象，研究中药药物的应用规律，旨在运用客观的科学指标和方法提高临床用药水平。与临床药学类似，研究的内容包括中药临床药理学、中药临床药动学、中药临床药效学、中药药物信息学、药物相互作用研究等。

2. 中药复方配伍相互作用研究　中药复方依据症候的变化，多种药味协同发挥作用，具有多组分、多靶点的综合优势。很多中药复方用药不是单味药物的简单堆砌，其有效活性比单味药材更强，其化学成分也不是简单的加合。为阐明中药复方的物质基础，对其中多种化学成分的研究也是中药现代化的关键，是研究中药配伍机制的重要切入点。目前对复方配伍后的化学机制研究还在不断摸索，更加全面的分析结果还需要更多处方和不同结构的化学成分变化的积累，深入研究配伍相互作用机制对优化药味比例、促进复方配伍的组方合理性选择具有推动作用。

3. 中药药品不良反应研究　中药制剂不良反应发生率最高的为注射制剂，且不良反应表现以变态反应居多。这是因为中草药尤其是复方制剂，提取工艺较为繁杂，制备过程中混杂的微量不纯成分、存放过程中质量发生变化、使用过程中与常用输液配伍致不溶性微粒增加、热原增加等因素均有可能导致中药药品不良反应的发生。我们应注重中药制剂的临床管理以及医务人员专业知识的强化，同时对患者使用中药制剂情况进行全程跟踪监测，以最大限度来降低中药药品不良反应的发生率，积极提升公众安全用药的基本水平，这样才能将我国传统中医药推向更高的应用平台。

4. 中西药联合用药合理性研究　中成药与西药的联合使用在一定程度上可以提高疗效、扩大适应证，所以现在越来越多的医师尝试使用中西药联用的方案治疗疾病。但是，如果配伍使用不当则会增加用药风险，例如妨碍吸收、降低疗效、增强毒性，甚至诱发药源性疾病。主要的联合用药不合理有重复用药、理化禁忌性的联用、可引发药源性疾病的药物联用、药理作用拮抗性联用等。因此，重视并加强中西药相互作用的基础与临床应用研究工作，探索建立中西药联合使用的原则与注意事项，对于保障临床合理安全用药具有重要的意义。

中西药联合用药得当则会达到治标又治本的效果，疗效大于或等于两药单用。如甘草与氢化可的松在抗炎、抗变态反应方面有协同作用，因甘草甜素有糖皮质激素样作用，并可抑制氢化可的松在体内的代谢灭活，使其在血液中浓度升高。反之亦然，同样是甘草，若是与降糖药联用，则会因其有类皮质激素样作用，水钠潴留和排钾效应，还能促进糖原异生，加速蛋白质和脂肪的分解，使各种成糖氨基酸转化成葡萄糖，从而减弱降糖药的效果。不合理的中西药联用不仅会降低疗效，还会引起拮抗作用，如长期服阿司匹林的人同时口服银杏叶制剂，可增加血小板功能的抑制，从而造成眼睛虹膜出血。

由于中成药的说明书中对于相互作用及配伍禁忌的描述多为"尚不明确"，且对于中成药及中西药联合应用的安全性研究非常少，相关安全性研究也十分有限，因此给点评中西药联用处方带来很大困难。

六、国外的临床药学概况

（一）美国的临床药学

美国是全球临床药学的发源地，美国临床药师在提高患者用药的安全性、有效性和经济性方面发挥了重要作用，获得了全球同行认可。美国临床药师在工作模式、工作成效、社会认可等诸多方面都为世界各国临床药学发展引领了方向。美国临床药学及药学教育体系一直致力于以高标准严要求进行持续性的药学教育的发展与改革，培养了大批优秀的临床药师，为公众提供优质的药学监护夯实了基础，为美国高水平医疗服务保驾护航。

在美国，每所医院均设有药物和治疗委员会（pharmacy and therapeutics committee，P&T），该委员会定期举行会议，并根据临床药师提供的信息，对医院处方集中药品的药效及费用进行评估。通过临床药师的医疗服务，可显著降低患者的医疗花费并提升医疗服务质量。在受调查医院中，69% 的医院因临床药师参与治疗团队，患者获得了包括住院日减少、日均住院费用和再住院率均降低等更好的综合收益。总体分析，临床药师的利益-费用比例为 4.81：1，意味着每投入 1 美元给临床药学服务，即可获得 4.81 美元收益。在美国的医疗服务中，临床药师基于对疾病更专业的了解、疾病药物治疗的现状和发展趋势的把握，临床药师在临床实践中可根据患者药物治疗的效果、不良反应、相关检查数据、治疗依从性等多个指标，制订更有利于患者的药物治疗方案，使得临床药师在治疗团队中一直扮演着重要的角色。这一切很大程度上取决于临床药师的医药学专业知识与药学实践中积累的经验与技能，而美国所拥有的优秀的临床药师队伍就是在其较为完善的临床药学教育培养模式下产生的。

知识拓展

美国的临床药学教育

美国药学教育在 20 世纪 20 年代是 3 年制的 Ph.G.（Pharmacy Grade）药学学位，20 世纪 30 年代是 4 年制 B.S.（Bachelor of Science）理学学士本科学位。20 世纪 50 年代，美国南加州大学（USC）药学院率先在美国执行专业药学学位培养项目。20 世纪 60 年代，美国开始强化医学课程和临床训练项目，推出了生物医学模式的 5 年制药学本科教育。1970 年，美国在全国药学院开始推行设立临床药学教育 6 年制药学博士（Pharm.D.）学位，也允许在 5 年制药学本科教育后选择 2 年制"后药学博士项目"（post B.S.Pharm.D.Program）。1997 年美国药学教育委员会通过的美国药学博士《Pharm.D. 专业教育实施程序认证标准指南》规定：从 2000 年 6 月 1 日起，全面实施 Pharm.D. 专业教育，2005 年后停止其他药学教育。现在，美国药学教学体制则是这种 6 至 8 年的一贯制 Pharm.D. 专业学位项目与 7 年制"后药学博士项目"并存。Pharm.D. 学位是现今美国药学院校授予的唯一学位。

美国临床药学专业对 Pharm.D. 的培养目标是遵照美国药学教育评定委员会（Accreditation Council for Pharmacy Education，ACPE）的标准和美国药学院协会（American Association of Colleges of Pharmacy，AACP）年度大会提出的培养目

标,可以概括为培养有如下能力的药师:能提供以患者为中心的药学监护;提供公众药学服务;具备人力、物力、医疗、信息和技术资源的管理能力,为患者提供高效经济的服务;能参与医疗卫生政策制定工作;具备与患者、医师、护士等相互协作的能力,共同参与疾病治疗;作为药学信息领域的专家,为医护人员、患者及其家属提供药学信息和用药建议。

美国临床药学专业任课教师的必备条件是获得 Pharm. D. 学位后,经 2 年毕业后继续教育(post graduate year,PGY)或 2 年研究员教育,经专业考试认证后的临床药学专家。大多数教师都是美国执业药师执照的持有者,具有一定资格的研究员也可在选修课或其他课程中任教。这些教师不仅可以传授理论知识,而且具有丰富的临床实践经验,为学生过渡到临床实践做好准备,使学生准确定位职业技能。

美国药学院校均非常重视对学生实验技能的培养,实验教学和实践活动贯穿始终。临床药学专业的学生如修完规定课程,通过考试并完成规定学时的临床实践后,可毕业并获得药学博士学位。根据美国各州法律不同,临床药学专业学生毕业并获得药学博士学位后,向所在州的主管部门递交申请,通过考核并批准后,可获得执业药师资格,具有独立行使执业药师职责的权利。

对于已经取得执业资格,并进入工作岗位的临床药师,美国实行严格的执业药师继续教育学分制。美国医院药师协会(ASHP)等各种专业协会均提供了针对临床药师的内容丰富、形式多样的继续教育课程。临床药师可根据工作内容、性质等的不同,自行安排时间、自由选择相应的继续教育项目,修完规定学时并考核通过,可获得该项目的学分证书。每年度,临床药师均须修完规定学分的继续教育课程。

美国临床药学学会指出:"药师不再只是药物调配人员,而应是药物使用专家。"美国临床药师集中在门诊、急诊和住院部开展工作。门诊作为一个提供持续健康监护之所,主要提供预防性治疗和慢性疾病的长期治疗服务。门诊临床药师工作内容主要涉及用药重整、患者用药教育及用药管理。在医师协议授权下,临床药师可直接参与患者用药方案的制订或用药选择。急诊临床药师承担用药重整等工作,并在急救过程中扮演重要角色,如:参与所有紧急救治、在患者床旁及时为医师提供药品选择和剂量等信息、配置抢救药物并追踪药敏结果,且急诊临床药师有权直接停用、更换抗生素或对剂量进行调整。住院部临床药师工作主要集中在普通内科、ICU、肿瘤科、器官移植科、新生儿科等,主要从事治疗药物监测和药物剂量调整等工作。

(二)日本的临床药学

日本的人均期望寿命为 84 岁,位居世界第一。这与日本高超的医疗技术水平、完备的卫生保健体系、创新药物的研发和充足的卫生人力资源有关。日本医药市场规模位居全球第三位,医药产业已形成集治疗、预防和保健于一体的健康产业格局。日本药剂师协会于 1993 年明确了临床药师的具体工作,1994 年出台了临床药师培养措施。经过多年药学教学改革的酝酿,日本于 2006 年开始实施药学教育改革,在保留原有培养医药研发人员 4 年制教育的基础上,将药师培养年限增至 6 年。日本药学工作者在改革药学教育模式的同时,不断探索最佳的课程设置体系,采用前期趋同、后期分化的教育原则。日本药学教育 1 年级和 2 年级不分专业,学习相同的课程,3 年级和 4 年级进入药学专业知识学习阶段,4 年制的学生着重培养其创新开发新药的能力,6 年制的学生侧重培养其交流沟通能力和医学职业素养。据日本厚生劳动省调查显示,日本每 10 万人中约有 226 位药师,其中在医院或诊所内执业的药师占比为 18.8%,其工作范围几乎涉及药剂科工作的各个方面,主要工作内容包括:随同医师查房,为医师提供药物信息,协助其合理用药;向患者交代有关药物的不良反应、注意事项等信息,并对患者提出的关于药物的问题进行解答;建立患者药历;随时与患者沟通,了解患者最新药物使用情况,及时向医师反馈。

(三)英国的临床药学

英国所有的药学院都采用统一的 4 年本硕连读,英国目前有 26 所大学被授权提供此类课程。修读完 4 年的硕士课程后,药学毕业生需要在社区药房或医院药房进行为期 1 年的实习,之后通过英国皇家药师协会的准入考试,考核合格后便可以成为一名药师。第 1 年是药学专业的基础学习,第 2 年的授课内容除了药学专业课外还有临床应用。第 3 年新增的内容是学习与患者如何正确、有效的交流,以及药物的设计、递送与使用。第 4 年的课程更偏重于合理用药,为进一步实习进行知识准备,另外,第 4 年的学生可申请为期 3 个月的实习项目,包括海外科研院系的实习以及英国本地的医院或工厂的见习项目。

目前英国约有 70% 的药师在药房或药店工作,约 20% 的药师在医院从事药学工作。英国的临床药师的主要工作内容是提供药品服务和临床服务。药品服务包括对患者入院带药检查、住院期间药品预约、出院带药、病区储备药的检查等。临床服务是药师在病房工作的重点,每一个住院患者入院时,药师要查看患者用药记录本,通过与患者交流,详细了解患者用药史、过敏史、不良反应史等,并标注用药注意事项。通过查看患者的病历和病情,药师对发现医嘱中存在的问题或违反相关规定的用药时,会与医师协商后进行更改,并记录在病历中。药师还要监测患者的血药浓度、调整用药剂量、是否存在药物相互作用等。在英国部分专科医院里,如肿瘤专科医院专门开设药师咨询窗口、咨询室、临床药师门诊,对一些需要长期服药的患者进行随访和用药监测。由于英国医师对每位患者的诊疗时间有限,药师咨询门诊既减轻了医师工作量,也成为了帮助患者合理用药,提高用药依从性和有效性的重要补充。

七、我国的临床药学

(一)我国临床药学教育

我国的临床药学工作始于 20 世纪 70 年代。1982 年,卫生部在颁布的《全国医院工作条例及医院药剂工作条例》中,将临床药学内容列入其中。1988 年,华西医科大学首次设立临床药学专业,开始在高等教育中建立培养临床药师的药学专业。我国高校的本科临床药学专业一般为 4 年制或 5 年制,是在传统药学教育的基础上,增设临床医学知识教育课程,如外科学、内科学、妇科学、儿科学等。学制较长的有北京大学实行六年制和山东大学实行七年制本硕连读教育。

(二)我国临床药师培养

我国的临床药师是临床药学或药学相关专业大学本科以上学历,在医疗机构从事药学工作后

2年以上，由医疗机构遴选推荐到国家卫生健康委员会临床药师培训基地，进行为期一年的脱产学习培训，经考核通过后取得临床药师资格的药学技术人员。

目前基地多采用原卫生部临床药师培训模式，采用临床医师和临床药师双带教模式，学制为通科培训半年、专科培训半年。实际工作（学习）日累计不得少于50周，总学时1960学时，其中临床实践时间不得少于1760学时，理论学习时间不得少于200学时。培训的方式为：在临床药师和临床医师的指导下，以直接参与临床用药实践为主，适当课程教育为辅，紧密结合临床工作实际，提升参与临床药物治疗工作能力，包括参加临床专科医疗工作、专科查房、教学查房、疑难危重病例查房和病例讨论，学习专科医师选择药物的方法，与专科带教老师共同讨论专科合理用药的问题，积累专科用药经验。除了完成以上培训内容，还包括临床药师基本技能培训，如处方、医嘱点评、抗菌药物指标计算、分析及评价，药品不良反应收集、分析、上报，质控检查等。

（三）我国中药临床药师培养

我国最早的"中药临床药师"是由2006年卫生部组织的临床药师培训培养而成的、具有中药学学术背景的临床药师。此后，全国各地部分医院和地区进行了中药临床药师培训的初步探索，包括北京中医药大学附属东直门医院、河南中医药大学第一附属医院等10家医院现已成为我国首批中国中医药学会中药临床药师培训基地。

目前临床中药师培训在上半年通科培训阶段，主要内容是结合《抗生素合理应用指南》学习抗感染药物的合理应用。下半年根据学员专业选择开始专科学习，要求学员掌握所学专业常见病种的用药、常用检查项目结果分析、开展用药教育等，并着重强调中药临床药师的特殊性，增加了中药合理用药学习。

中药临床药师与临床药师相比，中药临床药师更关注于中药的合理应用，中药知识的运用是中药临床药师工作的精髓所在，学员必须加强中医中药的学习，才能保证中药的合理应用，成为一名合格的中药临床药师。因此中药临床药师的培训中加入了中药鉴定和炮制工作的实践学习，加入了中药注射剂处方点评、中药饮片处方点评等中药合理用药的实践，并要求学员在整个培训过程的药历书写、病例分析等内容中同时具备中药、西药两方面的内容。

（四）我国临床药师工作现状

我国医院临床药师的职责主要包括开展药物咨询、治疗药物监测、药品不良反应监测、药物经济学评价等工作；临床药师可以对药物合理性进行评估之后与临床医师进行沟通，确定给药方案；与医师一同进行查房，参与临床会诊，药历书写；参与危重症患者的用药讨论，协助制订个体化给药方案，审核医院药品品种并制作药讯。但临床药师的工作在不同等级的医疗机构参与临床合理用药的情况各有不同：二级及以上医疗机构由于临床药师人数和能力的优势，临床药学工作的开展相对较好，突出表现在药品不良反应监测、处方审核、药物咨询等方面，三级医疗机构的临床药物治疗方案的制订和会诊等工作做得相对较好。

目前，我国部分三级甲等医院开设了药物咨询室或称用药咨询窗口。药物咨询室的功能是为患者提供临床药学知识咨询的药学服务。近几年部分三甲综合医院药学部开展了药师门诊工作，药师门诊主要分为三大类：药师综合门诊、药师医师联合门诊、药师专科门诊。药师综合门诊的服务方向为孕期、哺乳期、婴儿及儿童用药安全，慢性病长期用药安全，保健用药咨询等；药师医师联合门诊为药师与合作较好的临床科室共同开设的特殊用药联合门诊；还有药学专科门诊：抗凝、高血压病等专科药物和专科疾病门诊等。

2011年卫生部颁布的《医疗机构药事管理规定》明确指出我国要逐步建立临床药师制，将药师的工作从传统的后台操作推向前台服务。近年来我国临床药师的发展取得了长足的进步，专科临床药师全职参与临床治疗工作，与医师、护士组成治疗团队共同为患者提供诊疗服务，对于提升治疗效果、降低药源性事件发生率、节约治疗费用、促进医患沟通发挥了积极的作用。

学习小结

1. 学习内容

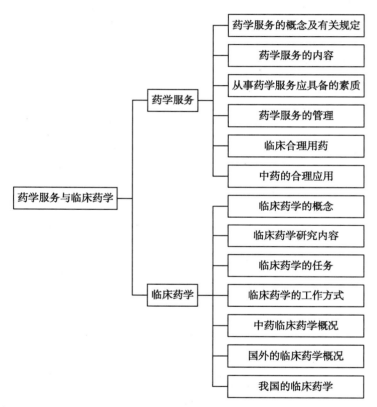

2. 学习方法

本章的学习要注意药学服务与临床药学的区别、联系，熟悉药学服务的内容、临床合理用药、中药合理应用以及执业药师考试的有关要求。熟悉药师的新课题——临床药学服务，学习药师沟通的技巧及处理患者投诉的技巧。同时，了解在"以患者为中心"的临床药学服务行业，关系大众生命健康，从业人员素质的重要性。

复习思考题

1. 简述从事药学服务工作人员应具备的素质。

2.谈谈对开展中药药学服务的意见或建议。

3.简述临床药学的任务。

4.中药临床药学的研究内容有哪些?

5.试分析美国临床药学人才培养模式的借鉴意义。

第十一章同步练习

（张军武　刘晓溪）

第十二章　药品知识产权与药材资源保护

第十二章课件

学习目的

　　药品知识产权保护制度对鼓励和保护药品创新研究、促进医药行业转型发展具有重要作用,在推动医药国际贸易方面的重要性也日益凸显。同时可促进药学技术人员、管理人员树立知识产权保护意识,维护自身合法权益。

　　中药材是中药饮片和中成药的原料,其质量和可持续利用将会影响到整个中药行业的健康发展,野生药材资源作为中药资源的重要来源,应树立保护意识,避免由于掠夺式的采挖和捕猎而造成的资源枯竭。

学习要点

　　本章结合中医药管理的特点,主要介绍药品知识产权概念、特点,同时也介绍了我国药品知识保护的体系和野生药材资源保护的要求。在本章的学习中,要注意掌握专利、商标、著作权、商业秘密、中药品种保护以及野生药材资源保护等法律制度内容。

第一节 药品知识产权保护

一、药品知识产权概述

（一）知识产权的概念

知识产权（intellectual property）即"智慧财产权""智力财产权"，是指公民、法人或者其他组织在科学技术或文化艺术方面，对创造性的劳动所完成的智力成果依法享有的专有权利。这种财产权通常被称为无形资产，与动产、不动产并称为人类财产的三大形态。知识产权包括专利权、商标权、著作权、商业秘密、地理标记等科学技术成果权。根据知识产权的范围不同，可以将知识产权分为狭义和广义两种。

1. 狭义的知识产权　又称传统意义上的知识产权，分为两大类：一类是文学产权，主要包括著作权和著作权有关的邻接权；另一类是工业产权，主要包括专利权和商标权。

2. 广义的知识产权　在 1967 年《建立世界知识产权组织公约》中规定的知识产权范围包括：文学、艺术和科学作品，表演艺术家的表演以及唱片和广播节目，人类一切活动领域内的发明，科学发现，工业品外观设计，商标、服务标记以及商业名称和标志，制止不正当竞争，以及在工业、科学、文学或艺术领域内由于智力活动而产生的一切其他权利。1993 年，世界贸易组织（下称WTO）的《与贸易有关的知识产权协议》（下称 TRIPs 协议）中规定的知识产权包括：版权和邻接权、商标权、地理标志权、工业品外观设计权、专利权、集成电路布图（拓扑图）设计权、未披露的信息专有权（主要指商业秘密权）。

（二）药品知识产权

1. 概念　药品知识产权是指一切与药品有关的发明创造和智力劳动成果的财产权。

2. 分类　药品知识产权是一个完整的体系，主要包括药品工业产权和药品著作权及其邻接权两大类。药品工业产权又包括药品专利权、药品商标权和医药商业秘密权等。

（1）药品专利权：药品专利权是指药品专利权人对其发明创造依法享有的专有权，包括人身权和财产权。人身权是指发明人或设计人对发明创造享有在专利文件上标明自己姓名的权利。财产权是指专利权人通过对专利实施独占、许可、转让、标记而取得收益的权利。

（2）药品商标权：药品商标权是药品商标注册人对其注册商标依法享有的权利，包括专用权、转让权、许可权和禁止权。

（3）医药商业秘密权：医药商业秘密权是指医药商业秘密的合法控制人通过采取保密措施，依法对其经营信息和技术信息所享有的不受非法侵犯的权利。商业秘密权作为一种无形财产权，商业秘密权利人依法享有占有、使用、收益和处分的权利。

（三）药品知识产权的特征

药品知识产权作为一种财产权，属于民事权利的范畴，但与其他民事权利相比，它具有以下特征：

1. 专有性 药品知识产权的专有性是指权利人对其智力成果享有独占、垄断和排他的权利,任何人未经权利人的许可(法律另有规定的除外)都不得利用权利人的智力成果获得商业利益。知识产权专有性意味着权利人排斥非权利人对其智力成果进行不法仿制、假冒或剽窃。

2. 时间性 药品知识产权的时间性是指其权利人对其智力成果仅在一个法定期限内受到保护,一旦超过这一期限,专有权自行消失,即使作为产权客体的智力成果仍能发挥效用,但该知识产品已进入"公有领域",成为全社会的共同财富,为全人类共享。比如《中华人民共和国专利法》(下称《专利法》)规定,发明专利的保护期为 20 年,即 20 年后,任何人都可以使用此项发明技术,而且不需要征得发明人的同意,也不必支付报酬。时间性是针对所有权而言,并非各类知识产权都具备,例如,商业秘密权、著作权中的署名权、修改权和保护作品完整权不受时间的限制;商标权的保护形式上虽有上限,实质上无限。

3. 地域性 药品知识产权的地域性是对权利人的一种空间限制。知识产权是依据一个国家或地区的法律确认和保护的,所以一般只在该国或地区内具有法律效力,在其他国家或地区原则上不发生效力。如果权利人希望在其他国家或地区也享有独占权,则需要依据其他国家或地区的法律另行提出申请。也就表示,除签有国际公约或双边互惠协定之外,知识产权没有域外效力。客观地说,知识产权的地域性不利于科学文化在国际间的交流,为了解决这一矛盾,各国先后签订了一些保护知识产权的国际公约,并成立了一些保护知识产权的全球性的或地区性的国际组织,形成了一套国际知识产权保护制度。

(四)我国药品知识产权保护法律体系

经过多年的发展与不断完善,结合国际法、国际公约的相关规定,我国已形成法律、行政法规、部门规章、国际公约等多种形式有机结合的药品知识产权保护法律体系(见表 12-1),这不仅有利于促进国际的科技合作和经济贸易,也为我国制药工业的发展创造了有力的法律环境。

(五)我国中医药知识产权的保护

中医药是中华民族的瑰宝,是中国传统文化的精华和世代相传的智力成果。《中医药法》明确指出:"国家支持中医药科学研究和技术开发,鼓励中医药科学技术创新,推广应用中医药科学技术成果,保护中医药知识产权,提高中医药科学技术水平。"在我国,对中医药知识产权的保护通常采取以下几种保护方式:

1. 专利保护 专利保护以《专利法》为依据,是一种强有力的法律保护体系,其对药物发明创造的保护是绝对垄断的、排他的,并存在一定的保护期限的。在中医药领域中医药配方和配方制剂等均可通过专利进行保护,但同其他产品一样,新颖性、创造性、实用性是中医药获得专利保护的必要条件。对于很多中医药处方,古籍上大多有记载,已是广为人知的内容,即便有些改良处方与经典处方相比有所加减,但也很难判断是否具有新颖性、创造性和实用性,这也是中医药采用专利保护的难点。

2. 商标保护 商标是生产经营者在其商品或服务上使用的标记,用于区别不同的商品或服务。在医药领域,商标的注册人或受让人可对医药产品的制造、销售或者医药治疗服务,通过文字、图形、字母、颜色、三维立体等形式的商标进行保护。与专利不同,商标权的财产价值随着时

表 12-1 我国药品知识产权保护法律体系

法律	行政法规	部门规章	国际公约
《宪法》	《野生药材资源保护管理条例》	《医药行业关于反不正当竞争的若干规定》	《建立世界知识产权组织公约》
《刑法》	《中药品种保护条例》	《关于中国实施〈专利合作条约〉的规定》	《与贸易有关的知识产权协议》
《民法典》	《植物新品种保护条例》	《关于禁止侵犯商业秘密行为的若干规定》	《保护工业产权巴黎公约》
《专利法》	《计算机软件保护条例》	《专利代理管理办法》	《专利法条约》
《商标法》	《药品管理法实施条例》	《中医药专利管理办法(试行)》	《专利合作条约》
《著作权法》	《专利代理条例》	《专利行政执法办法》	《国际植物新品种保护公约》
《反不正当竞争法》	《专利法实施细则》	《国家知识产权局行政复议规程》	《国际承认用于专利程序的微生物保存布达佩斯条约》
《药品管理法》	《商标法实施条例》	《专利实施强制许可办法》	《商标法条约》
《中医药法》	《著作权法实施条例》	《药品注册管理办法》	《商标注册条约》
《合同法》	《著作权集体管理条例》	《药品进口管理办法》	《商标国际注册马德里协定》
《公司法》	《知识产权海关保护条例》	《植物新品种保护条例实施细则(农业部分)》	《工业品外观设计国际保存海牙协定》
《科学技术进步法》	《信息网络传播权保护条例》	《植物新品种保护条例实施细则(林业部分)》	《世界版权公约》
	《特殊标志管理条例》	《中华人民共和国海关关于〈中华人民共和国知识产权海关保护条例〉的实施办法》	《世界知识产权组织版权条约》
			《制止商品产地虚假或欺骗性标记马德里协定》
			《保护原产地名称及其国际注册里斯本协定》

间的推移,是根据其拥有者累积的信誉、质量、服务等无形资本的优劣而增值或贬值的,是中医药知识产权保护的重要类型。例如著名的中成药厂商"同仁堂",于 1989 年被列为我国第一批驰名商标,如今"同仁堂"已成为公认的"老字号"品牌,广大消费者对其产品信任度不断增加,大大提升了产品价值。

3.商业秘密保护　商业秘密是指不为公众所知悉、能为权利人带来经济利益,具有实用性并经权利人采取保密措施的技术信息和经营信息。采用商业保护是中医药知识产权传统的保护模式,如云南白药、东阿阿胶等秘方,均采取了商业秘密保护。

4.地理标志保护　地理标志又称原产地标志,指产自特定地域,所具有的质量、声誉或其他特性取决于该产地的自然因素和人文因素,经审核批准以地理名称进行命名的产品。由于一般传统中医药材讲究道地药材,即在特定自然条件、生态环境的地域内所产的药材,因生产较为集中,栽培技术、采收加工也都有一定的讲究,以致较同种药材在其他地区所产者品质佳、疗效好。因此,地理标志保护也成了中医药保护的一种方式。

5.中药品种保护　中药品种保护制度是一种药品的行政保护制度,对中国境内生产制造的中药品种,包括中成药、天然药物的提取物及其制剂和中药人工制成品进行保护,并且鼓励开发临床有效的中药品种,对质量稳定、疗效确切的中药品种实行分级保护制度,保护时间长达 7 年至 30 年不等。

二、药品专利保护

（一）药品专利权的概念及类型

药品专利权是指依照专利法的规定，药品权利人对其获得专利的发明创造（发明、实用新型或者外观设计），在法定期限内享有的独占权或专有权。与其他技术领域一样，药品专利也包含发明、实用新型和外观设计三类。

1. 药品发明专利　药品发明专利是对药品、方法或其改进所提出的新技术方案，主要包括以下类型：

（1）新产品专利：新物质，如有一定医疗用途的新化合物，新基因工程产品，新生物制品，用于制药的新原料、新辅料、新中间体、新代谢物和新药物前体，新异构体，新有效晶型，新分离或提取得到的天然物质等。新药物组合物，指两种或两种以上元素或化合物按一定比例组成具有一定性质和用途的混合物，包括中药新复方制剂、中药有效部位、药物新剂型等。经过分离成为纯培养物，并具有特定工业用途的生物制品、微生物及其代谢产物。

（2）新制备方法专利：主要包括新工艺、新配方、新的加工处理方法；新动物、新矿物、新微生物的生产方法；中药新提取、新纯化、新炮制方法等。

（3）新用途专利：主要包括已知化合物新的医药用途、新给药途径、药物的新适应证等。

2. 药品实用新型专利　实用新型指的是对产品的形状、构造或其结合所提出的适于实用的新的技术方案。实用新型本质上属于发明的一部分，不过在技术思想的创作水平上略低，其特点是：具有一定的形状、结构或其结合的产品；必须基于一定技术思想而创造产生的，并在工业上适于应用。

药品实用新型专利主要包括：某些与功能相关的药物剂型、形状、结构的改变；某种新型缓释制剂；生产制剂的专用设备；诊断用药的试剂盒与功能有关的形状、结构；某种单剂量给药器以及药品包装容器的形状、结构、开关技巧等。

3. 药品及涉药产品外观设计专利　外观设计指的是对产品的形状、图案或者其结合以及色彩与形状、图案的结合所作出的富有美感并适于工业应用的新设计。外观设计主要有以下特点：必须以产品为载体；是一种形状、图案、色彩或其结合的设计；能够适用于工业上应用；必须富有美感。

药品及涉药产品外观设计主要包括：药品外观和包装容器外观等，如药品的新造型或其与图案、色彩的搭配和组合；新的盛放容器，如药瓶、药袋、药品瓶盖等；富有美感和特色的说明书、容器和包装盒等。

（二）申请药品专利保护的原则

1. 书面原则　《专利法》及其实施细则规定的各种手续，每个具有法律意义的步骤都应以书面形式办理。专利申请中的书面原则通过落实专利申请文件得以落实。

2. 先申请原则　两个以上的申请人分别就同样的发明创造申请专利的，专利权授予最先申请的人。该原则有利于促使发明人在完成发明创造后尽早申请专利，也使社会大众能够尽早得到最新的技术，避免重复的研究与投入。

3．单一性原则　狭义上的单一性原则指的是一件专利申请的内容只能包含一项发明创造；广义上的还包括同样的发明创造只能授予一次专利权，不能就同样的发明创造同时存在两项或两项以上的专利权。一项发明一件申请便于专利申请案的审查、登记、分类、检索。同时，有利于授权后一系列法律事务的运作。

4．优先权原则　优先权原则是指申请人自发明或者实用新型在国外第一次提出专利申请之日起 12 个月内，或自外观设计在国外第一次提出专利申请之日起 6 个月内，又在中国就相同主题提出专利申请的，按照该国同中国签订的协议或共同参加的国际条约，或按照共同承认的优先权原则，亦可享有优先权。若申请人自发明或实用新型在中国第一次提出专利申请之日起 12 个月内，又向国家知识产权局就相同主题提出专利申请的，可以享有优先权。

（三）药品专利的申请

1．申请文件　申请药品发明或者实用新型专利应提交请求书、说明书及其摘要和权利要求书等文件。申请药品外观设计专利应提交请求书、该外观设计的图片或者照片以及对该外观设计的简要说明等文件。完整的专利申请文件见表 12-2。

表 12-2　专利申请文件的组成

名称	包含内容
说明书	发明名称、技术领域、背景技术、发明内容、附图说明、具体实施方式
权利要求书	对发明创造要求法律保护范围的说明性文件
说明书摘要	对发明创造内容进行简要说明的文件
说明书附图	说明书中涉及的图片或照片的集合
摘要附图	说明书附图中最具说明性的一幅图片
请求书	向国家知识产权局进行专利申请的法律程序性文件
根据申请需要提供的其他材料	生物材料保藏和存货证明、核酸序列表机读文件、代理委托书等

2．授予专利权的条件　授予药品发明专利和实用新型专利，应具备新颖性、创造性和实用性。

（1）新颖性：指申请日以前没有同样的发明或实用新型在国内外出版物上公开发表过、在国内外公开使用过或因为其他方式为公众所知，也没有同样的发明或实用新型由他人向专利局提出过申请并记载在申请日以后公布的专利申请文件中。

（2）创造性：指与申请日以前已有的技术相比，该发明具有突出的实质性特点和显著进步。

（3）实用性：指该发明或实用新型能够制造或使用，并能产生积极的效果。

授予专利权的外观设计，应当不属于现有设计，即在申请日以前未在国内外为公众所知的设计；也没有任何单位或者个人就同样的外观设计在申请日以前向国务院专利行政部门提出过申请，并记载在申请日以后公告的专利文件中；不得与他人在申请日以前已经取得的合法权利相冲突。

3．不授予专利权的情形　《专利法》规定，不授予专利权的情形有：科学发现，智力活动的规则和方法，疾病的诊断和治疗方法，动物和植物品种，用原子核变方法获得的物质，对平面印刷品的图案、色彩或者二者的结合作出的主要起标识作用的设计。

4.申请专利权的申请与审批发明 专利申请的审批程序包括受理、初审、公布、实审以及授权五个阶段,如图 12-1。实用新型或者外观设计专利申请在审批中不进行早期公布和实质审查,只有受理、初审和授权三个阶段。

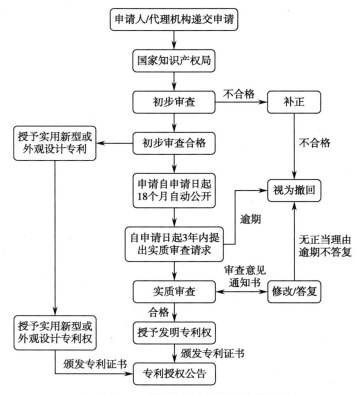

● 图 12-1 药品专利申请与审批流程图

（1）受理申请:国家知识产权局在收到发明专利申请的请求书、说明书和权利要求书后,应明确申请日、给予申请号,并通知申请人。不予受理的,通知申请人。

（2）初步审查:即形式审查,是国家知识产权局对专利申请是否具备形式条件进行的审查,为以后的专利公开和实质审查做准备。

（3）公布申请:国家知识产权局收到发明专利申请后,经过初步审查认为符合《专利法》要求的,自申请日起满 18 个月,即行公布。国家知识产权局可以根据申请人的请求早日公布其申请。

（4）实质审查:实质审查是国家知识产权局根据申请人的要求,从技术角度对发明的新颖性、创造性、实用性等实质性条件进行审查。

（5）授权公布:发明专利申请经实质审查没有发现驳回理由的,由国家知识产权局作出授予发明专利权的决定,发给发明专利证书,同时予以登记和公告。发明专利权自公告之日起生效。

实用新型和外观设计专利申请经初步审查没有发现驳回理由的,由国家知识产权局作出授予实用新型专利权或者外观设计专利权的决定,发给相应的专利证书,同时予以登记和公告。实用新型专利权和外观设计专利权自公告之日起生效。

（四）专利权的期限、终止和无效

1.专利权的期限 发明专利权的期限为 20 年,实用新型和外观设计专利权期限为 10 年,均自申请日起计算。

2. 专利权的终止　在以下情况下专利权终止：专利权期限届满自行终止；专利权人以书面声明放弃其专利权；专利权人不按时缴纳年费而终止。专利权终止后，其发明创造就成为公共财富，任何人都可以利用。

3. 专利权的无效　自国家知识产权局公告授予专利权之人起，任何单位或者个人认为该专利权的授予不符合《专利法》有关规定的，可以请求专利复审宣告该专利权无效。宣告无效的专利视为自始即不存在。

（五）专利权人的权利和义务

1. 专利权人的权利　专利权人的权利指的是权利人依法对获得专利权的发明创造所享有的控制、利用和支配的权利。该权利包括以下几个方面：

（1）独占实施权：即享有自己实施其专利技术和禁止他人实施其专利技术的权利。专利权的实施包括制造、使用、销售、许诺销售、进口五种行为。

（2）标记权：是指专利权人有权在其专利产品或者该产品的包装上标明专利标记和专利号。

（3）许可权：专利权人有权和他人签署许可合同，许可他人实施其专利，被许可方以支付一定的报酬作为对价。

（4）转让权：专利权人享有将其专利所有权移转给他人的权利。

（5）放弃权：专利权人享有放弃权，以书面形式声明放弃其专利权的，一经国家专利行政机关登记和公告，其专利权即终止，其发明创造任何人都可以自由使用。

2. 专利权人的义务　专利权人基本义务有：按期缴纳年费，拒不缴纳年费的，其专利权将自动终止；实施发明专利；对职务发明创造的设计人或发明人给予奖励。

三、药品商标保护

（一）药品商标的概念及特征

1. 药品商标的概念　药品商标是指文字、图形、字母、数字、三维标志、颜色组合和声音等，以及上述要素的组合，能够将药品生产、经营者的药品或药学服务区别于其他生产、经营者的显著性标记。

2. 药品商标的特征　商标一般均具有显著性、独占性、依附性、价值性和竞争性等特征。

（1）显著性：使用商标的目的是与他人的商品或服务项目区别，便于消费者识别，所以要求它具有显著的特征，即不与他人商标混同。只有将具有鲜明特征的标记用于特定的商品或服务，才能便于消费者识别和辨认。

（2）独占性：注册商标所有人对其商标具有专有权、独占权，未经注册商标所有人许可，他人不得擅自使用，否则构成侵权。

（3）依附性：商标依附于商品或服务存在，商标是区别商品来源的标记，只有附着在商品上用来表明商品来源并区别于其他同类商品的标志才是商标。

（4）价值性：商标代表着一种商品或服务的质量、信誉、社会影响，它能吸引消费者认牌购物，给经营者带来丰厚的利润。

（5）竞争性：商标是参与市场竞争的工具，生产经营者之间的竞争就是商品或服务质量的竞争，商标知名度越高，其商品或服务的竞争力就越强。

药品商标除具有一般商标的特征外，还有以下一些特性：药品商标必须符合医药行业的属性，包括健康性、安全性、生命性，药品商标不得使用对药品特征具有直接描述性的文字，否则容易误导消费者，带来安全隐患；药品通用名称不得作为药品商标使用；药品商标常含有企业或企业产品信誉、质量、安全、疗效相关的代名词，所以叙述性词汇多，不易把握。

3．药品商标使用的特殊规定　药品商标在说明书、标签和广告中使用时的特殊规定主要有：

（1）药品说明书和标签中的使用规定：药品说明书和标签中禁止使用未经注册的商标以及其他未经国家药品监督管理部门批准的药品名称。为告知公众商标已经注册，受法律保护，警示他人不要误用，以免造成侵权，使用注册商标应标明"注册商标"字样或者注册标记。依据我国现行法律法规，药品可以不使用任何商标，如需使用，则必须使用注册商标。药品标签使用注册商标的，应当印刷在药品标签的边角，含文字的，其字体以单字面积计不得大于通用名称所用字体的 1/4。

（2）药品广告中的使用规定：处方药名称与该药品的商标、生产企业字号相同的，不得使用该商标、企业字号在医学、药学专业期刊以外的媒介变相发布广告；不得以处方药名称或者以处方药名称注册的商标以及企业字号为各种活动冠名；药品广告中不得以产品注册商标代替药品名称进行宣传，但经批准作为药品商品名称使用的文字型注册商标除外；药品生产、经营企业在广告中宣传的企业名称中含有处方药通用名称或者商品名称，或者是广告中含有以处方药商品名称注册的商标内容的，属于药品广告的一种表现形式，必须经过药品广告审查机关批准；药品生产、经营企业的注册商标与处方药的商品名称（包括曾用名）相同，企业字号与处方药通用名称或者商品名称相同时，不得使用该注册商标、企业字号在指定的医学、药学专业刊物之外进行广告宣传；以处方药通用名称或者商品名称、处方药的注册商标作为企业字号成立的各种咨询服务机构或者医疗服务机构，不得在大众传播媒介发布广告。

（二）药品商标权的取得及内容

药品商标权是商标所有权人对其在国家知识产权局商标局依法注册的商标所享有的权利，办理药品商标注册申请是获准商标注册、取得药品商标权的前提。

1．不得作为商标使用的标志　同中华人民共和国的国家名称、国旗、国徽、国歌、军旗、军徽、军歌、勋章等相同或者近似的，以及同中央国家机关的名称、标志、所在地特定地点的名称或者标志性建筑物的名称、图形相同的；同外国的国家名称、国旗、国徽、军旗等相同或者近似的，但经该国政府同意的除外；同政府间国际组织的名称、旗帜、徽记等相同或者近似的，但经该组织同意或者不易误导公众的除外；与表明实施控制、予以保证的官方标志、检验印记相同或者近似的，但经授权的除外；同"红十字""红新月"的名称、标志相同或者近似的；带有民族歧视性的；带有欺骗性，容易使公众对商品的质量等特点或者产地产生误认的；有害于社会主义道德风尚或者有其他不良影响的。

县级以上行政区划的地名或者公众知晓的外国地名，不得作为商标。但是，地名具有其他含义或者作为集体商标、证明商标组成部分的除外；已经注册的使用地名的商标继续有效。

2．不得作为商标注册的标志　仅有本商品的通用名称、图形、型号的；仅直接表示商品的质量、主要原料、功能、用途、重量、数量及其他特点的；其他缺乏显著特征的。以三维标志申请注册商标的，仅由商品自身的性质产生的形状、为获得技术效果而需有的商品形状或者使商品具有实质性价值的形状，不得注册。

3．药品商标权的内容　对于药品注册商标而言，商标权人享有商标专用权，即在核定使用的药品或服务上使用核准注册的商标的专有权利。其专用权一般包括：

（1）独占权：指商标权人在核定的商品或服务上使用注册商标的权利。

（2）禁止权：指商标权人有权禁止他人未经许可为一定行为的权利。

（3）转让权：指商标权人在法律允许的范围内，根据自己的意志，将其注册商标转让给他人所有的权利。

（4）许可权：指商标权人以收取使用费为代价，通过合同方式许可他人有偿使用其注册商标的权利。

（三）药品注册商标的申请、变更和转让、许可使用

1．药品商标注册的申请　国家知识产权局商标局统一办理全国商标注册工作。国家知识产权局设立商标评审委员会，负责处理商标争议事宜。自然人、法人或者其他组织在生产经营活动中，对其商品或者服务需要取得商标专用权的，应当向国家知识产权局商标局申请商标注册。不以使用为目的的恶意商标注册申请，应当予以驳回。申请注册的商标，应当有显著特征，便于识别，并不得与他人在先取得合法权利相冲突。申请商标注册，可以自行办理，也可以委托商标代理机构办理。

2．注册商标的变更　注册商标需要变更注册人的名义、地址或者其他注册事项的，应当提出变更申请。

3．注册商标的转让　转让注册商标的，转让人和受让人应当签订转让协议，并共同向国家知识产权局商标局提出申请。受让人应当保证使用该注册商标的商品质量。转让注册商标的，商标注册人对其在同一种商品上注册的近似的商标，或者在类似商品上注册的相同或者近似的商标，应当一并转让。对容易导致混淆或者有其他不良影响的转让，国家知识产权局商标局不予核准，书面通知申请人并说明理由。转让注册商标经核准后，予以公告。受让人自公告之日起享有商标专用权。

4．注册商标的许可使用　商标注册人可以通过签订商标使用许可合同，许可他人使用其注册商标。许可人应当监督被许可人使用其注册商标的商品质量。被许可人应当保证使用该注册商标的商品质量。经许可使用他人注册商标的，必须在使用该注册商标的商品上标明被许可人的名称和商品产地。许可他人使用其注册商标的，许可人应当将其商标使用许可报国家知识产权局商标局备案，由国家知识产权局商标局公告。

（四）药品商标专用权的保护

1．药品商标专用权的保护范围和续展　药品注册商标的专用权，以核准注册的商标和核定

使用的药品为限。药品注册商标的有效期为 10 年,自核准注册之日起计算。药品注册商标有效期满,需要继续使用的,商标注册人应当在期满前 12 个月内按照规定办理续展手续;在此期间未能办理的,可以给予 6 个月的宽展期。每次续展注册的有效期为 10 年,自该商标上一届有效期满次日起计算。期满未办理续展手续的,注销其注册商标。

2. 侵犯药品商标专用权的救济　一般而言,药品商标专用权被侵犯时可通过以下途径寻求救济:由当事人协商解决;药品商标注册人或利害关系人向人民法院起诉;请求工商行政管理部门处理;构成犯罪的,由司法机关依法追究刑事责任。

四、医药著作权保护

(一)医药著作权的概念

著作权即版权,是指作者或其他著作权人依法对文学、艺术或科学作品所享有的各项专有权利的总称。与医药相关的著作权类的知识产权主要有:

1. 与医药有关的百科全书、年鉴、辞书、教材、文献、工具书、摄影、录像等作品。如毕业论文,药事管理教材、课件,中医药图谱等。

2. 与医药有关的计算机软件或多媒体软件。如全医药学大词典、合理用药监测系统、药物信息咨询系统等。

(二)医药著作权的主体、客体和归属

1. 著作权的主体　著作权的主体指的是依法对文学、艺术和科学作品享有著作权的人,包括作者和其他依法享有著作权的公民、法人和非法人组织。

2. 著作权的客体　著作权的客体是作品,包括一般的作品和计算机软件。与药品有关的著作权的客体可以是由与医药相关的单位提供资金、资料,组织人员创作或承担责任的有关年鉴、百科全书、教材、摄影画册等编辑作品的著作权。

3. 著作权的归属　著作权属于作者,《著作权法》另有规定的除外。

4. 不保护对象　《著作权法》规定不保护的对象包括:①法律、法规,国家机关的决议、决定、命令和其他具有立法、行政、司法性质的文件,及其官方正式译文;②时事新闻;③历法、通用数表、通用表格和公式。

(三)医药著作权的内容、产生与保护期限

1. 著作权的内容　著作权的内容,指的是著作权人根据法律规定对其作品有权进行控制、利用及支配的具体行为方式,包括著作人身权和著作财产权。

(1)著作人身权:即作者资格权,是作者基于作品依法享有的各种以人身利益为内容的权利,包括署名权、发表权、修改权、保护作品完整权等。

(2)著作财产权:即经济权利,是著作权人自己使用或者授权他人以一定方式使用作品而获得利益,包括使用权和报酬权。

2. 著作权的产生与保护期限　著作权自作品完成之日起产生,并受《著作权法》保护。外国

人或无国籍人的作品首先在中国境内出版的，自首次出版之日起产生。作者的署名权、修改权和保护作品完整权的保护期限不受限制。

自然人作品的发表权、使用权和获得报酬权的保护期限为作者终生及其死亡后50年；合作作品的保护期限截止于最后死亡的作者死亡后50年；法人及非法人组织的作品，著作权（除署名权外）由法人或非法人组织享有的职务作品，其发表权、使用权和获得报酬权的保护期限为50年，从作品首次发表之日算起。

五、医药商业秘密保护

（一）医药商业秘密的概念

根据《中华人民共和国反不正当竞争法》（下称《反不正当竞争法》）规定，商业秘密是指不为公众所知悉、具有商业价值并经权利人采取相应保密措施的技术信息和经营信息等商业信息。其中，不为公众知悉，是指该信息是不能从公开渠道直接获取的；具有商业价值，是指该信息能为权利人带来现实的或者潜在的经济利益或者竞争优势；权利人采取保密措施，包括订立保密协议、建立保密制度及采取其他合理的保密措施，而权利人采取保密措施就意味着权利人为此必须采取包括订立保密协议、建立保密制度及其他合理的保密措施。

在药品的研制、生产、经营和使用领域存在着大量的符合商业秘密法律特征的商业信息，相关权利主体可以依靠商业秘密法律保护的方式保护这类商业信息，以此获取市场竞争优势。根据《药品管理法》的规定，药品监督管理部门在审评审批及监督检查中知悉的商业秘密，亦应予以保密。

（二）医药商业秘密的特征

一般而言，只有同时具备以下三个特征的技术信息和经营信息才属于医药商业秘密。

1. 秘密性　商业秘密首先必须是处于秘密状态的信息，不可能从公开的渠道所获悉。不为公众所知悉，是指该信息是不能从公开渠道直接获取的，即不为所有者或所有者允许知悉范围以外的其他人所知悉，不为同行业或者该信息应用领域的人所普遍知悉。

2. 保密性　保密性即权利人采取保密措施，包括订立保密协议、建立保密制度及采取其他合理的保密手段。只有当权利人采取了能够明示其保密意图的措施，才能成为法律意义上的商业秘密。

3. 价值性　价值性是指该商业秘密自身所蕴含的商业价值，即经济价值和市场竞争价值，并能实现权利人经济利益的目的。

（三）医药商业秘密的类型

医药行业属于高科技行业，在药品的研究开发、生产经营过程中包含了大量的技术信息和经营信息。医药商业秘密按内容性质可分为医药技术秘密和医药经营秘密。

1. 医药技术秘密　医药技术秘密是指与医药产品的生产制造检验过程相关的技术诀窍或秘密技术。该信息、技术知识是未公开的，具有实用性，能给权利人带来经济利益，且权利人已对其采取了保密措施。主要包括：

（1）产品信息：企业自行研究开发的新药，在既没有申请专利，也没有正式投入市场之前，尚处于秘密状态，就是一项商业秘密。即使药品本身不是秘密，它的组成部分或组成方式也可成为商业秘密。

（2）配方和工艺：医药产品的工业配方、化学配方、药品配方、中药秘方、民间的"祖传秘方"等是商业秘密的一种常见形式。有时几个不同的设备，尽管其本身属于公知范畴，但经特定组合、产生新生产工艺和先进的操作方法，也可能成为商业秘密。如化合物的合成工艺、药物制剂工艺、消毒工艺、包装工艺等。

（3）机器设备的改进：在公开的市场上购买的机器设备，经公司的技术人员对其进行技术改进，使其更具多用途或更高的效率，则对该机器设备的改进也可以是商业秘密。

（4）研究开发的有关文件：记录了需保密的研究和开发活动内容的文件，这类文件就是商业秘密。如蓝图、图样、实验结果、设计文件、技术改进后的通知、标准件最佳规格、检测原则、质量控制参数等。

2．医药经营秘密　经营秘密是指与药品的生产、经营销售有关的保密信息。主要包括：

（1）与企业各种重要经营活动有关联的文件：包括产品采购计划、供应商清单、市场调研报告、产品的推销计划、拟采用的销售方式和方法、会计财务报表、利益分配方案、企业的远期目标和近期发展计划、投资意向等资料。

（2）客户情报：包括客户名单、销售渠道、协作关系、货源情报、招投标中的标底和标书等信息。

（3）管理技术：包括各种行之有效，为企业所独具的管理模式、管理方法、管理诀窍。如医药企业为实施企业的方针战略所制定的一系列的标准操作规程、人员培训方法和技术业务档案管理办法等。

知识拓展

医药未披露数据的保护

医药未披露数据是指在含有新型化学成分药品注册过程中，申请者为获得药品生产批准证明文件向药品注册管理部门提交自行取得的关于药品安全性、有效性、质量可控性的未披露的试验数据和其他数据。医药未披露数据来源于药品研发过程中的临床前试验和临床试验，主要包括以下内容：

1. 针对试验系统试验数据　包括动物、器官、组织、细胞、微生物等试验系统的药理、毒理、药代动力学等试验数据。

2. 针对生产工艺流程、生产设备和设施、生产质量控制等研究数据　包括药物的合成工艺、提取方法、理化性质及纯度、剂型选择、处方筛选、制备工艺、检验方法、质量指标、稳定性等；中药制剂还包括原药材的来源、加工及炮制等；生物制品还包括菌毒种、细胞株、生物组织等起始材料的质量标准、保存条件、遗传稳定性及免疫学等研究数据。

3. 针对人体的临床试验数据　包括通过临床药理学、人体安全性和有效性评价等获得人体对于新药的耐受程度和药代动力学参数、给药剂量等试验数据。

医药未披露数据保护是对未在我国注册过的含有新型化学成分药品的申报数据进行保护。在一定的时间内,负责药品注册的管理部门和药品仿制者既不能披露也不能依赖该新药研发者提供的证明药品安全性、有效性、质量可控性的试验数据。《药品管理法》第二十七条规定,国务院药品监督管理部门对批准上市药品的审评结论和依据应当依法公开,接受社会监督,但是对审评审批中知悉的商业秘密应当予以保密。这是我国法律层面对于医药未披露数据的相关保护要求。医药未披露数据的保护目的在于禁止后来的药品注册申请者直接或间接地依赖前者的数据进行药品注册申请,有利于保护新药开发者的积极性。

（四）侵犯医药商业秘密行为的表现形式

侵犯医药商业秘密行为是指为了竞争或个人目的,通过不正当的方法来获取、泄露或使用他人医药商业秘密的行为。《反不正当竞争法》规定,经营者不得采用下列手段侵犯商业秘密:

1. 以盗窃、贿赂、欺诈、胁迫、电子侵入或者其他不正当手段获取权利人的商业秘密。

2. 披露、使用或者允许他人使用以前项手段获取的权利人的商业秘密。

3. 违反保密义务或者违反权利人有关保守商业秘密的要求,披露、使用或者允许他人使用其所掌握的商业秘密。

4. 教唆、引诱、帮助他人违反保密义务或者违反权利人有关保守商业秘密的要求,获取、披露、使用或者允许他人使用权利人的商业秘密。

此外,经营者以外的其他自然人、法人和非法人组织实施上述所列违法行为的,第三人明知或者应知商业秘密权利人的员工、前员工或者其他单位、个人实施本条第一款所列违法行为,仍获取、披露、使用或者允许他人使用该商业秘密的,均视为侵犯商业秘密。

从实践中来看,侵犯医药商业秘密行为有多种形式:

1. 盗窃医药商业秘密是常见的侵犯医药商业秘密的行为,从盗窃行为的主体来看,一种是医药公司内部的雇员盗窃其雇主的商业秘密以后,转卖给第三者,从中牟取不义之财;另一种是医药公司外部人员盗窃商业秘密自用,以便与权利人进行竞争。

2. 了解或掌握医药商业秘密的有关技术人员和经营管理人员,擅自泄露或允许他人使用其所了解或掌握的受雇单位的商业秘密。

3. 了解他人医药商业秘密后,未经权利人许可,擅自在公开媒体上宣传,泄露其所了解的商业秘密。这是一种对权利人不负责任的侵犯商业秘密的违法行为。

4. 明知第三者获得的医药商业秘密是通过不正当手段得到的,但仍然给第三者一定好处,从而索取该商业秘密,以便获得更多的暴利;中介机构明知他人的商业秘密为非法所得,仍为其代理转让。

5. 个别医药企业主管单位或行业协会,不遵守法律、法规的规定,违背下属企业的意愿,强迫拥有商业秘密的下属企业将所拥有的商业秘密无偿传播给其他下属企业。

6. 某些国家机关工作人员、事业单位工作人员,违反国家有关法律、法规,擅自将其在业务工作中了解到的商业秘密泄露给外界。

（五）医药商业秘密的保护手段

医药商业秘密的保护主要采取以自我保护为主的主动防御策略，商业秘密被侵犯后救济途径主要采取以法律保护为主的被动防御策略。两种保护相辅相成，缺一不可。

1. 自我保护　法律对商业秘密的保护主要集中在商业秘密被侵犯后的司法救济，并不能真正起到防患于未然的作用。因此，医药企业应加强自我保护意识，把保护商业秘密纳入企业的管理体系中以弥补法律保护的不足，具体措施有：企业内部设立专门的商业秘密管理机构；与涉及商业秘密的人员签订针对具体技术、经营秘密的保密合同以及竞业限制协议；在具体的管理上实行分级管理；定期对涉及商业秘密的人员进行培训，灌输保护商业秘密的意识，提高人员商业秘密保护能力等。

2. 法律保护　经营者的合法权益受到不正当竞争行为损害的，可以向人民法院提起诉讼。我国保护商业秘密的法律或法规常见于《反不正当竞争法》《民法典》以及《合同法》等，法律规定的侵犯商业秘密行为的法律责任，包括民事责任、行政责任和刑事责任。一般来说，侵犯商业秘密的行为应当主动承担民事违约责任和民事侵权责任；当侵犯行为构成不正当竞争行为时，依法还应当承担行政责任；情节严重、构成犯罪的，则应当承担刑事责任。

第二节　中药品种保护

一、中药品种保护概述

中药品种保护是保护中医药知识产权的重要行政保护手段，是中医药知识产权法律保护的有效补充，对中医药事业的发展具有重要意义。《药品管理法》明确规定国家保护野生药材资源和中药品种。《中医药法》也规定，国家建立中医药传统知识保护数据库、保护名录和保护制度。中医药传统知识持有人对其持有的中医药传统知识享有传承使用的权利，对他人获取、利用其持有的中医药传统知识享有知情同意和利益分享等权利。国家对经依法认定属于国家秘密的传统中药处方组成和生产工艺实行特殊保护。

（一）《中药品种保护条例》的适用范围

《中药品种保护条例》由国务院在 1992 年 10 月 14 日颁布，并于 1993 年 1 月 1 日实施，2018年 9 月 18 日修订。该条例适用于中国境内生产制造的中药品种，包括中成药、天然药物的提取物及其制剂和中药人工制成品。申请专利的中药品种，依照专利法的规定办理，不适用该条例。

（二）中药品种保护的目的和意义

实施中药品种保护目的是提高中药品种的质量，保护中药生产企业的合法权益，促进中药事业的发展。中药品种保护制度的实施，促进了中药质量和信誉的提升，起到了保护先进、促进老药再提高的作用；保护了中药生产企业的合法权益，使一批传统名贵中成药和创新中药避免被低水平仿制，调动了企业研究开发中药新药的积极性；维护了正常的生产秩序，促进了中药产业的集约化、规模化和规范化生产及中药名牌产品的形成和科技进步。

二、中药品种保护范围及等级划分

《中药品种保护条例》保护的中药品种,必须是列入国家药品标准的品种。经过国务院药品监督管理部门认定,列为省、自治区、直辖市药品标准的品种,也可以申请保护。受保护的中药品种分为一级、二级。

符合下列条件之一的中药品种,可以申请一级保护:

1．对特定疾病有特殊疗效的。

2．相当于国家一级保护野生药材物种的人工制成品。

3．用于预防和治疗特殊疾病的。

符合下列条件之一的中药品种,可以申请二级保护:

1．符合申请一级保护规定条件的品种或者已经解除一级保护的品种。

2．对特定疾病有显著疗效的。

3．从天然药物中提取的有效物质及特殊制剂。

三、申请办理中药品种保护的程序

国务院药品监督管理部门负责全国中药品种保护的监督管理工作,负责组织国家中药品种保护审评委员会。该委员会是审批中药保护品种的专业技术审查和咨询机构,成员由国务院药品监督管理部门聘请中医药方面的医疗、科研、检验及经营、管理专家担任。中药品种保护的申请程序为:

1．中药生产企业对其生产的符合规定的中药品种向所在地省级人民政府药品监督管理部门提出申请,经初审签署意见后,报国务院药品监督管理部门。在特殊情况下,中药生产企业也可以直接向国务院药品监督管理部门提出申请。

2．国务院药品监督管理部门委托国家中药品种保护审评委员会负责对申请保护的中药品种进行审评。国家中药品种保护审评委员会应当自接到申请报告书之日起六个月内作出审评结论。

3．国务院药品监督管理部门根据审评结论,决定是否给予保护。经批准保护的中药品种,由国务院药品监督管理部门发给"中药保护品种证书"。

四、中药保护品种的保护期限及保护措施

(一)中药一级保护品种的保护期限及措施

1．保护期限　中药一级保护品种的保护期限分别为30年、20年和10年。

2．保护措施　中药一级保护品种主要有以下保护措施:

(1)中药一级保护品种的处方组成、工艺制法,在保护期限内由获得"中药保护品种证书"的生产企业和药品监督管理部门、有关单位和个人负责保密,不得公开。负有保密责任的有关部门、企业和单位应当按照国家有关规定,建立必要的保密制度。

(2)向国外转让中药一级保护品种的处方组成、工艺制法的,应当按照国家有关保密的规定办理。

（3）因特殊情况需要延长保护期限的，由生产企业在该品种保护期满前 6 个月，依照中药品种保护申请程序申报。延长的保护期限由国务院药品监督管理部门确定，且不得超过第一次批准的保护期限。

（二）中药二级保护品种的保护期限及措施

中药二级保护品种的保护期限为 7 年。

中药二级保护品种在保护期满后可以延长 7 年。申请延长保护期的中药二级保护品种，应当在保护期满前 6 个月，由生产企业依照《中药保护品种条例》相关规定申报。

（三）中药保护品种的其他保护措施

对临床用药紧缺的中药保护品种的仿制，须经国务院药品监督管理部门批准并发给批准文号。仿制企业应当付给持有"中药保护品种证书"并转让该中药品种的处方组成、工艺制法的企业合理的使用费，其数额由双方商定；双方不能达成协议的，由国务院药品监督管理部门裁决。除此之外，被批准保护的中药品种在保护期内仅限于已获得"中药保护品种证书"的企业生产。

被批准保护的中药品种如果在批准前是由多家企业生产的，其中未申请"中药保护品种证书"的企业应当自公告发布之日起 6 个月内向国务院药品监督管理部门申报，并依照《中药品种保护条例》第十条的规定提供有关资料，由国务院药品监督管理部门指定药品检验机构对该申报品种进行同品种的质量检验。国务院药品监督管理部门根据检验结果，可以采取以下措施：

1. 对达到国家药品标准的，补发"中药保护品种证书"。

2. 对未达到国家药品标准的，依照药品管理的法律、行政法规的规定撤销该中药品种的批准文号。

第三节　野生药材资源保护

一、野生药材资源保护的目的、适用范围及原则

（一）野生药材资源保护的目的

中药材、中药饮片和中成药是中药的三大组成部分，而中药材作为中药饮片和中成药的原料，其质量和可持续利用将会影响到整个中药行业的健康发展。野生药材资源作为中药资源的重要来源，一些野生药材资源遭到了掠夺式的采挖和捕猎，已经造成野生药材资源的锐减，个别野生药材物种濒临灭绝。

为保护和合理利用野生药材资源，适应人民医疗保健事业的需要，1987 年 10 月国务院颁布了《野生药材资源保护管理条例》，各地区也结合本地野生药材资源实际制定了相关地方性法规，在一定程度上推动了中药资源保护工作。《药品管理法》明确规定国家保护野生药材资源，《中医药法》也明确提出，国家保护药用野生动植物资源，对药用野生动植物资源实行动态监测和定期

普查,建立药用野生动植物资源种质基因库,鼓励发展人工种植养殖,支持依法开展珍贵、濒危药用野生动植物的保护、繁育及其相关研究。

(二)野生药材资源保护的适用范围

在中华人民共和国境内采猎、经营野生药材的任何单位或个人,除国家另有规定外,都应遵守《野生药材资源保护管理条例》的相关内容。

(三)野生药材资源保护原则

国家对野生药材资源实行保护、采猎相结合的原则,并创造条件开展人工种养。

二、野生药材物种的分级管理

(一)国家重点保护的野生药材物种分级

国家重点保护的野生药材物种分为三级:

一级:濒临灭绝状态的稀有珍贵野生药材物种。

二级:分布区域缩小、资源处于衰竭状态的重要野生药材物种。

三级:资源严重减少的主要常用野生药材物种。

(二)国家重点保护的野生药材物种名录

国务院颁布《野生药材资源保护管理条例》的同时,由国家医药管理部门会同国务院野生动物、植物管理部门制定并发布了《国家重点保护野生药材物种名录》,共收载野生药材物种76种,中药材42种,见表12-3。在国家重点保护的野生药材物种名录之外,需要增加的野生药材保护物种,由省、自治区、直辖市人民政府制订并抄送国家医药管理部门备案。

表12-3 国家重点保护野生药材物种名录

分级	概念	野生药材物种数	中药材品种数	中药材名称
一级	濒临灭绝状态的稀有珍贵野生药材物种	4(禁用2种)	4(禁用2种)	虎骨(已禁用)、豹骨(已禁用)、羚羊角、鹿茸(梅花鹿)
二级	分布区域缩小、资源处于衰竭状态的重要野生药材物种	27	17	鹿茸(马鹿)、麝香(3个品种)、熊胆(2个品种)、穿山甲、蟾酥(2个品种)、哈蟆油、金钱白花蛇、乌梢蛇、蕲蛇、蛤蚧、甘草(3个品种)、黄连(3个品种)、人参、杜仲、厚朴(2个品种)、黄柏(2个品种)、血竭
三级	资源严重减少的主要常用野生药材物种	45	21	川贝母(4个品种)、伊贝母(2个品种)、刺五加、黄芩、天冬、猪苓、龙胆(4个品种)、防风、远志(2个品种)、胡黄连、肉苁蓉、秦艽(4个品种)、细辛(3个品种)、紫草(2个品种)、五味子(2个品种)、蔓荆子(2个品种)、诃子(2个品种)、山茱萸、石斛(5个品种)、阿魏(2个品种)、连翘、羌活(2个品种)

三、野生药材资源保护的具体办法

（一）保护野生药材物种的采猎管理

1. 一级保护野生药材物种的采猎保护　禁止采猎一级保护野生药材物种。

2. 二、三级保护野生药材物种的采猎保护

（1）采猎、收购二、三级保护野生药材物种的，必须按照批准的计划执行。

（2）采猎二、三级保护野生药材物种的，必须持有采药证。取得采药证后，需要进行采伐或狩猎的，必须分别向有关部门申请采伐证或狩猎证。

（3）采猎二、三级保护野生药材物种的，不得在禁止采猎区、禁止采猎期进行采猎，不得使用禁用工具进行采猎。

（二）建立野生药材资源保护区

经国务院或县以上地方人民政府批准后，可建立国家或地方野生药材资源保护区。在国家或地方自然保护区内建立野生药材资源保护区，必须征得国家或地方自然保护区主管部门的同意。

进入野生药材资源保护区从事科研、教学、旅游等活动的，必须经该保护区管理部门批准。进入设在国家或地方自然保护区范围内野生药材资源保护区的，还须征得该自然保护区主管部门的同意。

（三）保护野生药材物种的经营管理

一级保护野生药材物种属于自然淘汰的，其药用部分由各经药材公司负责经营管理，但不得出口。

二、三级保护野生药材物种属于国家计划管理的品种，由中国中药公司统一经营管理；其余品种由产地县药材公司或其委托单位按照计划收购。二、三级保护野生药材物种的药用部分，除国家另有规定外，实行限量出口。

学习小结

1. 学习内容

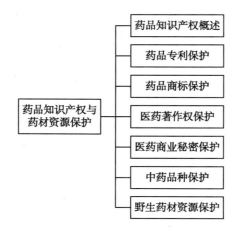

2. 学习方法

可通过查阅文献、典型案例分析等方法加深对药品知识产权、中药品种保护和野生药材资源保护的理解；了解我国相关法律保护制度，深化对药品知识产权、中药品种保护和野生药材资源保护的认识，增强学习者对药品创新和新药研制的信心与动力。同时，中药作为我国特有的知识产权保护对象，要注意理解和区分我国药品专利保护与相关行政保护的概念和特征。

复习思考题

1. 简述药品专利类型和授予程序。
2. 简述药品商标的特殊使用规定。
3. 联系实际，简述与医药有关的著作权作品。
4. 简述中医药领域中商业秘密保护的应用。
5. 简述中药保护品种的分级及相应的保护措施。
6. 简述国家重点保护野生药材的分级情况及保护措施。

第十二章同步练习

（田　侃　白庚亮）

主要参考书目

[1] 翁开源,汤新强. 药事管理学 [M]. 北京:科学出版社,2009.

[2] 田侃,吕雄文. 药事管理学 [M]. 北京:中国医药科技出版社,2016.

[3] 刘红宁,田侃. 药事管理学 [M]. 北京:中国中医药出版社,2015.

[4] 国家食品药品监督管理局执业药师资格认证中心. 药事管理与法规 [M]. 北京:中国医药科技出版社,2015.

[5] 杨世民. 药事管理与法规 [M]. 北京:高等教育出版社,2010.

[6] 孟锐. 药事管理学 [M]. 3 版. 北京:科学出版社,2012.

[7] 杨书良,刘兰茹. 药事管理学 [M]. 2 版. 北京:化学工业出版社,2014.

[8] 曾渝,何宁. 药事管理学 [M]. 北京:中国医药科技出版社,2014.

[9] 张新平,刘兰茹. 药品管理学 [M]. 北京:人民卫生出版社,2013.

[10] 孟锐. 药事管理学 [M]. 北京:科学出版社,2009.

[11] 谢明,田侃. 药事管理与法规 [M]. 北京:人民卫生出版社,2012.

[12] 马凤森. 药事管理学 [M]. 2 版. 杭州:浙江大学出版社,2012.

[13] 杨世民. 药事管理学 [M]. 5 版. 北京:人民卫生出版社,2011.

[14] 张立明,罗臻. 药事管理学 [M]. 北京:清华大学出版社,2011.

[15] 程卯生. 医药伦理学 [M]. 2 版. 北京:中国医药科技出版社,2008.

[16] 翁开源,汤新强. 药事管理学 [M]. 北京:科学出版社,2009.

[17] 刘红宁. 药品管理学 [M]. 北京:中国中医药出版社,2016.

附录一　英汉对照表

A

active pharmaceutical ingredients，API	活性药物成分
adverse drug event，ADE	药品不良事件
adverse drug reaction，ADR	药品不良反应
Agreement on Trade-Related Aspects of Intellectual Property Rights，TRIPS	与贸易有关的知识产权协定
American Society of Health-System Pharmacists，ASHP	美国卫生系统药师协会

B

blinding/masking	设盲

C

cause - compare research	原因比较研究
Center for Drug Evaluation and Research，CDER	美国 FDA 药品评价与研究中心
Chinese crude drug	中药材
Chinese herbal pieces	中药饮片
Chinese materia medica	中药
clinical trial	临床试验
contract research organization，CRO	合同研究组织
current good manufacturing practice，cGMP	动态药品生产质量管理规范

D

descriptive research	描述性研究
develop research	发展性研究
dispensing	调剂
drug instruction	药品说明书
drug label and directions	药品标识物
drug standard	药品标准
drug distribution	药品流通

E

essential drugs list，EDL	基本药物目录
essential medicines	基本药物
ethics committee	伦理委员会
experiment system	实验系统
experimental research	实验研究

G

good agricultural practice，GAP	中药材生产质量管理规范
good clinical practice，GCP	药物临床试验质量管理规范
good laboratory practice，GLP	药物非临床研究质量管理规范

good manufacturing practice, GMP	药品生产质量管理规范
good pharmacy practice, GPP	优良药房工作规范
good post marketing surveillance practice, GPMSP	药品上市后监测实施标准
good review practice, GRP	药品再评价质量管理规范
good supply practice, GSP	药品经营质量管理规范

H

handling of drugs	药品经营
historical research	历史研究
hospital information system, HIS	医疗机构信息系统

I

informed consent	知情同意书
institutional pharmacy administration	医疗机构药事管理
intellectual property	知识产权
investigate research	调查研究
investigational new drug, IND	申请作为临床研究用新药
investigational product	试验用药品
investigator's brochure	研究者手册

L

leading compound	先导化合物
legislation of pharmacy administration	药事管理立法
licensed pharmacist	执业药师

M

| medication history | 药历 |
| multiple center trial | 多中心试验 |

N

narcotic drug	麻醉药品
national drug/medicine policy, NDP/NMP	国家药物政策
national essential drug system, NEDS	国家基本药物制度
National Medical Products Administration, NMPA	国家药品监督管理局
new chemical entity, NCE	新化合物实体
new drug application, NDA	新药申请
new drug	新药
non-clinical study	非临床研究
nonprescription drug/OTC(over the counter)	非处方药

P

pharmaceutical affair	药学事业
pharmaceutical care, PC	药学保健 / 药学服务
pharmacist	药师
pharmacy administration law	药事管理法
pharmacy administration	药事管理
pharmacy intravenous admixture service, PIVAS	静脉药物调配中心
physical examination	体检
post-marketing drug assessment	药品上市后再评价
post-marketing surveillance, PMS	药品上市后监测制度
prescription drug or ethical drug	处方药
prescription	处方

Q

quality assurance unit, QAU	质量保证部门
quality authorized person	质量受权人

R

radioactive drug	放射性药品

S

social pharmacy	社会药学
standard operation procedure, SOP	标准操作规程
spirit drug	精神药品
State Drug Administration, SDA	国家药品监督管理局
State Food and Drug Administration, SFDA	国家食品药品监督管理局
subjective	主诉
supervision and management of drug	药品监督管理

T

technical evaluation	技术审评
text	正文部分
the discipline of pharmacy administration	药事管理学
the legal system of pharmacy administration	药事管理法律体系
The Pharmacopoeia of the People's Republic of China, ChP	中华人民共和国药典
therapeutic drug monitoring, TDM	治疗药物监测
total quality management, TQM	全面质量管理
toxic drug	毒性药品
traditional Chinese medicine preparations	中成药
treatment plan	治疗方案

U

Uppsala monitoring center, UMC	乌普沙拉监测中心

W

WHO monitoring center	WHO 药物监测中心
World Health Organization, WHO	世界卫生组织
World Intellectual Property Organization, WIPO	世界知识产权组织
World Trade Organization, WTO	世界贸易组织

B

标准操作规程　　　　　　　　　　　standard operation procedure，SOP

C

处方　　　　　　　　　　　　　　　prescription
处方药　　　　　　　　　　　　　　prescription drug or ethical drug

D

调查研究　　　　　　　　　　　　　investigate research
动态药品生产质量管理规范　　　　　current good manufacturing practice，cGMP
毒性药品　　　　　　　　　　　　　toxic drug
多中心试验　　　　　　　　　　　　multiple center trial

F

发展性研究　　　　　　　　　　　　develop research
放射性药品　　　　　　　　　　　　radioactive drug
非处方药　　　　　　　　　　　　　nonprescription drug/OTC（over the counter）
非临床研究　　　　　　　　　　　　non-clinical study

G

国家基本药物制度　　　　　　　　　national essential drug system，NEDS
国家食品药品监督管理局　　　　　　State Food and Drug Administration，SFDA
国家食品药品监督管理总局　　　　　China Food and Drug Administration，CFDA
国家药品监督管理局　　　　　　　　National Medical Products Administration，NMPA
国家药品监督管理局　　　　　　　　State Drug Administration，SDA
国家药物政策　　　　　　　　　　　national drug/medicine Policy，NDP/NMP

H

合同研究组织　　　　　　　　　　　contract research organization，CRO
活性药物成分　　　　　　　　　　　active pharmaceutical ingredients，API

J

基本药物　　　　　　　　　　　　　essential medicines
基本药物目录　　　　　　　　　　　essential drugs list，EDL
技术审评　　　　　　　　　　　　　technical evaluation
精神药品　　　　　　　　　　　　　spirit drug
静脉药物调配中心　　　　　　　　　pharmacy intravenous admixture services，PIVAS

L

历史研究　　　　　　　　　　　　　historical research
临床试验　　　　　　　　　　　　　clinical trial
伦理委员会　　　　　　　　　　　　ethics committee

M

麻醉药品	narcotic drug
美国 FDA 药品评价与研究中心	Center for Drug Evaluation and Research，CDER
美国卫生系统药师协会	American Society of Health-System Pharmacists，ASHP
描述性研究	descriptive research

Q

全面质量管理	total quality management，TQM

S

设盲	blinding/masking
社会药学	social pharmacy
申请作为临床研究用新药	investigational new drug，IND
实验系统	experiment system
实验研究	experimental research
世界贸易组织	World Trade Organization，WTO
世界卫生组织	World Health Organization，WHO
世界知识产权组织	World Intellectual Property Organization，WIPO
试验用药品	investigational product

T

体检	physical examination
调剂	dispensing

W

WHO 药物监测中心	WHO monitoring center
乌普沙拉监测中心	Uppsala monitoring center，UMC

X

先导化合物	leading compound
新化合物实体	new chemical entity，NCE
新药	new drug
新药申请	new drug application，NDA

Y

研究者手册	investigator's brochure
药历	medication history
药品标识物	drug label and directions
药品标准	drug standard
药品不良反应	adverse drug reaction，ADR
药品不良事件	adverse drug event，ADE
药品监督管理	supervision and management of drug
药品经营	handling of drugs
药品经营质量管理规范	good supply practice，GSP
药品流通	drug distribution
药品上市后监测实施标准	good post marketing surveillance practice，GPMSP
药品上市后监测制度	post-marketing surveillance，PMS
药品上市后再评价	post-marketing drug assessment
药品生产质量管理规范	good manufacturing practice，GMP
药品说明书	drug instruction
药品再评价质量管理规范	good review practice，GRP

药师	pharmacist
药事管理	pharmacy administration
药事管理法	pharmacy administration law
药事管理法律体系	the legal system of pharmacy administration
药事管理立法	legislation of pharmacy administration
药事管理学	the discipline of pharmacy administration
药物非临床研究质量管理规范	good laboratory practice, GLP
药物临床试验质量管理规范	good clinical practice, GCP
药学保健/药学服务	pharmaceutical care, PC
药学事业	pharmaceutical affair
医疗机构信息系统	hospital information system, HIS
医疗机构药事管理	institutional pharmacy administration
优良药房工作规范	good pharmacy practice, GPP
与贸易有关的知识产权协定	Agreement on Trade-Related Aspects of Intellectual Property Rights, TRIPS
原因比较研究	cause - compare research

Z

知情同意书	informed consent form
知识产权	intellectual property
执业药师	licensed pharmacist
质量保证部门	quality assurance unit, QAU
质量受权人	quality authorized person
治疗方案	treatment plan
治疗药物监测	therapeutic drug monitoring, TDM
中成药	traditional Chinese medicine preparations
中华人民共和国药典	The Pharmacopoeia of the People's Republic of China, ChP
中药	Chinese materia medica
中药材	Chinese crude drug
中药材生产质量管理规范	good agricultural practice, GAP
中药饮片	Chinese herbal pieces
主诉	subjective

附录三 常用药事法规名录

1. 《疫苗储存和运输管理规范》（国家卫生与计划生育委员会、国家食品药品监督管理总局，2017年12月15日）
2. 《中医医术确有专长人员医师资格考核注册管理暂行办法》（国家卫生计划生育委员会，2017年11月10日）
3. 《关于调整原料药、药用辅料和药包材审评审批事项的公告》（国家食品药品监督管理总局，2017年11月23日）
4. 《国家食品药品监督管理总局关于修改部分规章的决定》（国家食品药品监督管理总局，2017年11月17日）
5. 《中医诊所备案管理暂行办法》（国家卫生计划生育委员会，2017年9月22日）
6. 《药品生产监督管理办法》（国家市场监督管理总局，2020年1月22日）
7. 《关于深化审评审批制度改革鼓励药品医疗器械创新的意见》（中共中央办公厅、国务院，2017年10月8日）
8. 《药物非临床研究质量管理规范》（国家食品药品监督管理总局，2017年7月27日）
9. 《药物临床试验的一般考虑指导原则》（国家食品药品监督管理总局，2017年1月18日）
10. 《全国药品流通行业发展规划（2016—2020年）》（商务部，2016年12月26日）
11. 《中华人民共和国中医药法》（全国人大常委会，2016年12月25日）
12. 《关于药包材药用辅料与药品关联审评审批有关事项的公告》（国家食品药品监督管理总局，2016年8月9日）
13. 《关于修改〈药品经营质量管理规范〉的决定》（国家食品药品监督管理总局，2016年7月13日）
14. 《疫苗流通和预防接种管理条例（2016年修订）》（国务院，2016年4月23日）
15. 《关于取消中药材生产质量管理规范认证有关事宜的公告》（国家食品药品监督管理总局，2016年3月17日）
16. 《中医药发展战略规划纲要（2016—2030年）》（国务院，2016年2月22日）
17. 《麻醉药品和精神药品管理条例》（国务院，2016年2月6日）
18. 《药品经营质量管理规范》（国家食品药品监督管理总局，2015年7月13日）
19. 《中华人民共和国药品管理法》（全国人大常委会，2019年8月26日）
20. 《中医药健康服务发展规划（2015—2020年）》（国务院，2015年4月24日）
21. 《国务院办公厅关于转发工业和信息化部等部门中药材保护和发展规划（2015—2020年）的通知》（国务院，2015年4月14日）
22. 《中医药事业发展"十三五"规划》（国家中医药管理局，2015年2月）
23. 《国家基本药物目录》（2018年版）（国家卫生健康委，2018年10月25日）
24. 《医疗机构药品监督管理办法（试行）》（国家食品药品监督管理局，2011年10月11日）
25. 《关于加强中药饮片监督管理的通知》（国家食品药品监督管理局，2011年1月5日）
26. 《药品不良反应报告和监测管理办法》（卫生部，2011年5月4日）
27. 《药品生产质量管理规范》（卫生部，2011年1月17日）
28. 《关于建立国家基本药物制度的实施意见》（卫生部、国家发展与改革委员会、工业与信息化部、监察部、财政部、人力资源与社会保障部、商务部、食品药品监督管理局、中医药管理局，2009年8月18日）
29. 《药品召回管理办法》（国家食品药品监督管理局，2007年12月10日）
30. 《药品注册管理办法》（国家市场监督管理总局，2020年1月22日）
31. 《药品、医疗器械、保健食品、特殊医学用途配方食品广告审查管理暂行办法》（国家市场监督管理总局，2019年12月24日）

32. 《药品流通监督管理办法》(国家食品药品监督管理局，2007年1月31日)

33. 《药品说明书和标签管理规定》(国家食品药品监督管理局，2006年3月15日)

34. 《互联网药品交易服务审批暂行规定》(国家食品药品监督管理局，2005年9月20日)

35. 《直接接触药品的包装材料和容器管理办法》(国家食品药品监督管理局，2004年7月20日)

36. 《互联网药品信息服务管理办法》(2017年修正)(国家食品药品监督管理局，2017年11月17日)

37. 《药物临床试验质量管理规范》(国家药品监督管理局，2020年4月23日)

38. 《中华人民共和国药品管理法实施条例》(国务院，2019年3月2日)

39. 《处方药与非处方药分类管理办法(试行)》(国家药品监督管理局，1999年6月18日)

40. 《执业药师职业资格制度规定》(国家药监局、人力资源社会保障部，2019年3月5日)

41. 《执业药师职业资格考试实施办法》(国家药监局、人力资源社会保障部，2019年3月5日)

42. 《中药品种保护条例》(国务院，2018年9月18日)

43. 《放射性药品管理办法》(国务院，2017年3月1日)

44. 《医疗用毒性药品管理办法》(国务院，1988年12月27日)

45. 《关于将A型肉毒毒素列入毒性药品管理的通知》(卫生部、国家食品药品监督管理局，2008年7月21日)

46. 《野生药材资源保护管理条例》(国务院，1987年10月30日)

47. 《国家药品监督管理局关于印发中药饮片质量集中整治工作方案的通知》(国家药品监督管理局，2018年8月28日)

48. 《中华人民共和国疫苗管理法》(全国人民代表大会，2019年6月29日)

49. 《国家药监局关于药品信息化追溯体系建设的指导意见》(国家食品药品监督管理总局，2018年10月31日)

50. 《国家中医药管理局办公室关于印发中医药发展战略规划纲要〈2016—2030年实施监测方案〉的通知》(国家中医药管理局，2018年11月6日)